全国高等职业教育预防医学专业规划教材

卫生统计学

（供预防医学、临床医学、护理及相关专业使用）

主　编　黎逢保　刘鹏飞

中国协和医科大学出版社

北　京

内容提要

本教材是"全国高等职业教育预防医学专业规划教材"之一，系根据本套教材的编写指导思想和原则要求，结合专业培养目标和本课程要求的教学目标编写而成，内容涵盖了统计表与统计图、统计描述、假设检验等。此外，本教材还增加了教学课件、思维导图、能力测试等数字资源，丰富了教材内容，增强了线上和线下教学的联动性，以提升学生学习的主动性和积极性。

本教材主要供预防医学、临床医学、护理及相关专业使用。

图书在版编目（CIP）数据

卫生统计学 / 黎逢保，刘鹏飞主编. -- 北京：中国协和医科大学出版社，2024.7
（全国高等职业教育预防医学专业规划教材）
ISBN 978-7-5679-2377-5

Ⅰ.①卫⋯　Ⅱ.①黎⋯②刘⋯　Ⅲ.①卫生统计学－高等职业教育－教材　Ⅳ.①R195.1

中国国家版本馆CIP数据核字（2024）第085526号

主　　编	黎逢保　刘鹏飞
策划编辑	沈紫薇
责任编辑	涂　敏
封面设计	邱晓俐
责任校对	张　麓
责任印制	黄艳霞
出版发行	中国协和医科大学出版社
	（北京市东城区东单三条9号　邮编100730　电话010-65260431）
网　　址	www.pumcp.com
印　　刷	涿州汇美亿浓印刷有限公司
开　　本	889mm×1194mm　　1/16
印　　张	17.25
字　　数	490千字
版　　次	2024年7月第1版
印　　次	2024年7月第1次印刷
定　　价	58.00元

全国高等职业教育预防医学专业规划教材
建设指导委员会

编者名单

主　编　黎逢保　刘鹏飞

副主编　张　远　刘　毅　贾　茜

编　者（按姓氏笔画排序）

　　　　王　洁（岳阳职业技术学院）

　　　　刘　毅（江苏护理职业学院）

　　　　刘鹏飞（湘潭医卫职业技术学院）

　　　　张　远（山东医学高等专科学校）

　　　　孟凡亮（泰安市疾病预防控制中心）

　　　　洪　燕（湖南环境生物职业技术学院）

　　　　贾　茜（泰山护理职业学院）

　　　　谢慧妍（肇庆医学院）

　　　　黎逢保（岳阳职业技术学院）

出版说明

随着我国公共卫生事业的发展和社会对公共卫生服务需求的增加，预防医学在保障人民健康、提高生活质量方面的作用日益突出。高等职业教育作为培养高素质预防医学人才的摇篮，承担着重要的使命与责任。在国家教育改革的引领下，高等职业教育逐渐向现代化、职业化和信息化发展，对教材编写提出了更高要求。

本套教材是以实践科学发展观为指导思想，以服务教学、指导教学、规范教学、适应我国医学教育改革为宗旨，立足高等职业教育教学实际，以胜任能力培养为目标，使课程设置与理论实践紧密衔接，突出教材内容的实用性、先进性、科学性和通用性。本套教材为新形态教材，具体体现为：体现教育改革精神与职业教育特色；注重产教融合，突出实践教学；以实际操作技能为导向，融入新技术、新方法；融合思政，强化价值引领；以学生为中心，丰富模块设计；纸质教材与数字教材融合；教材编写在贯彻职业教育理念的同时，亦充分体现现代化的教育思想和方法，以全面提升学生的创新精神、人文素养、胜任能力等综合素质，培养适应医疗卫生体制改革的复合型和应用型人才。

同时，本套教材的编写遵循教材编写的基本规律，秉持"三基、五性、三特定"的原则，注重基础理论、基本知识和基本技能的培养，内容深度和广度适应全国高等职业教育的需求。教材编写以预防医学专业的培养目标为导向，着重培养学生的职业技能，满足职业岗位需求、学生学习需求和社会需求。教材内容涵盖了预防医学领域工作岗位所需的知识、技能和素质，帮助学生全面理解工作岗位，培养科学的临床思维和学习方法，以满足社会对学生知识和技能的要求，强调培养学生的创新能力、信息获取技能和终身学习能力，确保教材的启发性。在编写过程中，我们充分考虑到高等职业教育的多样性，确保教材既能适应不同院校的需求，又能满足学生毕业时的知识和技能要求。

本套教材涵盖流行病学、传染病学、卫生统计学等10门课程，定位清晰、特色鲜明，具有以下特点。

一、体现教育改革精神与职业教育特色

本套教材强调实际操作和技能培训，注重培养学生的职业素养和实际工作能力。内容贴近职业实践，力求使学生能够顺利进入职业领域，成为胜任基层医疗机构或预防医学相关岗位的高级技术型专业人才。编写过程中，我们注重教材内容与实际工作岗位匹配，确保教材内容符合基层实际工作的需求。

二、注重产教融合，突出实践教学

高等职业教育强调产教深度融合，创新培养模式，这是职业教育的重要发展方向。本套教材的建设始终把提高人才培养质量放在首位，密切联系实际，突出实践教学，将专业内容设置与行业需求对接；推动教学与行业技术发展同步，使课程内容与职业标准对接；完善职业教育教学过程机制，使教学过程与实际工作过程对接。

三、以学生为中心，丰富模块设计

考虑到职业教育学生的年龄和学习特点，本套教材的模块设置丰富多样，包括案例导入、思维导图、执考知识点总结、习题等模块。这种结构不仅有助于学生理解和记忆知识点，还能提高学生的学习兴趣和效果。每个模块设计精细，既有理论讲解，又有实践应用，旨在全面提升学生的综合素质。

四、贴合公共卫生执业助理医师资格考试

为了帮助学生更好地应对公共卫生执业助理医师资格考试，本套教材对比了2019版和2024版考纲，将最新考纲的变化细致拆解到各章中，方便学生掌握最新的考试要求。这一设计使教材更具针对性和实用性，帮助学生高效备考，提升考试通过率。

五、纸数融合，丰富学习体验

本套教材采用纸数融合的形式出版，即在纸质教材内容之上，配套提供数字化资源。通过思维导图、课件等多种媒体形式强化内容呈现，丰富教学资源。读者可以直接扫描书中二维码，阅读与教材内容相关联的课程资源，从而丰富学习体验，使学习更加便捷。这种创新的学习方式，不仅提高了教学效果，也提升了学生的学习积极性和主动性。

希望本套教材的出版，能够推动高质量预防医学专业人才的培养，促进我国预防医学学科或领域的教材建设与教育发展，为我国公共卫生事业的发展和人民健康的保障作出积极贡献。

前言

本教材是"全国高等职业教育预防医学专业规划教材"之一,是为深入贯彻落实教育部《国务院办公厅关于加快医学教育创新发展的指导意见》(国办发〔2020〕34号)、《"十四五"职业教育规划教材建设实施方案》(教职成厅〔2021〕3号)、《职业院校教材管理办法》(教材〔2019〕3号)等文件的精神,加强"十四五"职业教育规划教材建设,结合预防医学专业培养目标和主要就业方向及职业能力要求编写而成。在编写过程中,本教材坚持以习近平新时代中国特色社会主义思想为指引,贯彻党的二十大精神,落实"办好人民满意的教育""推进健康中国建设"及"落实立德树人根本任务,培养德智体美劳全面发展的社会主义建设者和接班人",更加突出医德教育与人文素质教育,将两者贯穿于医学教育全过程,着力培养医德高尚、技艺精湛的现代公共卫生服务人才。

本教材在编写宗旨上,不忘医学教育人才培养的初心,坚持质量第一、立德树人,融入课程思政,体现预防医学专业思想;在编写内容上,牢牢把握医学教育改革发展新形势和新要求,按照"必要且充分"的准则,围绕教材"三基、五性、三特定"的要求,坚持与时俱进、守正创新,积极吸收新兴的预防医学知识、新技术和新方法;在编写结构上,充分体现现代教学手段的发展,结合学生年龄特点设置学习目标、案例导入、核心知识拆解、本章小结、执考知识点总结、拓展练习及参考答案等多种模块,同时设置配套实训内容;在编写形式上,聚力"互联网+"医学教育的数字化创新发展,将教学课件、题库、思维导图等以数字化模块呈现,在传统纸质教材的基础上融合灵活性更强的数字内容,推动传统课堂教学迈向数字教学与移动学习的新时代。教材内容丰富,图文并茂,具有较强的科学性和学习价值。

"卫生统计学"系预防医学专业的专业核心课程,学习本课程主要为后续学习"流行病学""社会医学"等课程奠定理论知识基础。本教材共分为十四章,主要包括统计表与统计图、数值变量资料的统计描述、正态分布、总体均数估计与假设检验、方差分析、秩和检验、分类资料的统计描述、二项分布与泊松分布、卡方检验、相关与回归分析、研究设计、医学人口统计与疾病统计和统计产品与服务解决方案软件简介等内容。本教材主要供高等职业教育预防医学、临床医学、护理及相关专业学生学习使用,亦可作为其他医学专业参考用书,同时适合基层医疗卫生服务工作者参考。

本教材在顺序设计上充分考虑知识的连贯性、逻辑性,力求做到深入浅出。编者均为来自全国高职高专院校预防医学专业的教师与一线公共卫生领域的工作者，具有多年的工作与编写经验，能够较好把握现代职业教育方向，使学生适应相关公共卫生工作岗位。我们希望，本教材的出版，能够进一步启发和指导医学教育改革的深入，推进医教协同，为培养高质量医学人才、服务人民群众健康乃至推动"健康中国"建设作出积极贡献。具体分工为第一章、第九章由黎逢保编写，第二章、第七章贾茜编写，第三章、第四章刘毅编写，第五章洪燕编写，第六章、第十一章张远编写，第八章谢慧妍编写，第十章王洁编写，第十二章由黎逢保、王洁共同编写，第十三章孟凡亮编写，第十四章刘鹏飞编写。

尽管力臻完善，但难免存在疏漏和不足，恳请广大读者、专家和同行在使用过程中提出宝贵意见，以便进一步修订、完善。同时，我们对所有给予本教材编写指导和支持的老师、各级单位领导、文献资料作者、专家等表示衷心感谢。

编　者

2024年4月

目录

第一章 绪 论

学 习 目 标

素质目标：培养求真务实的工作态度；养成统计学思维习惯。

知识目标：掌握总体与样本、误差、概率等基本概念，统计资料的类型；熟悉统计工作的基本步骤；了解卫生统计学的发展。

能力目标：能够准确界定总体与样本、区分参数与统计量；能够根据变量特征对统计资料进行分类。

案例导入

【案例】

小卫是某社区卫生服务中心的公共卫生专干，负责辖区内居民的基本公共卫生服务。为完善辖区内居民的健康档案信息，需要按居民点进一步收集居民的相关信息。在一次针对某居民点的健康教育活动中，小卫同时组织开展了对该居民点所有居民的常规体检，主要体检项目包括身高、体重、血压、血糖、视力等，并对居民的文化程度、职业等背景资料进行收集。

【问题】

1. 如何确定观察单位？总体与样本如何界定？可能会产生什么误差？

2. 在小卫针对该居民点的健康体检资料中，哪些是数值变量资料？哪些是分类变量资料？

3. 如果小卫准备开展体检工作，并对所搜集的资料进行分析报告，其过程步骤包括哪些？

核心知识拆解

当今的人类社会进入了科技高速发展的时代，信息的传播和交流日益加快，为适应时代发展的要求，必须加快认识世界、改造世界的步伐。统计学是在搜集、整理、分析和解释大量数据的过程中，作出科学推断的一门学科，是去伪存真、去粗取精、正确认识世界的一个重要手段。

第一节　卫生统计学概述

一、卫生统计学的定义与研究内容

（一）卫生统计学的定义

在医学实践中，经常会遇到在相同条件下进行同一种试验或观察同一种现象，其结果总是不完全一样的情况，如同性别、同年龄、同民族的健康人，他们的体重却不完全一样，这种现象叫随机现象。随机现象有两个特征：一是条件相同、结果不确定；二是虽然结果不确定，但却有很强的统计规律性。统计学就是研究随机现象的统计规律性的科学，是在搜集、整理、分析和解释大量数据的过程中，探索偶然现象的规律性，并作出科学推断的一门学科，是去伪存真、去粗取精、正确认识世界的一个重要手段。

医学、卫生领域的研究对象是人，其具有特殊性：有较大的生物变异性，并受诸多社会、心理因素的影响，因此更需要借助统计分析，透过偶然现象认识其内在的规律性，以推动各项医疗卫生事业的发展。

卫生统计学是运用统计学的基本原理和方法，探索生命科学领域的内部规律，侧重于研究居民健康状况，与健康有关的各种因素及其相互关系，以及卫生事业管理中数据的搜集、整理与分析的一门应用科学。

（二）卫生统计学的研究内容

卫生统计学的主要内容包括以下两点。

1. 健康统计　包括医学人口统计、疾病统计和生长发育统计等。
2. 卫生服务统计　包括卫生资源利用、医疗卫生服务的需求、医疗保健体制改革等方面的统计学问题。

二、医学研究中统计思维的进化

医学研究者们普遍认同统计思维及其应用，这是统计学经过近200年进化，并与医学科学不断磨合的结果。

（一）拉普拉斯的远见与路易斯的实践

早在美国独立战争和法国大革命时期，法国著名天文学家、数学家皮埃尔-西蒙·拉普拉斯（Pierre-Simon Laplace，1749—1827年）侯爵认为医疗是概率论应用的一个重要领域。他认为随着观察数的增多，有效的治疗方法会充分地显示出来。杰出的法国精神病医生菲利普·皮内尔（Philippe Pinel，1745—1826年）主张，可以通过清点产生良好反应的次数来确定一种治疗的效果；若成功率较高，便认为是有效的。他甚至宣称，应用概率计算，医疗才能成为一门真正科学。

此后另一位杰出的法国临床医生皮埃尔·查尔斯·亚历山大·路易斯（Pierre Charles Alexandre Louis，1787—1872年）率先运用单纯的观察法和统计分析研究肺结核、伤寒和肺炎等疾病。他审慎地评价了当时流行的放血疗法。他观察到，在52例重度伤寒病员中，39例放了血，平均生存时间是25.5

天，而没有放血者的平均生存时间却是28天；在88例恢复期伤寒病员中，62例放了血，平均带病期是32天，而没有放血者的平均带病期是31天。路易斯还研究了放血治疗肺炎和扁桃体咽峡炎。他明确宣布放血疗法无效。在19世纪30年代后期关于碎石术的争论中，路易斯统计了传统手术和碎石术的死亡率，前者是21.0%（1237/5715），后者是2.3%（6/257）；他雄辩地指出，由于人类记忆的谬误，外科医生倾向于较多地记住他们成功的案例而不是失败的案例。路易斯强调用数据表达疗效和用"或多或少""罕见"与"频繁"之类的词汇描述的区别是"真理与谬误的区别，一方是明明白白、真正科学的，另一方则是含含糊糊、缺乏价值的"。

（二）统计学与医学统计学的开端

1834年伦敦统计学会的创办者们将统计学的目标定为数据收集。学术界普遍认为概率论和实际数据是两码事，不可相混。在弗朗西斯·高尔顿（Francis Galton，1822—1911年）爵士和卡尔·皮尔逊（Karl Pearson，1857—1936年）等英国生物计量学派的努力下，人们改变了看法，统计学从一门简单的社会统计转变为属于应用数学的科学。

高尔顿是查尔斯·达尔文（Charles Darwin，1809—1882年）的表弟。他将高斯（Gauss，1777—1855年）的误差定律应用于人类的智力研究，他的兴趣在于分布和变异，而不限于均数本身。

皮尔逊是高尔顿的门生，被称为现代统计学之父。他开创了统计方法学，并且推广，让大家接受。皮尔逊将这个学科从描述性统计学改变为推断性统计学。1894年，皮尔逊开设了他的第一门统计学理论的高级课程，使伦敦大学成为1920年之前现代统计学教育的唯一场所。皮尔逊雄辩地支持统计方法的普遍应用，并确信数学可以应用于生物学问题，而统计分析可以为与植物、动物和人类生命相关的许多问题提供答案。在皮尔逊的年代，医学专业人员按是否认为统计论证有用分成两部分。临床人员强调医学"艺术"，认为统计学没有用，只有靠个人经验。生理学家或细菌学家确信统计学能使观察更加客观，但并不觉得统计结果能成为"科学"证据。

梅杰·格林伍德（Major Greenwood，1880—1949年）是第一个响应皮尔逊关于医学专业"迫切需要"新统计方法的人，并且师从皮尔逊。在与细菌学家阿尔姆罗思·莱特（Almroth Wright，1861—1947年）爵士辩论疫苗疗法的有效性时，格林伍德指出莱特的结果包含了抽样带来的误差，这引起了医学界的注意。1903年他领导利斯特（Lister）在预防医学研究所（伦敦）创建的第一个统计系，主要处理流行病学和病理学问题，而他的导师皮尔逊则在伦敦大学的研究中处理了遗传学、优生学和纯数理统计学问题。通过培养格林伍德，皮尔逊创造了医学统计学家这样的角色，即既懂医学又懂统计的一种研究者。

美国人雷蒙德·珀尔（Raymond Pearl，1879—1940年）在密歇根大学获得生物学博士学位后即去伦敦师从皮尔逊。1918年，他担任约翰·霍普金斯大学公共卫生学院生物统计和生命统计教授以及医院的统计学家。1921年，珀尔发文宣称，现代医院产生的数据必须有统计学专家参与分析，以确保医学研究科学化。

（三）从第一个随机化有对照的临床试验到法制化

除皮尔逊之外，另一位现代统计学的奠基人是罗纳德·费希尔（Ronald Fisher，1890—1962年）爵士。他也是在剑桥主修数学，研究误差理论、统计力学和量子理论。他22岁发表第一篇统计学论文介绍极大似然方法，三年后另一篇论文推导了皮尔逊相关系数的精确分布。他发展了实验设计和分析的统计方法，提出了减弱误差的三项原则，即重复、随机化和适当地组织实验。费希尔对科学的主要贡献是利用随机化做实验，从而在统计分析中可以考虑数据的变异性。他认为，统计分析和实验设计只是同一件事情的两个不同侧面，这两者是实验研究所必需的。费希尔在1938年印度统计学大会演讲时说，"做完实验后才找统计学家，就好像要他做尸体解剖。他会说，这实验'死'于什么原因。"

格林伍德的门生之一奥斯汀·布拉德福德·希尔（Austin Bradford Hill，1897—1991年）爵士是现代临床试验的主要推动者。他在伦敦大学跟皮尔逊学习统计方法，1933年成为伦敦卫生与热带医学院流行病学与生命统计学副教授。1937年，《柳叶刀》（*The Lancet*）杂志的编辑们认为有必要向医生们解释统计学技术，便要求希尔撰写一系列关于在医学中正确使用统计学的文章。这些文章后来以书的形式出版，题为《医学统计学原理》（*Principles of Medical Statistics*）。

英国临床医学研究理事会于1946年开始进行第一项具有适当随机化对照组的关于利用链霉素治疗肺结核的临床试验。从多个中心搜集患者，随机地分到两个处理组——链霉素加卧床休息组或单纯卧床休息组。患者的X线片由两位放射学家和一位临床学家独立评价。在链霉素加卧床休息组中，患者的生存和X线片的改善都有较好的结果。

希尔的工作为后来的临床试验确立了一种传统，即医生的观察和专业统计学家的统计设计结合起来。这两门独立学科的交叉是形成可以应用于临床试验的概率论的必备条件。拉普拉斯在基于概率评价医学治疗的远见终于成为现实。

希尔的倡导得到大西洋两岸治疗改革者们的支持。支持者们雄辩地说，随机对照临床试验使得医生能够选择真正较好的治疗方法，可以防止过分热衷于一些较新的治疗方法。在1959年的一次学术会议上，牛津的医学教授、皇家讲座教授乔治·皮克林（George Pickering）爵士赞扬随机对照临床试验，并宣称，相对而言，医生个人的临床经验是无计划、杂乱的，而且是非常不可靠的。

英国人率先将统计学应用于随机对照临床试验，美国人也不落后。美国人1954年实施了人类历史上最大规模、花费最多的一项临床试验，旨在评价索尔克（Salk）疫苗预防小儿麻痹或死于脊髓灰质炎的效果。当时，脊髓灰质炎的年发病率约为1/2000。有180万儿童参与，直接花费超过500万美元。开始时随机化分组遇到一些阻力，但最后约有1/4参与者被随机化分组。这项试验最终肯定了索尔克疫苗的效果。

20世纪60年代初，药物沙利度胺（thalidomide）事件使得美国食品药品监督管理局（Food and Drug Administration，FDA）为临床试验确立了一整套制度，这套制度成为确定药物疗效的标准方法。

现在，统计学在医学中的应用具有科学权威，被认为比个别的意见更高级，更客观和更真实。这也和统计学这门学科定义的演变是一致的。1959年斯坦福大学教授切尔诺夫（Chernoff）和摩西（Moses）写的一本书中说，"多年以前统计学家也许会宣称，统计学是用来做数据列表的。如今的统计学家很可能说，统计学考虑的是面对不确定性如何做决策。"

▌ 知识拓展

卫生统计学与卫生政策

卫生政策的制定和实施直接关系到人民的健康和福祉。

沙利度胺又称"反应停"是德国20世纪50年代生产的一种镇静催眠药。1957年，联邦德国的格兰泰集团宣称沙利度胺"无任何毒副作用"，甚至使用了"孕妇的理想选择"的广告语，其商品名为"反应停"，并声称此药可以治疗晨吐、恶心等妊娠反应，并且没有任何副作用，在当时可谓是孕妇的福音。欧洲、非洲、拉丁美洲、大洋洲等的至少15个国家大批购入"反应停"，仅在联邦德国就有近100万人服用过"反应停"，"反应停"每月的销量达到了1吨的水平，在联邦德国的某些州，患者甚至不需要医生处方就能购买到"反应停"。而在有效地阻止怀孕早期孕吐的同时，它也妨碍了孕妇对胎儿的血液供应，导致大量"海豹畸形婴儿"出生。经过病例对照研究和干预研究发现危险因素就是"反应停"。

在此次事件中，美国受到的影响最小，因为"反应停"没有被获准在美国上市，仅有一百多名患者服用了厂商提供的试用品。1960年，美国理查森－梅里尔（Richardson-Merrell）公司获得了沙利度胺的美国销售权，向美国食品药品监督管理局（FDA）申请上市。当时才加入FDA三个月的凯尔西（Kelsey）医生负责医学审查。她注意到沙利度胺对人有很好的催眠作用，但在老鼠实验中效果却很差，而且作为孕妇用药，这款药却没有验证对胎儿的影响，胎盘屏障并不足以阻挡所有来自母体的化学物质，存在明显的安全隐患。基于这些观察和判断，她断然拒绝了沙利度胺的上市申请。后来FDA解密资料显示，理查森－梅里尔公司锲而不舍，先后6次向FDA申请上市，全部遭到凯尔西医生的拒绝，作为一个新人，她承受了巨大的压力。1962年沙利度胺事件揭露后，凯尔西医生成为美国英雄，肯尼迪总统为其颁发了杰出公民服务奖章。

自此事件之后，美国FDA的权威性水涨船高。这一事件促使美国有关法律文件的产生，FDA为临床试验确立了一整套制度，这一制度成为了确定药物疗效的标准方法。

三、统计学与公共卫生互相推动

（一）统计学是公共卫生专业人员的得力工具

与临床医生治疗个体患者不同，公共卫生考虑的是群体的规律。这就决定了公共卫生对统计学具有天然的亲和，也决定了公共卫生专业人员视统计学为必备素养。人们采用各种抽样的统计技术精心设计群体调查，掌握人群的卫生状况和需求；采用统计描述的全部手段反映疾病和卫生资源的分布特征；采用统计推断的技术在偶然性的背景中识别危险因素、评价卫生措施、进行科学决策。

1. 人口统计学科创立 约翰·格朗特（John Graunt，1620—1674年）开始搜集死亡方面的数据，编制了寿命表，从而创造了人口统计这一学科。威廉·法尔（William Farr，1807—1883年）进一步改进寿命表方法，在英国创造了世界上最好的官方生命统计系统。

2. 流行病学建模 1848年约翰·斯诺（John Snow，1813—1858年）首次详细研究了伦敦霍乱流行。细菌学的发展导致了对流行病的研究；感染流行数据的建模和分析应用了数学和统计学。

3. 病因研究 第二次世界大战后不久，医生理查·多尔（Richard Doll）和统计学家奥斯汀·布拉德福德·希尔（Austin Bradford Hill）两位爵士领导了关于吸烟与肺癌的创新性研究。1948年4月与1949年10月期间，他们向伦敦20所医院的709位肺癌住院患者询问有关他们吸烟的问题；与此同时，针对每一位肺癌患者，他们在同一所医院寻找一位同性别、年龄差别不超过5岁的非癌症患者作为对照，询问同样的问题。通过病例组与对照组吸烟量的比较，发现病例组吸烟量较大。1951年11月，多尔和希尔又开始了一项更大规模的纵向研究。他们向所有注册的约60 000名英国医生发出关于吸烟的问卷，收回约40 000份。然后，通过死亡登记获取他们的死亡和死亡原因等信息。1964年，他们报告了10年追踪的结果：对应于从未吸烟、每天1～4支、每天5～24支，以及每天25支或更多，英国男性医生的肺癌死亡率分别为0.07‰、0.57‰、1.39‰和2.27‰。后来，1974年和1994年又分别报告了20年和40年追踪的结果，除数字有所不同外，均存在类似的剂量－反应关系。

（二）现代公共卫生领域对统计学的挑战

公共卫生领域不但充分应用现有的统计学知识，而且还不断向统计学家提出新要求和新问题。

20世纪后半叶，为了研究非感染性疾病的流行，人们发展了一系列现代统计方法，包括众多危险因素的分析、生存时间的分析、疾病自然史的模型等。这些方法不但大大提高了分析流行病学的水平，而且也扩充了现代统计学和生物统计学的研究范围，出现了许多新的理论、技术和分支。

在评价化学毒物或药物时，动物毒理学和人群流行病学是两个主要的科学信息来源。长期致癌实验和生殖系统实验等动物实验数据的统计分析有定性检验和危险度定量评价两类。定性检验通过处理组和对照组之间的比较来确定化学物是否能对人体产生有害健康的效应，危险度定量评价更需借助复杂的统计模型。一个值得注意的方向是人群药物代谢动力学与现代统计学几个分支的交叉结合，包括广义线性混合效应模型、非线性混合效应模型、等级和经验贝斯（Bayes）方法等。

横断面研究、病例－对照研究和队列研究等传统的设计模式难以显示疾病的遗传规律。遗传流行病学注重家系资料的搜集，进而就父母向子女的传递、同胞对内部的异同等进行统计分析。然而，同一家系内的成员并非互相独立的个体，且往往缺失甚多，这就大大推动了多水平模型和缺失数据等分支的研究。

艾滋病研究中，由于总体成员及其规模往往未知，个体感染和发病的起点也未知，原有的随机抽样或整群抽样技术难以施展，发病率、患病率以及潜伏期的常规估计方法不再适用。这一切促使人们不断发展逆向估计和捕获－再捕获等新的抽样与估计方法。

由于控制卫生保健费用的问题越来越突出，近几十年来，成本－效果分析日益普及。成本效果比的分母是通过干预获得的卫生服务收益（如增加的生存年数、避免早产人次数、重见光明年数、无症状天数）。成本效果比的分子是获得这些收益所花费的成本，例如为了提高人口素质、减少先天性残疾，卫生管理机构想知道通过出生前社区宣传教育，少出生一个低体重儿所需的成本，以及多赢得一个残疾调整生存年所需的成本。又如，为了控制人群血铅水平，卫生部门想在一个固定人群中开展周期性筛检；假定有关专家提出了两套不同的方案：仅在高血铅居住地的特殊危险人群中筛检或在所有儿童中筛检；卫生部门必须通过比较这两套方案的成本效果进行科学决策。成本效果分析并非轻而易举，成本和效果的测定总是需要专项调查与研究。

总之，公共卫生不仅是统计学应用的一个重要领域，而且始终是现代统计学研究和发展的巨大动力。

四、卫生统计学在公共卫生领域的应用

卫生统计学广泛应用于公共卫生领域。卫生统计学不仅可以帮助了解卫生现状和卫生问题，还可以为公共卫生政策的制定提供科学依据。

1. 进行卫生现状评价 卫生现状评价是公共卫生的基础工作，也是公共卫生政策制定和实施的重要依据。卫生统计学可以帮助了解疾病的发生情况，描述疾病的流行趋势和空间分布格局；可以对某些危险因素进行调查和分析，了解危险因素的分布和影响程度，从而制定相应的卫生政策；可以收集和分析卫生资源分布情况，帮助了解卫生资源的供给和需求情况，为公共卫生政策的制定和实施提供科学依据。

2. 开展卫生问题研究 运用卫生统计学可以对临床试验进行设计与分析，帮助评价药物的疗效与安全性，为开发新药提供科学依据；可以对危险因素进行研究，帮助预防和控制危险因素，减少相关疾病的发生；可以对医疗资源的利用效率、诊断和治疗效果等卫生系统效率进行研究，帮助评价卫生系统运转情况，改革和优化卫生系统。

3. 制定和实施卫生政策 卫生政策的制定和实施直接关系到人民的健康和福祉。卫生统计学可以对卫生问题的变化趋势、卫生资源的利用效率、卫生指标的改善情况等卫生政策的实施效果进行评价，帮助定期评估并调整卫生政策；可以帮助合理配置卫生资源，优化卫生资源的供给结构，提高卫生资源的利用效率；可以对预防接种、卫生监测等预防和控制策略进行研究，提高公共卫生工作效率。

随着医学科技的进步，学科间的相互渗透以及边缘学科的兴起，数学与电子计算机在医学研究中的应用日益广泛，使数理统计方法成为必不可少的手段，生物医学实验、临床试验、流行病学调查和

公共卫生管理都要寻求统计学家的合作。随着社会的进步和医学科学的发展，对公共卫生（包括预防医学、妇幼卫生、卫生管理）医师提出了更高的要求，不仅要懂得各种统计方法的应用，还应具备统计研究设计的能力，以适应今后社会对人才的多方面的需求。

第二节 统计学的基本概念

一、个体与变量

1. **个体** 也称观察单位，它是统计研究中的最基本单位，是搜集资料的最小单元，它可以是一个人、一个采样点、一只动物、一个器官甚至是一个细胞，也可以是特指的一群人（如一个家庭、一所幼儿园、一个自然村等）。

2. **变量** 表示观察单位的某项特征或属性，对每个变量的测得值称为变量值或观察值，通常用英文字母 x 表示。

二、总体与样本

1. **总体** 根据研究目的确定的同质观察单位的全体，更确切地说是同质的所有观察单位的某种变量值或观察值的集合，称为总体。例如，研究2020年某地3岁正常男童的身高，则观察对象是该地2020年全体3岁正常男童，观察单位是每个男童，变量值或观察值是测得的每位男童的身高值，该地2020年所有3岁男童的身高值就构成本次研究的总体。这里的总体只包括（确定的时间、空间范围内）有限的观察单位，称为有限总体。有时总体是假想的，如研究贫血患者用某药治疗后的疗效，是没有时间和空间范围限制的，因而观察单位数无限，称为无限总体。

2. **样本** 在医学研究中经常会遇到无限总体或有限总体的观察单位数较多的情况。实际上不可能对总体中的每一个观察单位进行研究，只能从总体中随机抽取一部分观察单位进行研究。从总体中随机抽取的有代表性的部分个体称为样本，样本所包含的观察单位数称样本含量，用 n 表示。例如，从某地2020年3岁正常男童中，随机抽取150名，逐个进行身高测量，得到150名3岁男童的身高测量值，就构成本次研究的样本，其样本含量 n 为150。

三、同质与变异

1. **同质** 同一个总体中包含许多个体，它们之间存在有许多共性，即为同质。如研究2020年某地3岁正常男童的身高，该总体的同质基础是同一地区、同一年份、同一年龄的正常男童；如研究贫血患者用某药治疗后的疗效，该总体的同质基础是同为贫血患者、同用某药治疗。同质是相对的，没有同质性就不能构成一个总体。

2. **变异** 由于个体差异存在的绝对性，同一性质的变量值或观察值，其大小可能参差不齐，如测定一组同年龄、同性别儿童的身高时，每个儿童的身高是各不相同的。这种个体间差异在统计学上称为变异。变异是绝对的，没有变异就没有统计学。

统计学的任务就是在同质的基础上，对个体变异进行分析研究，揭示由变异所掩盖的同质事物内在的本质和规律。

四、参数与统计量

1. 参数 根据分布特征而计算的总体指标，称为参数，常用希腊字母表示，如总体均数（μ）、总体率（π）、总体相关系数（ρ）、总体标准差（σ）等。

2. 统计量 由总体中随机抽取的样本所计算的样本指标，称为统计量。常用英文字母表示，如样本均数（$\bar{x}$）、样本率（P）、样本相关系数（r）、样本标准差（s）等。

五、误差

误差是指测得值与真实值之差，或样本指标（统计量）与总体指标（参数）之差。误差主要有下列三种。

1. 系统误差 是由某种固定因素（原因）所造成的测定结果呈倾向性地偏大或偏小，称为系统误差。产生系统误差的原因有方法、操作、试剂、主观因素等多方面，如仪器不准、标准试剂未校正、医生掌握疗效的标准偏高或偏低等，再如天平砝码未校正，其真实重量（严格地说是质量）比其所示值偏大时，每次测得的物质的重量将比物质的真实重量小。其误差特点是单向性，找到原因可消除。

2. 随机测量误差 由于一些暂时无法控制的偶然因素造成的对同一对象多次测定结果的不完全一致，称为随机测量误差。如对同一血清样品，多次测定其胶原蛋白的含量但每次测量结果不尽相同，有时偏大，有时偏小。统计学处理时，常将多次测定结果取平均值。

3. 抽样误差 抽样研究中，由于个体差异造成的，样本指标与总体指标之间或者样本指标之间的差异，称为抽样误差。如随机抽取 2020 年某地 150 名 3 岁正常男童，测量其身高值并计算其平均值为样本均数（$\bar{x}$），由于个体差异的存在，一般不会恰好等于该地全体 3 岁正常男童的身高平均值总体均数（μ），这种由于个体差异造成的，由抽样所致的 $|\mu - \bar{x}|$ 为抽样误差。

随机测量误差与抽样误差都称为偶然误差或随机误差，其特点是双向性、随机出现，有统计规律（如正态分布规律），一般误差较小，不可消除，但可控制在一定范围。必要时可做统计处理，如对同一样本多次测定后取平均值，抽样时做分层处理后按比例随机抽样等。

六、概率与频率

在一定条件下可能出现也可能不出现的现象，称为随机事件。例如，患者对药物的反应，可能有效，也可能无效；新生儿可能是男婴，也可能是女婴；投掷硬币后可能是正面朝上，也可能是背面朝上等，都是随机事件。概率是描述随机事件发生可能性大小的度量值，用符号 P 表示。概率的取值范围在 0～1 之间，即 $0 \leqslant P \leqslant 1$，常用小数或百分数表示。$P$ 越接近 0，表示某事件发生的可能性越小；P 越接近 1，表示某事件发生的可能性越大。在一定条件下必然出现的现象称为必然事件，其概率为 1。在一定条件必然不出现的现象称为不可能事件，其概率为 0。这两类事件具有特定性，不是随机事件，但可视为随机事件的特例。统计分析中的许多结论都是基于一定可信度下的概率推断，习惯上将 $P \leqslant 0.05$ 或 $P \leqslant 0.01$ 称为小概率事件，表示在一次实验或观察中该事件发生的可能性很小，可视为不会发生，这就是小概率事件原理，是统计推断的理论依据之一。

由于概率是一个理论值，故在实际工作中，通常用频率来描述某一事件发生的具体情况。频率是指某一事件在相同条件下重复进行多次实验中发生的次数与全部实验次数的比值。它是一个具体的数值，依赖于实际实验的结果。频率是概率的近似值，当实验次数足够多时，频率会趋近于概率。

第三节　统计资料的分类

一、数值变量资料

数值变量资料通常是使用仪器或某种尺度进行测定或衡量所取得的数据。主要是用来说明事物数字特征的一个名称，表现为数值大小，一般有度量衡单位，如身高（cm）、体重（kg）、血压（kPa）、脉搏（次/分）等。又称计量资料、定量变量资料等。

二、分类变量资料

分类变量资料是说明事物类别的一个名称，按属性归类，其变量值是离散的、定性的，表现为互不相容，一般无度量衡单位，又称计数资料、定性资料等，可分为无序分类资料和有序分类资料。

1. 无序分类资料　无序分类资料又可以分为二项分类数据和多项分类数据。

（1）二项分类数据：将观察单位按两种相互排斥的属性分类，如性别（男/女）、皮试反应（阳性/阴性）、治疗效果（有效/无效）等。

（2）多项分类数据：按照互不相容的多种结果进行分类，如血型、职业、民族等。

2. 有序分类资料　又称等级资料，表现为变量的不同取值间有大小、强弱、优劣等程度之别，给人以"半定量"的概念。如尿蛋白检查结果分类，可以有−、±、＋、＋＋；疗效分类可以分为痊愈、显效、有效、无效。

表1-1显示的是常见医学数据的定义、记录及其统计术语。

表1-1　常见医学数据的定义、记录及其统计术语

编号	数据定义			数据记录			统计术语
	性别	体重（kg）	血清反应	x	y	z	变量（名）
01	男＝1	55	−＝0	1	55	0	变量值
02	女＝0	50	＋＝1	0	50	1	
03	女＝0	60	＋＋＝2	0	60	2	
04	男＝1	65	＋＋＋＝3	1	65	3	
…	…	…	…	…	…	…	
				定性变量	定量变量	等级变量	变量类别

三、统计资料类型的转换

根据分析需要，各类统计资料之间可以相互转化，如以人为观察单位观察某人群成年男子的血红蛋白含量（g/L），属数值变量资料；若按血红蛋白含量正常与异常分两类，可按二项分类数据处理；若按血红蛋白含量的多少分为五个等级：重度贫血、中度贫血、轻度贫血、正常、血红蛋增加，可按有序分类资料处理。有时亦可将分类变量数量化，如将有序分类的疗效转化为评分，分别用0、1、2、3

等表示，可按数值变量处理。因此，统计分析时应根据资料的不同类型选择不同的统计分析方法。

第四节　统计工作的基本步骤

卫生统计是对医学实践中观察到的原始数据资料进行加工、解释并作出科学判断的全过程。这个过程包括四个基本步骤。

一、统计设计

统计设计是统计工作的关键环节。根据研究目的，从统计学角度对搜集资料、整理资料和分析资料提出周密的计划和要求，作为统计全过程实施的依据，以便能用尽可能少的人力、物力和时间获得准确可靠的结论。设计必须结合实际、周密考虑、妥善安排，是后续步骤的依据。

二、搜集资料

搜集资料是统计分析的前提和基础。是按设计的要求完整、准确、及时地获取原始资料的过程。完整是指搜集资料的项目不能遗漏；准确是指观察、测量准确，记录、计算无误，数据真实可靠；及时是指经常性资料的搜集应按规定时间完成，一时性资料的搜集者对数据的记录应在观察、测量的同时完成，不得以"回忆"方式记录数据。资料的来源主要有经常性资料与一时性资料两种，经常性资料包括从日常医疗卫生工作原始记录（如病历）、专门报告卡（如出生、死亡报告卡）、统计报表（如疫情月报表、年报表）等中搜集到的资料；一时性资料是指由专门组织的现场调查或实验研究中搜集的资料。

三、整理资料

整理资料即把搜集到的资料按照数量或者属性特征进行适当的分组，把性质相同的资料归纳到一起，用表格或图形的方式展示出来，以反映研究对象的规律性。任务是净化原始数据，使其系统化、条理化，便于进一步计算指标和分析。整理资料的过程中要核对原始资料的准确性、完整性和可靠性，是需要耐心从事的基础工作，特别是数据较多时必须反复检查与核对，一定要在修正错误、去伪存真后，再开始按分析要求和分组汇总资料。汇总可采用计算机汇总和手工汇总。

四、分析资料

分析资料又称统计分析，即通过计算有关指标来反映数据的综合特征（亦称综合指标），阐明事物内在联系和规律。分析资料包括以下内容。

1. 统计描述　指用统计指标、统计表、统计图等方法对资料的数量特征及其分布规律进行测定和描述，不涉及由样本推论总体的问题。

2. 统计推断　指如何在一定的可信度下由样本信息推断总体特征，包括如何由样本统计指标（统计量）来推断总体相应指标（参数），称为参数估计，以及如何由样本差异来推断总体之间是否可能存在差异，称为假设检验。

医学统计工作基本步骤见图1-1。

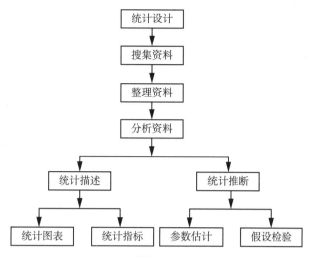

图1-1 医学统计工作基本步骤

【例1-1】请回答本章案例导入中的问题。

问题1：本次调查时的观察单位为该居民点的居民；可以将小卫所在辖区的全体居民确定为总体，每个居民点的居民为样本；可能会产生的误差有随机测量误差与抽样误差。

问题2：身高、体重、血压、血糖、视力等项目属于数值变量资料；文化程度、职业等背景资料为分类变量资料。

问题3：小卫应该按照统计设计、搜集资料、整理资料和分析资料四个步骤进行。

第五节 如何学好卫生统计学

为适应医学和卫生管理的科技进步，做好预防保健工作，公共卫生医师必须经常深入现场进行调查研究，使用先进的统计分析方法和计算手段，搜集、整理、传递和提供信息；为科学管理与决策提供依据、建议和对策；对存在的问题及时进行监督评价。为此预防医学专业学生必须学好卫生统计学这门课程。

卫生统计学是预防医学专业学生今后从事公共卫生领域相关工作的一门重要工具，学好卫生统计学能够为解决工作实际问题打下必要的统计学基础。

学习卫生统计学的目的在于：运用统计学的思维方法，探索生命科学领域的内部规律，研究提高人群健康状况及卫生事业管理水平等，促进医学和卫生管理的科技进步，提高医务工作者的科研能力和工作能力。

在学习本课程时，应该注意如下内容。

1. 掌握卫生统计学的基本概念、基本原理、基本知识和基本方法。注意结合专业、联系实际，重点学习应用技能。

2. 培养科学严谨、实事求是的工作态度。重视医学数据的完整性、准确性、及时性、真实性，不能伪造或篡改。

3. 树立统计学思维。变异是客观存在的，抽样误差是不可避免的，运用统计学进行研究就是从现象探讨本质的行为，依据概率作出统计结论的过程。

本章小结

教学课件

执考知识点总结

本章涉及的2019版及2024版公共卫生执业助理医师资格考试考点对比见表1-2。

表1-2　2019版及2024版公共卫生执业助理医师资格考试考点对比

单元	细目	知识点	2024版	2019版
统计学的几个基本概念	统计学的几个基本概念	（1）同质与变异	√	√
		（2）资料的类型	√	√
		（3）总体与样本	√	√
		（4）参数和统计量	√	√
		（5）概率与频率	√	√
	统计工作的步骤	统计工作的四个步骤	√	√

拓展练习及参考答案

（黎逢保）

第二章 统计表与统计图

学习目标

素质目标: 培养实事求是、科学、严谨、细致的工作态度。

知识目标: 掌握统计表的基本结构和编制原则、制表的注意事项、统计图的绘制要求;熟悉统计图的基本结构、常用统计图的绘制和应用;了解统计表和统计图的种类。

能力目标: 能根据实际工作需要,正确选择和应用统计表、统计图;具备正确阅读统计表和统计图的能力。

案例导入

【案例】

为了更好地服务于居民健康,小卫对某地近5年卫生健康技术人员的构成情况进行了统计,部分统计结果为:2018年,执业(助理)医师14 612人、注册护士17 353人、其他人员20 497人;2019年,执业(助理)医师15 533人、注册护士17 794人、其他人员19 679人;2020年,执业(助理)医师16 035人、注册护士18 440人、其他人员19 688人;2021年,执业(助理)医师16 636人、注册护士19 166人、其他人员18 367人;2022年,执业(助理)医师16 829人、注册护士19 686人、其他人员18 705人。

【问题】

1. 请根据数据编制统计表。
2. 请根据数据选择并绘制适宜的统计图。
3. 讨论:将统计表、统计图与文字叙述相对比,哪个更加容易理解?

核心知识拆解

统计表和统计图是对资料进行统计描述时的重要工具,也是医学学术报告、科研论文、公报、年鉴中数据表达的重要形式。用更加简明、直观的表格或图形来替代冗长的文字叙述,对比更加鲜明,更有助于分析和理解。随着数字化时代的到来,统计表和统计图的应用更加广泛。

第一节 统 计 表

一、统计表的基本结构

把统计分析资料及其指标用表格的形式进行表达，称为统计表。统计表将原始资料进行汇总和整理后，使资料更加条理清晰、对比鲜明，便于阅读和计算，便于检查数据的完整性和准确性。

统计表一般由标题、标目、线条和数字四个部分组成，基本格式见图2-1。

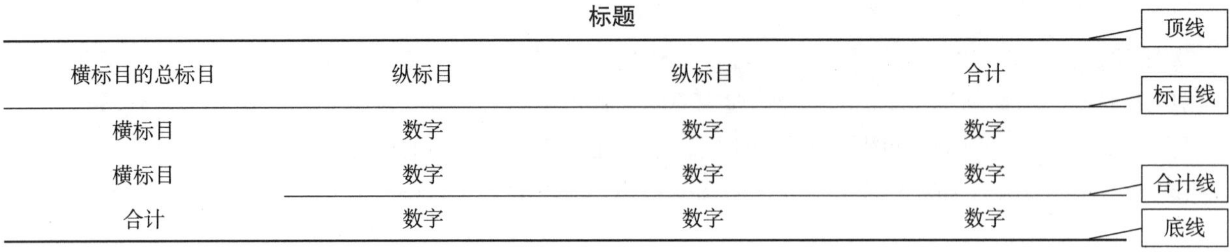

标题				顶线
横标目的总标目	纵标目	纵标目	合计	标目线
横标目	数字	数字	数字	
横标目	数字	数字	数字	合计线
合计	数字	数字	数字	底线

图2-1 统计表的基本结构

二、统计表编制原则

统计表能够展示统计数据的结构和主要特征，在编制时要遵循以下原则。

1. 重点突出，简单明了 一张表一般只表达一个中心问题，不要把过多的内容集中到一张统计表中。

2. 层次清楚，主谓分明 统计表如同完整的一句话，有主语（描述的对象）和宾语（描述的内容），一般主语作为横标目，宾语作为纵标目，从左到右阅读，可以构成完整的一句话。

3. 结构简单，数据准确 不需要多余的线条，数据准确、小数点后位次相同。

三、统计表编制要求

（一）制表的注意事项

1. 标题 标题是统计表的总名称，位于表格顶线正上方中间位置，一般需包括时间、地点和主要事件。标题既不能太过简单，也不能太过烦琐，要求能够高度概括统计表的中心内容。如有多个统计表时，应在标题前面加上表序，以便区分和查找，如本章表2-1就代表第二章的第一个统计表。

2. 标目 标目包括横标目和纵标目，分别用以说明表格内每行和每列内容或数字含义。标目应尽量简单明了，统计符号应符合规范，指标的单位要标示清楚，如血糖（mmol/L）。

（1）横标目：位于表的左侧，是统计表的主语，即表中被描述的事物或对象，它说明同一横行数字的含义，如表2-1中"男性""女性"。

（2）纵标目：位于标目线的上方，是被描述事物或对象的宾语，即描述的内容，它说明同一纵列数字的含义，如表2-1中"应查人数""检查率"等。

横、纵标目的顺序可按时间的先后、事物的重要性、数字的大小、地理分布等进行排列。

3. 线条　统计表中的线条不宜过多，只有横线，不宜使用竖线和斜线，一般只保留顶线、标目线和底线，称"三线表"。表中如有合计，则用半条横线将合计行与数字区隔开，即合计线（表2-1）。如有多重纵标目可用短横线分开（表2-3）。

4. 数字　统计表内的数字必须准确，一律使用阿拉伯数字，同一指标个位数要上下对齐，小数点后的位数要一致。数字区不得留有空格，也不能有其他文字，无数字或数字无意义用"–"表示，暂缺或未记录用"…"表示，数字若为零则写"0"。

另外，统计表内一般不设备注。如有指标或数据需要备注说明，应在其右上角标注"*"号，然后在统计表的底线下面进行解释。

（二）统计表的种类

1. 简单表　只按一个特征或标志分组，由一组横标目和一组纵标目组成的统计表称为简单表。如表2-1中列出了某地不同性别婚前检查情况，只按照"性别"这一个特征分组，属于简单表。

表2-1　某年某地不同性别婚前检查情况统计

性别	应查人数	实查人数	检查率（%）	检出疾病人数	检出率（%）
男性	137 605	46 717	33.95	1297	2.78
女性	137 569	46 573	33.85	1290	2.70
合计	275 174	93 290	33.90	2587	2.77

根据本章案例导入内容，可以整理编制为表2-2的简单表。

表2-2　某地近5年卫生健康技术人员构成情况

年份	执业（助理）医师	注册护士	其他人员
2018	14 612	17 653	20 497
2019	15 533	17 794	19 679
2020	16 035	18 440	19 688
2021	16 636	19 166	18 367
2022	16 829	19 686	18 705

2. 复合表　按两个或两个以上特征或标志结合起来分组的统计表称复合表或组合表。如表2-3中，列出了5岁儿童身高和体重的数据，研究对象既按照城乡分组，又按照性别分组。

表2-3　某年某地城乡不同性别5岁儿童身高、体重发育情况

地区	男		女	
	身高（cm）	体重（kg）	身高（cm）	体重（kg）
城市	113.4	19.89	111.8	18.91
农村	111.7	18.48	110.9	17.85
合计	112.8	19.12	111.2	18.57

四、统计表的修改

标题太过简单、标目不清、线条太多、数字计算不准确等都是统计表经常出现的错误。如某地卫生健康工作人员统计了当年肠道传染病患者入院情况，并绘制了表2-4。

表2-4 肠道传染病入院情况

病种 \ 年龄及性别		霍乱		伤寒和副伤寒		细菌性痢疾		小计（人）
		人数（人）	构成比	人数（人）	构成比	人数（人）	构成比	
年龄	15岁以下	1	20%	1	4.35%	222	64.48%	224
	15～60岁	1	20%	15	65.22%	72	21.24%	88
	60岁及以上	3	60%	7	30.43%	45	13.27%	55
性别	男性	3	60%	12	52.27%	168	49.6%	183
	女性	2	40%	11	47.83%	171	50.4%	184
合计					367			

表2-4存在的缺点很多，按照统计表的基本结构分别如下。

1. **标题** 标题过于简单没有时间和地点，不能说明统计表要描述的内容。

2. **标目** 横标目和纵标目位置颠倒，标目组合重复、混乱。表2-4中被描述的对象是肠道传染病，应作为主语和横标目。小计和合计意义不明确，且位置随意。

3. **线条** 横线过多，不应有竖线和斜线。

4. **数字** 数据中小数点后位数不一致；"%"应在标目中标注；存在计算错误，导致构成比之和不是100%。

可修改为表2-5。

表2-5 某年某地肠道传染病入院患者年龄和性别分布

病种	例数	年龄（岁）			性别	
		＜15（人/%）	15～60（人/%）	≥60（人/%）	男（人/%）	女（人/%）
霍乱	5	1/20.00	1/20.00	3/60.00	3/60.00	2/40.00
伤寒和副伤寒	23	1/4.35	15/65.22	7/30.43	12/52.27	11/47.83
细菌性痢疾	339	222/64.49	72/21.24	45/13.27	168/49.56	171/50.44
合计	367	224/61.03	88/23.98	55/14.99	183/49.86	184/50.14

第二节 统 计 图

一、统计图的基本结构

用点的位置、线段的升降、面积的大小和立体图像等来表达统计资料中数量及其变化趋势，称为统计图。统计图使数据对比更形象、直观易懂、便于观察和分析。但统计图一般只提供概略的情况，不显示具体的数值。因此，统计图常与统计表一起使用。统计图通常由标题、图域、标目、刻度、图例等部分组成。

二、统计图绘制要求

1. **选图**　根据资料性质和统计分析的目的，正确选择合适的统计图类型。
2. **标题**　统计图的标题一般放在图下方正中位置，其余要求与统计表标题相同。
3. **图域**　即制图空间，是整个统计图的视觉中心。除圆形图外，一般用直角坐标系第一象限的位置表示图域，或者用长方形的框架表示。
4. **标目**　分为横标目和纵标目，分别表示横轴和纵轴所表达的意义，需标注度量衡单位。横标目一般表示主语，如疾病名称、发病时间、年龄组、地区等；纵标目表示宾语，一般表示频数、比或率等数据资料。
5. **刻度**　指横轴和纵轴的坐标尺度。横轴刻度数值自左向右，纵轴刻度数值自下而上，一般从零开始，由小到大，绘图时按照统计指标数值的大小，适当选择坐标原点和刻度间隔。除圆形图外，纵横两轴长宽比例一般以 5:7 为宜。
6. **图例**　若图中用不同颜色、线条或图形代表不同事物，则需附图例加以说明。图例通常放在图形与标题之间，也可放在图域中空白处的合适位置。

三、常用统计图绘制

常用的统计图有：直条图、直方图、百分条图、圆形图、普通线图、半对数线图、散点图和箱式图等。

（一）直条图

直条图也称条图，是用等宽直条的长短来表示相互独立的各指标数值的大小，以及它们之间的对比关系。直条图有单式直条图（图2-2）和复式直条图（图2-3）两种。其绘制方法如下。

1. 一般以横轴表示各相互独立指标，纵轴表示各指标的数值。数值可以是绝对数、相对数和平均数。
2. 纵轴尺度划分需等距，且必须从0开始，中间不要折断，如必须折断，在折断处必须加以注明。
3. 各直条宽度应当相等，直条间的间隔也应相等，其宽度一般为直条宽度的 1/2 ～ 1。
4. 各直条可按长短顺序排列，一般从左到右按由长到短顺序排列。也可按照习惯顺序排列。
5. 复式直条图是以组为单位，每组包括两个或多个直条，最好不超过三条，同一组直条间不留间隙。

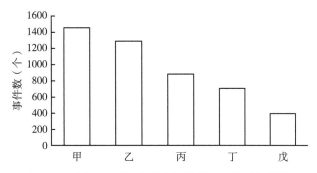

图2-2　2020年某五省份食源性疾病暴发报告情况

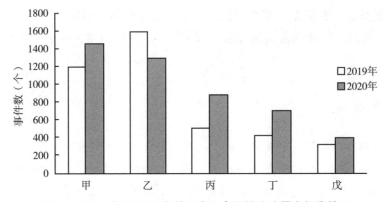

图2-3　2019年和2020年某五省份食源性疾病暴发报告情况

例如，图2-2为单式直条图，用于描述2020年某五省份食源性疾病暴发报告情况，图2-3为复合直条图，描述2019年和2020年某五省份食源性疾病暴发报告情况，既可以比较不同省份的情况，也可以比较同一类省份不同年份的情况。

（二）直方图

直方图是以各矩形的面积表示各组段的频数，各矩形面积的总和为总频数，适用于表示连续型资料的频数分布。其绘制方法如下。

1. 横轴尺度表示被观察现象的组段，纵轴表示频数或频率，纵轴尺度应从0开始。

2. 各直条间不留空隙，可用直线分隔，连续作图（图2-4）。

3. 当组距相等时，矩形的高度与频数呈正比例，故可直接按纵轴尺度绘出相应的矩形面积。当组距不等时，要折合成等距后再绘图。

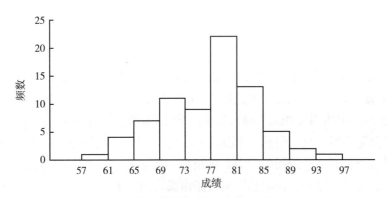

图2-4　某学年某班卫生统计学考试成绩分布

（三）百分条图

百分条图亦称构成条图，是以等宽直条的总长度为100%，直条内不同长度的各段为相应部分所占的百分比（图2-5）。百分条图的作用和适用范围与圆形图相同，均用于描述分类变量各类别所占的构成比。其绘制方法如下。

1. 先绘制一任意长度和宽度的直条代表100%。可在直条下方画一与长条平行并等长的标尺，尺度为0～100%。

2. 按各部分所占的百分比，从大到小或按资料的自然顺序把直条分成若干段。

3. 各段用不同颜色、线条或图案表示，标出所占的百分比并加图例说明。

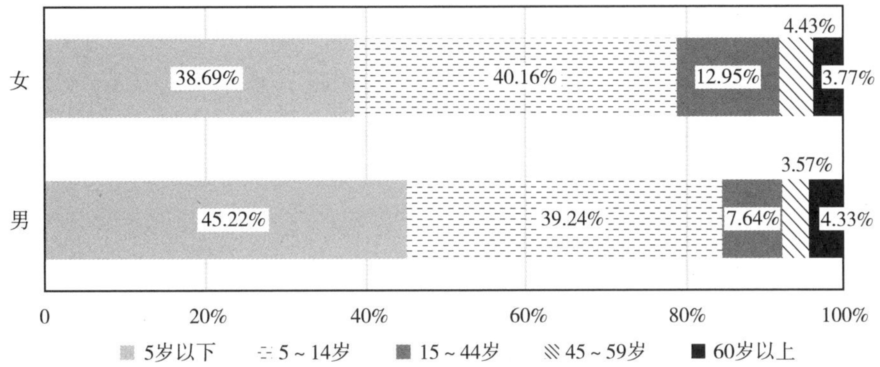

女 38.69% 40.16% 12.95% 4.43% 3.77%

男 45.22% 39.24% 7.64% 3.57% 4.33%

0 20% 40% 60% 80% 100%

▦ 5岁以下　⋮ 5~14岁　▨ 15~44岁　▧ 45~59岁　■ 60岁以上

图2-5 2020年某市不同性别流行性感冒出院患者年龄构成

4. 如比较几个性质类似的资料，可在同一起点绘制几个等长、等宽的平行直条，但每一直条内各段的排列顺序应相同，各直条间留适当的空隙。

本章案例导入中，某地近5年卫生健康技术人员内部构成情况可以用百分条图表示。

（四）圆形图

圆形图也称为圆图、饼图，是以圆面积为100%，圆内各扇形面积为各部分所占的百分比，用来表示总体各组成部分的构成比（图2-6）。其绘制方法如下。

1. 以圆心角所夹的面积大小来表示数量，圆面积的百分之一相当于3.6°，将资料各部分所占的百分数乘以3.6°，即得各部分应占的度数。

2. 圆内各部分按百分比的大小顺序或按事物自然顺序排列，一般以时钟12点或9点的位置作为始点，顺时针方向排列。

3. 以不同的颜色、线条或图案代表不同的部分，在图外适当位置加图例说明，也可以在图上简要注明文字和百分比。

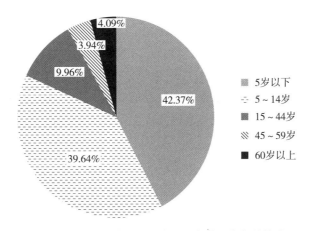

图例：
▦ 5岁以下
⋮ 5~14岁
▨ 15~44岁
▧ 45~59岁
■ 60岁以上

数据标注：4.09%、3.94%、9.96%、42.37%、39.64%

图2-6 2020年某市流行性感冒出院患者年龄构成

（五）普通线图

普通线图是用线段的升降来说明某事物在时间上的发展变化趋势，或某现象随另一现象变化的情况（图2-7、图2-8），适用于分组标志为连续型变量的资料。其绘制方法如下。

1. 纵轴一般表示数量，如比、率、频率，其尺度一般从0开始；横轴表示时间、年龄、其他数量或组段，应以同样的距离表示相等的时期或数量。纵、横轴长度的比例一般约为5:7。

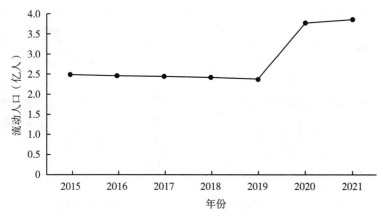

图2-7 2015—2021年我国流动人口变化趋势

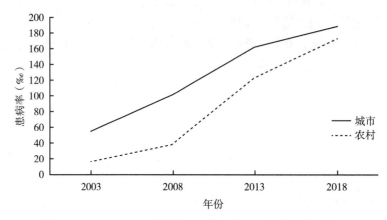

图2-8 2003—2018年我国城乡居民高血压患病率普通线图

2. 绘图时，相邻两点用直线连接，切勿任意修改成光滑曲线。

3. 同一图内线条不宜太多，一般不要超过4～5条。有2条或2条以上的线条时，要用不同颜色或线段加以区别，并用图例说明（图2-8）。

（六）半对数线图

半对数线图是纵轴为对数尺度，横轴为算术尺度的线图。由于同样的增长速度在对数尺度上的距离是相等的，因此便于2种或2种以上事物在发展速度上的对比（图2-9）。

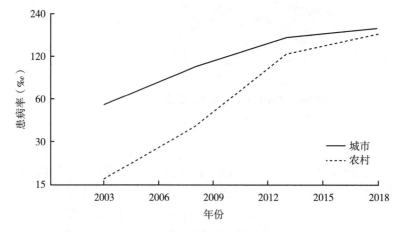

图2-9 2003—2018年我国城乡居民慢性病患病率半对数线

如图2-8显示2003—2018年我国城市和农村高血压的患病率随时间均呈现上升趋势；图2-9则显示城市和农村高血压患病率上升的速度，农村高血压患病率的上升速度高于城市。

（七）散点图

散点图是用点的密集程度和趋势表示两现象间的相关关系。散点图横轴为自变量，纵轴为应变量，其纵轴和横轴的起点不一定为"0"。其绘制方法与线图类似，只是点与点之间不用线段连接（图2-10）。

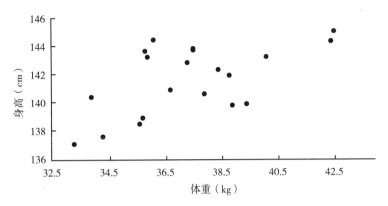

图2-10　2012年某地20名10岁男孩身高体重关系的散点图

（八）箱式图

箱式图是用P_{75}（上四分位数）、P_{50}（中位数）、P_{25}（下四分位数）、最大值、最小值这5个统计指标来反映数据的分布情况（图2-11）。"箱子"上端为P_{75}，下端为P_{25}，中间以横线示P_{50}，最大值、最小值为"箱子"上下两个柄。特别适合两组或多组分布的比较。

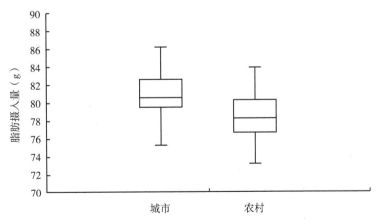

图2-11　某年某地城市和农村居民每日脂肪摄入量

茎叶图

茎叶图是由数字形式的茎（stem）和叶（leaf）两部分构成，反映原始数据分布的图形。通过茎叶图，可以看出数据的分布形状及数据的离散状况。主要用于显示未分组原始数据的分布。如分布是否对称、数据是否集中、是否有离群点等。

茎叶图类似于横置的直方图。与直方图相比，茎叶图既反映数据的分布状况，又能保留原始数据的大致信息，而直方图虽然能很好地显示数据的分布，但不能保留原始的数值；在应用方面，直方图通常适用于大批量数据，而茎叶图通常适用于小批量数据。

统计图的种类繁多，使用过程中要根据资料类型和分析目的选择统计图（表2-6）。

表2-6 常用统计图及其应用

统计图类型	应用范围
直条图	适用于无连续关系、相互独立的统计指标，用等宽直条的长短来表示相互独立的各指标数值的大小
直方图	适用于表示连续变量频数分布，用矩形面积大小表示频数多少
百分条图	适用于表示构成比资料，用等宽等长直条面积表示事物的全部，用内部各段表示各组成部分
圆形图	适用于表示构成比资料，用扇形面积的大小表示事物各组成部分所占的比重
普通线图	适用于分组标志为连续变量的资料，用线段的升降来说明某事物在时间上的发展变化的趋势，或某现象随另一现象变化的情况
半对数线图	适用于连续变量的资料，用来比较两种或多种事物发展变化速度
散点图	用点的密集程度和趋势来表示两种现象间的相互关系
箱式图	用于比较两组或多组数据的分布特征

实训　统计表与统计图的绘制

一、实训目标

1. 能够正确绘制统计表。
2. 能够根据数据正确选择并绘制统计图。
3. 熟练使用Office办公软件或统计产品与服务解决方案（Statistical Product and Service Solutions，SPSS）软件绘制统计表和统计图。

二、实训时长

2学时。

三、实训内容

1. 请根据以下数据编制统计表。

为了更好服务于居民健康，某地对近5年卫生健康技术人员的情况进行了统计，部分统计结果为：2018年，执业（助理）医师14 612人、注册护士17 353人，其他人员20 497人；2019年，执业（助理）医师15 533人、注册护士17 794人，其他人员19 679人；2020年，执业（助理）医师16 035人、注册护士18 440人，其他人员19 688人；2021年，执业（助理）医师16 636人、注册护士19 166人，其他人员18 367人；2022年，执业（助理）医师16 829人、注册护士19 686人，其他人员18 705人。

2. 根据表2-7中的资料绘制适当的统计图。

表2-7 某地2017—2022年甲乙类和丙类传染病发病率资料　　　　　　　　单位：1/10万

传染病	年份					
	2017	2018	2019	2020	2021	2022
甲乙类	153.76	149.07	153.32	108.04	105.15	111.19
丙类	287.46	321.68	350.89	168.57	206.04	122.28

3. 请用表2-8所到数据分别绘制出普通线图和半对数线图，并说明两种统计图的用法和区别。

表2-8 2021年我国60岁及以上农村居民年龄别死亡率　　　　　　　　单位：1/10万

性别	年龄别					
	60 ~	65 ~	70 ~	75 ~	80 ~	≥85
男	1126.10	1853.98	3213.68	5587.09	9880.90	18 637.99
女	523.46	968.17	1888.03	3623.63	6579.87	15 776.84

本章小结

教学课件

执考知识点总结

本章涉及的2019版及2024版公共卫生执业助理医师资格考试考点对比见表2-9。

表2-9　2019版及2024版公共卫生执业助理医师资格考试考点对比

单元	细目	知识点	2024版	2019版
统计表与统计图	统计表	（1）统计表的基本结构	√	√
		（2）统计表的编制原则	√	√
		（3）制表的注意事项	√	√
	统计图	（1）统计图绘制的基本要求和注意事项	√	√
		（2）统计图的正确选择与应用	√	√

拓展练习及参考答案

（贾　茜）

第三章　数值变量资料的统计描述

学 习 目 标

素质目标： 培养严谨的工作态度和具体问题具体分析的工作方法。

知识目标： 掌握数值变量资料频数分布表的编制、集中趋势和离散趋势指标的使用条件和计算方法。

能力目标： 能够利用频数表判断资料的分布特点；能利用频数分布表计算中位数和四分位数间距。

案例导入

【案例】

小卫是某社区卫生服务中心的公共卫生专干，负责辖区内居民的基本公共卫生服务。为完善辖区内居民的健康档案信息，需要按居民点进一步收集居民的相关信息。在一次针对社区居民的健康体检中获得了139名健康成年女性的红细胞计数。

统计数据（$\times 10^{12}$/L）											
5.26	4.73	4.97	4.83	5.07	4.54	4.40	4.64	4.88	4.73	4.59	5.21
4.76	4.47	4.71	4.56	4.80	3.82	4.14	4.37	4.61	4.47	5.09	4.94
5.61	5.34	4.44	5.44	5.30	4.01	5.01	4.87	3.97	4.58	5.20	4.68
5.95	4.70	4.94	4.79	4.65	4.89	4.37	4.60	4.08	4.70	5.32	5.17
4.46	4.81	5.05	4.91	4.77	4.62	5.24	4.72	4.58	4.81	5.05	4.91
4.57	4.93	4.78	4.26	4.50	5.12	4.60	4.83	4.31	4.55	4.41	5.02
4.31	5.04	4.52	4.38	5.37	4.85	4.71	5.33	4.05	4.28	4.52	4.76
5.18	4.40	4.63	4.87	5.49	4.59	4.82	4.68	4.16	4.78	4.64	
4.92	5.27	5.51	4.99	5.22	5.08	4.94	4.80	5.04	4.51	4.75	
4.27	4.63	5.23	5.60	4.58	4.82	5.05	4.15	5.15	4.63	4.49	
4.77	5.50	4.98	4.46	5.07	4.93	4.79	4.65	4.50	4.36	4.22	
4.88	5.24	4.33	4.95	4.81	5.05	4.52	4.76	4.62	4.48	4.71	

【问题】

1. 如何处理此类数据能看出数据特征？

2. 如何描述此类数值变量资料？

核心知识拆解

通过资料收集获得原始数据后，需要对数据进行统计分析。统计分析包括统计描述和统计推断。统计描述是对原始资料进行整理、概括和加工，并用适当的统计图表或统计指标进行描述，是统计推断的基础。

第一节　频数分布表与频数分布图

一、频数和频数分布表编制

频数是指不同组别内的观察值个数。在医学实践中，往往会收到大量的资料，这些资料一般是杂乱无章的，需要进行适当的分组整理。分组整理就是根据研究目的，将数据按照某种特征划分成不同的组别，统计不同组别的观察单位数。频数分布是指观察值在不同取值范围内各组段的分布情况。频数分布表是统计表的一种，同时列出观察指标的可能取值范围以及在各区间出现的频数。

在编制频数分布表的过程中，通常先将全部数据分成若干组段列出，每一个组段的起点称为下限，终点称为上限（上限一般不列出），然后按照组段划分将原始数据归到不同的组段中，计算不同组段中的数据个数，即可得到各组的频数。

下面结合本章实例导入说明频数分布表的编制和注意事项。

（一）求全距

全距又称极差，是全部数据中最大值与最小值之差，用 R 表示，用来描述一组数据的变异程度。本例的最大值为5.98，最小值为3.82，故全距为：

$$R = 5.98 - 3.82 = 2.13 \ (\times 10^{12}/L)$$

（二）划分组段

1. 确定组数　分组的目的是反映数据的分布特征，进行分组之前首先要考虑分组的数量，分组过少会导致信息损失较大，分组过多会使数据分布过于分散，难以显示出频数分布的规律性。组数的多少一般与样本量大小有关，样本量小于50例一般分5～8组，样本量在50例以上一般分9～15组，以能显示出数据的分布规律为宜。本例先确定组数为10组。

2. 确定组距　分组时必须事先确定组距，组距一般用 i 表示，$i = R/$组数。组距可以相等，也可以不等，一般用等组距分组。为便于计算，组距一般取方便的数值，如本例中 $i = 2.13/10$，约等于0.21，为了便于计算取0.2。

3. 确定上下限　每个组段的起点为该组段的下限，终点为该组段的上限。由于每个组段不能重叠，要求每个组段只写出下限而不写出上限，但最后一个组段一般应同时写出上下限，以示整个资料是全封闭型资料，见表3-1中第（1）列。

（三）统计各组段的频数

采用划计法或利用计算机汇总，得到各个组段的频数。划计时，为避免重复划计，对于刚好等于某一组段上限的的观察值要算在下一个组段内。将各组段与相应频数列表，如表3-1中第（1）（2）列，即得到频数表。

为了进一步进行统计分析，还可以在此基础上计算出各组段的频率、累计频数、累计频率。各组段的频数之和等于变量值的总例数 n。频率为各组段频数占总例数的比重；累计频数表示小于某组段上限的观察单位数；累计频率等于累计频数占总例数的比重；一般采用等距分组。但某些情况下，采用不等距分组则更能反映现象的本质和特点。例如，进行人群疾病研究的年龄分组，为客观反映婴儿、幼儿、成年人疾病发生情况的特点，应采用不等距分组，可采取1岁以下按照月份分组，1～9岁按岁分组，10岁以后按每5岁或10岁分组；也可以按0～、1～、5～、10～、20～、…以此类推，10岁以上按每10岁分组。

表3-1 社区139名健康成年女性的红细胞计数频数分布

红细胞计数（×10^12/L）（1）	频数（2）	组中值（3）	频率（%）（4）	累计频数（5）	累计频率（%）（6）
3.80 ～	2	3.90	1.43	2	1.43
4.00 ～	6	4.10	4.29	8	5.71
4.20 ～	11	4.30	7.86	19	13.57
4.40 ～	25	4.50	17.86	44	31.43
4.60 ～	32	4.70	22.86	76	54.29
4.80 ～	27	4.90	19.29	103	73.57
5.00 ～	17	5.10	12.14	120	85.71
5.20 ～	13	5.30	9.29	133	95.00
5.40 ～	4	5.50	2.86	137	97.86
5.60 ～	2	5.70	1.43	139	99.29
5.80 ～ 6.00	1	5.90	0.71	140	100.00
合计	139	—	100.00	—	—

二、频数分布图

为了能更直观地观察到资料的频数分布情况，通常利用频数分布表绘制频数分布图。利用统计图能够形象直观的表示出频数分布的信息，并可与频数分布表互为补充。连续型数值变量资料的频数分布表可以绘制成直方图。一般情况下，绘图时以横轴表示观察变量，以纵轴表示频数。以表3-1为基础绘制直方图，见图3-1。

三、频数分布的类型和应用

1. **揭示频数分布特征** 数值变量资料的频数分布具有两个重要特征：集中趋势和离散趋势。集中趋势是指一组数据指向某个位置集中或聚集的倾向。离散趋势则是反映一组数据分散性或变异程度，即各个数据距离集中位置的程度。

2. **揭示频数分布的类型** 根据频数分布的特征可以将资料的分布类型分为对称型和不对称型两种类型。对称型分布称正态分布，指集中位置在中间，左右两侧的频数基本对称的分布。不对称型分布

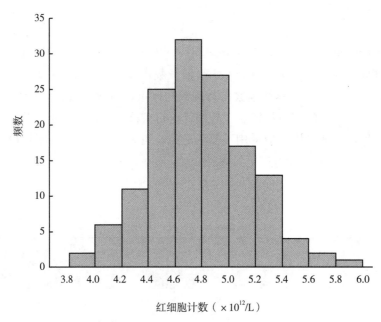

图3-1　社区139名健康成年女性的红细胞计数的直方图

又称偏态分布，是指频数分布不对称，集中位置不在中间，偏向一侧。若集中位置偏向较小的一侧，频数分布有向右延伸的尾巴，称正偏态，也称右偏态。若集中位置偏向较大的一侧，频数分布有向左延伸的尾巴，称负偏态，也称左偏态。

3. 便于发现某些特大或特小的可疑值　如在频数分布表的两端或某一端连续出现几个组段的频数为0后，又出现一些特大或特小值，让人怀疑这些数据的准确性，这些数据即为可疑值或异常值。对于这些数据需要进一步的检查与核对。

4. 便于进一步统计指标和做统计分析　利用频数分布表，可以方便计算集中趋势、离散趋势指标以及相关统计分析。

5. 作为大样本资料的陈述形式　当描述一个大样本资料时，若将所有原始数据都罗列出来，则显得过于冗长，也难以看出数据的特征。但如果使用频数分布表或频数分布图来表示，则可以节约很多文字描述，并能轻松判断出数据的分布特征和类型。因此，对于大样本数值变量资料，往往采用频数分布表或频数分布图作为数据资料的呈现形式。

第二节　集中趋势的描述

一、算术均数

算术均数，简称均数，反映一组数值变量资料的平均水平。一般常用希腊字母μ来表示总体均数，用$\bar{x}$表示样本均数。当数值变量资料服从正态分布或近似正态分布时，算术均数尤其适用。

（一）算术均数的计算

1. 直接法　适用于样本含量较少时。这时将所有的原始观察值直接相加后，再除以观察值个数n，计算见公式3-1。

$$\bar{x} = \frac{x_1 + x_2 + x_3 + \cdots + x_n}{n} = \frac{\sum x}{n}$$
（公式3-1）

其中x_1、x_2、x_3、$\cdots$、x_n表示各观察值，n表示样本量，$\sum$是求和符号。

【例3-1】已知8名12岁男孩身高（cm）如下：161.2、165.8、172.5、163.2、155.6、176.5、168.2、165.3，计算平均身高。

将数据代入公式3-1，结果如下：

$$\bar{x} = \frac{161.2 + 165.8 + 172.5 + 163.2 + 155.6 + 176.5 + 168.2 + 165.3}{8} = 166.04 \text{（cm）}$$

因此8名12岁男孩的平均身高为166.04cm。

2. 加权法　当样本量较大时，可以使用加权法计算算术均数，计算见公式3-2。

$$\bar{x} = \frac{f_1 X_1 + f_2 X_2 + f_3 X_3 + \cdots + f_k X_k}{f_1 + f_2 + f_3 + \cdots + f_k} = \frac{\sum f X}{\sum f}$$
（公式3-2）

其中，X_1、X_2、X_3、$\cdots$、X_k表示频数分布表中各组段的组中值，f_1、f_2、f_3、$\cdots$、f_k，表示频数分布表中各组段的频数，因此在使用加权法计算算术均数时应首先绘制频数分布表。这里的f起到权重的作用，因此称为加权法，即频数多的组段，其权重就大，对算术均数的影响就大；反之，权重小，对算术均数的影响就小。

【例3-2】利用表3-1的数据计算平均红细胞计数。

将数据代入公式3-2，结果如下：

$$\bar{x} = \frac{2 \times 3.90 + 6 \times 4.10 + 11 \times 4.30 + \cdots + 2 \times 5.70 + 1 \times 5.90}{139} = 4.57 \text{（}\times 10^{12}/\text{L}\text{）}$$

因此社区139名健康成年女性的平均红细胞计数为$4.57 \times 10^{12}/\text{L}$。

（二）算术均数的特征

1. 离均差（各个观察值与均数差之和）等于0。
2. 各个观察值的离均差平方和最小。

（三）算术均数的应用

1. 算术均数适用于正态分布资料或近似正态分布资料。由于均数容易受到极大值或极小值的影响，因此不适用于描述偏态分布的集中趋势，也不适合描述存在离群值的数据资料。
2. 算术均数反映一组同质观察单位的平均水平，并可作为样本的代表值与其他样本进行比较。

二、几何均数

医学上，一些资料的观察值存在少数偏大的极端值，呈正偏态分布，但是经过对数转换后呈近似正态分布，如某些微量元素在人体内的含量、细菌计数、农药残留等，或者观察值之间呈现倍数关系，如血清抗体效价等，这种情况下不能使用算数均数，而要使用几何均数来描述集中趋势，常用G表示。

（一）几何均数的计算

1. 直接法　当观察值数量较少时可以采用直接法计算几何均数，几何均数的计算即为n个观察值的连乘积开n次方，计算见公式3-4。

$$G = \sqrt[n]{x_1 x_2 x_3 \cdots x_n}$$ （公式3-3）

还可以改用对数形式进行表示，计算见公式3-4。

$$G = lg^{-1}\left(\frac{lgx_1 + lgx_2 + lgx_3 + \cdots + lgx_n}{n}\right) = lg^{-1}\left(\frac{\sum lgx}{n}\right)$$ （公式3-4）

【例3-3】 10例患者的血清抗体效价分别为分别为：1:2、1:2、1:4、1:4、1:8、1:8、1:8、1:8、1:32、1:32，计算平均抗体效价。

将数据代入公式3-3，结果如下：

$$G = \sqrt[10]{2 \times 2 \times 4 \times 4 \times 8 \times 8 \times 8 \times 8 \times 32 \times 32} \approx 6.69$$

因此10例患者的平均血清抗体效价约为1:7。

2. 加权法　若资料包含的样本量比较大，应先整理成频数表资料，再按照公式3-5使用加权法计算几何均数，见公式3-5。

$$G = lg^{-1}\frac{\sum flgx}{\sum f}$$ （公式3-5）

【例3-4】 某医院测量50名胃癌患者血清某种抗体效价，具体数据见表3-2，计算平均效价。

表3-2　50例胃癌患者血清抗体效价

抗体效价（1）	人数（f）（2）	效价倒数（x）（3）	lgx（4）	$flgx$（5）=（2）（4）
1:2	1	2	0.3010	0.3010
1:4	7	4	0.6021	4.2147
1:8	9	8	0.9031	8.1279
1:16	6	16	1.2041	7.2246
1:32	10	32	1.5051	15.0510
1:64	9	64	1.8062	16.2558
1:128	5	128	2.1072	10.5360
1:256	3	256	2.4082	7.2246
合计	50	—	—	68.9356

将数据代入公式3-5，结果如下：

$$G = lg^{-1}\frac{\sum flgx}{\sum f} = lg^{-1}\frac{68.9356}{50} = lg^{-1}1.3783 = 23.92 \approx 24$$

因此该资料中，50例胃癌患者的平均血清抗体效价为1:24。

（二）几何均数的应用

1. 几何均数适用于等比资料或呈倍数关系资料。
2. 几何均数适用于对数正态分布资料，即原始数据经过对数转换后呈正态分布或近似正态分布。

三、百分位数和中位数

（一）百分位数

百分位数是一种位置指标，表示在一组数据中，百分位数将数据分成两个部分，一部分比百分位数小，另一部分比它大，用P_x表示。在不包含P_x的全部观察值中有x%的观察值比它小，（100-x）%个观察值比它大。如P_{25}表示在一组数据中，有25%的观察值小于P_{25}，有（100-25）%个观察值比它大。

百分位数的计算见公式3-6。

$$P_x = L_x + \frac{i_x}{f_x}(nx\% - \sum F_L)$$

（公式3-6）

其中：L_x表示第x百分位数所在组段下限，i_x表示第x百分位数所在组段的组距，f_x表示第x百分位数所在组段的频数，$\sum f_L$表示小于L_x的各组段的累计频数，n为样本量。

【例3-5】已知118名某种传染病患者的潜伏期，具体数据见表3-3，试求P_{25}、P_{75}、$P_{2.5}$、$P_{97.5}$。

表3-3　118名某种传染病患者潜伏期频数分布

潜伏期（天）（1）	人数（人）（2）	累计频数（3）	累计频率（%）（4）
12 ～	4	4	3.4
24 ～	17	21	17.8
36 ～	32	53	44.9
48 ～	24	77	65.3
60 ～	18	95	80.5
72 ～	12	107	90.7
84 ～	5	112	94.9
96 ～	4	116	98.3
108 ～	2	118	100.0
合计	118	—	—

将数据代入公式3-6，结果如下：

$$P_{25} = 36 + \frac{12}{32} \times (118 \times 25\% - 21) = 39.19 \text{（天）}$$

$$P_{75} = 60 + \frac{12}{18} \times (118 \times 75\% - 77) = 67.67 \text{（天）}$$

$$P_{2.5} = 12 + \frac{12}{4} \times (118 \times 2.5\% - 0) = 20.85 \text{（天）}$$

$$P_{97.5} = 96 + \frac{12}{4} \times (118 \times 97.5\% - 112) = 105.15 \text{（天）}$$

因此118名某种传染病患者潜伏期的百分位数 P_{25} 为39.19天，P_{73} 为67.67天，$P_{2.5}$ 为20.85天，$P_{97.5}$ 为105.15天。

（二）中位数

将一组观察值从小到大按顺序排列，居中心位置的数值即为中位数，用 M 表示。在全部观察值中，大于和小于中位数的观察值个数相等。中位数的使用条件较为广泛，可以适用于各种数据分布类型。对于偏态分布资料、分布类型不明的资料、一端或两端有极大或极小值的分布、一端或两端有不确定数值的分布均适用。

中位数的计算分为直接法和间接法。

1. 直接法 当观察值例数较少时可以使用直接法，先将观察值由小到大按顺序排列。

当 n 为奇数时：

$$M = x_{\frac{n+1}{2}} \tag{公式3-7}$$

当 n 为偶数时：

$$M = \frac{x_{\frac{n}{2}} + x_{\frac{n}{2}+1}}{2} \tag{公式3-8}$$

【例3-6】有7人的血压（收缩压）测定值（mmHg）为：120、123、125、127、128、130、132，求平均血压值。

n 为奇数，将数据代入公式3-7，结果如下：

$$M = x_{\frac{n+1}{2}} = x_4 = 127 \text{（mmHg）}$$

因此7人的平均血压值为127mmHg。

【例3-7】某病患者8人的潜伏期（天）分别为5，6，8，9，11，11，13，>16。求平均潜伏期。

n 为偶数，将数据代入公式3-8，结果如下：

$$M = \frac{x_{\frac{n}{2}} + x_{\frac{n}{2}+1}}{2} = \frac{x_4 + x_5}{2} = 10 \text{（天）}$$

因此8人的平均潜伏期为10天。

2. 间接法　也称频数表法。当观察例数较多时，首先制成频数分布表，然后按照公式3-9计算中位数。

$$M = P_{50} = L_m + \frac{i_m}{f_m}(n \cdot 50\% - \sum f_L) \qquad \text{（公式3-9）}$$

其中：L_m表示中位数所在组段下限，i_m表示中位数所在组段组距，f_m表示中位数所在组段频数，$\sum f_L$表示小于L_m的各组段的累计频数，n为样本量。

【例3-8】根据【例3-5】的频数分布表计算平均潜伏期。

根据表3-3可知，中位数所在组段为48 ～。因此$L_m = 48$，$i_m = 12$，$f_m = 24$，$\sum f_L = 53$。

将数据代入公式3-9，结果如下：

$$M = 48 + \frac{12}{24}(118 \times 50\% - 53) = 51（天）$$

因此118名某传染病的平均潜伏期为51天。

第三节　离散趋势的描述

集中趋势只能说明数据的集中位置，仅能说明一种特征，还应该了解这些观察值之间的变异程度或偏离集中位置的程度。只有将数据的集中趋势和离散趋势结合起来才能全面反映资料的分布规律。常用的描述数据离散趋势的指标有极差、四分位数间距、方差、标准差以及变异系数。

一、极差

极差也称作全距，是观察值中最大值与最小值之差，用符号R表示，计算见公式3-10。

$$R = x_{max} - x_{min} \qquad \text{（公式3-10）}$$

极差是离散趋势指标中最简单的一种，极差越大，说明变异程度越大，反之极差越小说明变异程度越小。

【例3-9】对A、B两名高血压患者连续观察5天，测得其收缩压（mmHg）。患者A收缩压为：162、145、178、142、186。患者B收缩压为：164、160、163、159、166。

将数据代入公式3-10，结果如下：

$$R_A = 186 - 142 = 42（mmHg）$$
$$R_B = 166 - 159 = 7（mmHg）$$

可见患者A收缩压的波动大于患者B。

极差主要关注一组数据中最大值和最小值，是一组数据的整体变化范围。其方法虽然简单，但在某些条件下具有很高的实用价值，如可以用来说明传染病、食物中毒的最短、最长潜伏期。用极差说明数据分布的离散程度，简单明了，方便计算，但由于计算中仅使用了最大值和最小值，没有利用全部的观察值，随着观察值的增加，出现较大或较小数值可能性越来越大，极差也会随着变大，尤其是当资料出现明显偏态分布时会更不稳定，所以极差只能简略地说明一组数据的波动范围。

二、四分位数间距

极差不稳定主要受分布在数据两侧的极端值影响，如果将两端的数据去掉一定的比例，所得到的的结果就会比较稳定。为此可以把所有的观察值排序后，分成四个数目相等的段落，每个段落的观察值数目各占总例数的25%，去掉两端的25%，取中间50%观察值的数据范围即为四分位数间距。四分位数间距用符号Q表示，可以通过计算百分位数P_{75}和P_{25}之差得到，计算见公式3-11。

$$Q = P_{75} - P_{25} \tag{公式3-11}$$

四分位数间距越大说明数据的变异程度越大，否则四分位数间距越小说明数据的变异程度越小。四分位数间距的特点是它不像极差那样容易受到极端值的影响，但仍未用到每个观察值，常用来描述偏态分布资料的离散趋势，常与中位数结合应用。

三、方差

为利用每一个观察值的信息，可以计算各观察值偏离平均数的平均差距。为了避免正负相抵，可以将每一个观察值与均数之差的绝对值相加，然后取平均，但是由于绝对值在数学上不好处理，因此可以通过取平方来避免正负相抵，既使用方差衡量数据的变异程度，计算见公式3-12。

$$\sigma^2 = \frac{\sum (x-\mu)^2}{N} \tag{公式3-12}$$

总体均数μ一般情况下未知，因此可以用样本均数$\bar{x}$来估计。数理统计证明，若用样本含量n代替N，计算出的样本方差对σ^2的估计偏小，因此需要对样本方差进行校正，英国统计学家戈塞特（Gosset）建议用$n-1$代替N，计算见公式3-13。

$$s^2 = \frac{\sum (x-\bar{x})^2}{n-1} \tag{公式3-13}$$

式中，$n-1$称为自由度，指随机变量所能自由取值的个数，用希腊字母υ表示，描述了当$\sum x$不变的情况下，n个变量值中能自由变动的变量值的个数。离均差平方和$\sum (x-\bar{x})^2$常用SS表示。

--- 知识拓展 ---

自由度

广义的自由度是指一个物体在空间自由活动的维度，如汽车有两个维度（前后、左右），所以汽车只能在平面运动，而飞机至少有三个维度（上下、左右、前后等，若翻转则维度不计其数）。"海阔凭鱼跃，天高任鸟飞"，说明鱼与鸟的自由度大。

统计学上，自由度是指当以样本的统计量来估计总体的参数时，样本中独立或能自由变化的数据的个数，称为该统计量的自由度。一般来说，自由度等于独立变量减掉其衍生量数。举例来说，变异数的定义是样本减平均值（一个由样本决定的衍生量），因此对n个随机样本而言，其自由度为$n-1$。

四、标准差

在统计分析中，为了方便，通常将方差取算数平方根，还原成与原始观察值单位相同的变异量度，计算见公式3-14。

$$s = \sqrt{\frac{\sum (x-\bar{x})^2}{n-1}}$$

（公式3-14）

s称为标准差，一组观察值的标准差越大说明变异程度越大，将公式中的离均差平方和展开，标准差的计算公式3-14也可以写为公式3-15。

$$s = \sqrt{\frac{\sum x^2 - (\sum x)^2/n}{n-1}}$$

（公式3-15）

对于频数表资料，标准差的计算见公式3-16。

$$s = \sqrt{\frac{\sum fX^2 - (\sum fX)^2/n}{n-1}}$$

（公式3-16）

其中x和f分别为各组段的组中值及相应的频数。在大样本情况下，由频数表资料计算得到的结果与原始数据得到的结果相近。

标准差和方差适用于描述正态分布资料或近似正态分布资料的变异程度。标准差还可以用来衡量均数的代表性，在两组或多组资料均数相差不大、度量单位一致的情况下，标准差越大，表示观察值离均数较远，均数的代表性差，表明事物内部数据的变异度越大；反之，标准差越小，表示观察值离均数越近，均数的代表性好，表明事物内部数据的变异度越小。但均数相差较大或度量衡单位不同时，不能直接用标准差比较，而要用变异系数。对于正态分布资料，常常用标准差结合均数描述数据特征。此外标准差还可以用来计算变异系数和标准误。

五、变异系数

实际工作中，我们需要对均数相差较大或单位不同的两组或多组资料的变异程度进行比较，这时使用标准差就不再合适了，可以使用变异系数来进行比较，用CV表示。计算见公式3-17。

$$CV = \frac{s}{\bar{x}} \times 100\%$$

（公式3-17）

【例3-10】某地20岁男性120名，身高均数为171.06cm，标准差为4.95cm；体重均数为61.54kg，标准差为5.02kg。试比较身高和体重的变异程度。

将数据代入公式3-17，结果如下：

$$身高：CV = \frac{4.95}{171.06} \times 100\% = 2.89\%$$

$$体重：CV = \frac{5.02}{61.54} \times 100\% = 8.16\%$$

可以看到20岁男性体重的变异程度大于身高的变异程度。

需要注意的是如果对实际数据进行统计分析时，变异系数比较大（如$CV \geq 0.2$），则要查找引起变异的原因。变异系数的不足是当平均值接近0的时候，微小的变化可能对变异系数产生较大的影响。

本章小结

教学课件

执考知识点总结

本章涉及的2019版及2024版公共卫生执业助理医师资格考试考点对比见表3-4。

表3-4　2019版及2024版公共卫生执业助理医师资格考试考点对比

单元	细目	知识点	2024版	2019版
定量资料的统计描述	定量资料的频数分布	（1）频数分布的特征	√	√
		（2）频数分布的类型	√	√
	集中位置的描述	算术平均数、几何均数、中位数	√	√
	离散程度的描述	极差、四分位数间距、方差、标准差和变异系数	√	√

拓展练习及参考答案

（刘　毅）

第四章　正态分布

素质目标：培养求真务实的工作态度；养成统计学思维习惯。

知识目标：掌握正态分布的特征、面积规律的应用、医学参考值范围的确定；熟悉正态分布的应用。

能力目标：能进行标准正态转换、计算正态分布曲线下面积分布和制定医学参考值范围。

案例导入

【案例】

　　小卫是某社区卫生服务中心的公共卫生专干，负责辖区内居民的基本公共卫生服务。为完善辖区内居民的健康档案信息，需要按居民点进一步收集居民的相关信息。在一次针对社区居民的健康检查中，获得了如下数据：140名正常成年男子红细胞计数 $\bar{x} = 4.78 \times 10^{12}$/L，$S = 0.38 \times 10^{12}$/L。已知小王红细胞计数为 4.08×10^{12}/L。

【问题】

1. 请确定该辖区正常成年男子红细胞计数的正常值范围。
2. 如何判断小王是否正常？

核心知识拆解

　　正态分布是自然界中最常见、最重要的一种连续型分布，是医学统计学中一种重要的分布类型，是后面将要学习的各种统计推断方法的理论基础。许多医学指标都服从或近似服从正态分布，同性别健康成年人的身高、体重、血糖、血脂等。在变量服从正态分布的前提下，根据正态分布曲线下面积分布规律可以很容易地确认其数值出现在任意指定范围内的概率，特别是可以应用于医学参考值范围的估计。

第一节　正态分布的概念与特征

一、正态分布的概念

正态分布概念是由法国数学家亚伯拉罕·棣·莫弗于1733年首次提出的，后由德国数学家高斯率先将其应用于天文学研究，他深入研究了误差的传播和测量理论，并意识到许多物理现象可以用正态分布来描述，并提出了中心极限定理，这一定理则为后来统计学的发展奠定了基础，故正态分布又叫高斯分布。

图3-1为139名健康成年女性红细胞计数的频数分布图，试想随着人数不断扩大，组距不断细分，组距越来越小，由"段"变为"点"，图形就会演变成光滑曲线，其过程如图4-1所示。

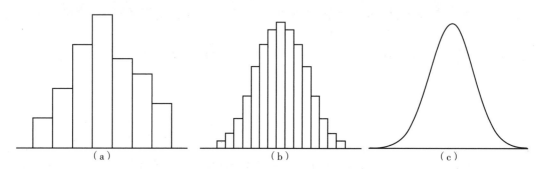

图4-1　频数分布逐步演变为正态分布的过程

注:(a)到(c)表现了"段"变为"点"的过程。

这条光滑的曲线似钟形，中间高、两边低，左右对称，与横轴没有交点，称为正态分布曲线，其概率密度函数表达式见公式4-1。

$$f(x) = \frac{1}{\sigma\sqrt{2\pi}} e^{-\frac{(x-\mu)^2}{2\sigma^2}}$$

（公式4-1）

式中，μ为总体均数，σ为总体标准差，π为圆周率，e为自然对数的底，皆为常量，仅x为变量。

二、正态分布的特征

正态分布曲线主要特征有如下五点。

1. 集中性　正态分布曲线为单峰分布，在横轴上均数处最高。在$x=\mu$处，$f(x)$取值最大；x离μ越远，$f(x)$值就越小。

2. 对称性　正态分布曲线以均数为中心，左右对称。

3. 两个拐点　正态分布曲线在$\pm 1\sigma$处各有一个拐点。

4. 两个参数　正态分布有两个参数，位置参数μ和形状参数σ。若σ不变，μ改变，正态分布曲线形状不变，沿着横轴平行移动（图4-2）。若μ不变，σ改变，正态分布曲线位置不变，形状随着σ的变化发生"高矮胖瘦"的变化。σ越小，分布越集中，曲线越陡峭，反之曲线越低平，但位置不变（图4-3）。由于知道了μ和σ以后就可以把正态分布曲线确定下来，因此通常用$x \sim N(\mu, \sigma^2)$表示均数为μ、

方差为 σ^2 的正态分布。

5. 正态分布曲线下面积有一定的规律 总面积等于1。

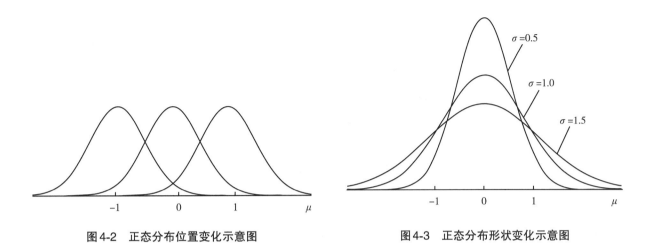

图4-2 正态分布位置变化示意图　　　　图4-3 正态分布形状变化示意图

知识拓展

正态分布

正态分布概念是由法国数学家亚伯拉罕·棣·莫弗（Abraham de Moivre）于1733年首次提出的，后由德国数学家高斯（Gauss）率先将其应用于天文学研究，故正态分布又叫高斯分布，高斯这项工作对后世的影响极大，后世之所以多将最小二乘法的发明权归之于他，也是出于这一工作。德国10马克的印有高斯头像的钞票，其上还印有正态分布的密度曲线。这传达了一种想法：在高斯的一切科学贡献中，对人类文明影响最大者，就是这一项。在高斯作出这一发现之初，也许人们还只能从其理论的简化上来评价其优越性，其全部影响要到20世纪正态小样本理论充分发展起来以后才能被人们充分了解。拉普拉斯很快得知高斯的工作，并马上将其与他发现的中心极限定理联系起来，为此，他在即将于1810年发表的一篇文章中加上了一点补充，指出如若误差可看成许多量的叠加，根据他的中心极限定理，误差理应有高斯分布。这是历史上第一次提到所谓"元误差学说"——误差是由大量的、种种原因产生的元误差叠加而成。后来在1837年，海根（Hagen）在一篇论文中正式提出了这个学说。

其实，梅根提出的形式有相当大的局限性：他把误差设想成个数很多的、独立同分布的"元误差"之和，每次只取两值，其概率都是1/2，由此出发，按亚伯拉罕·棣·莫弗的中心极限定理，立即就得出误差（近似地）服从正态分布。拉普拉斯所指出的这一点有重大的意义，即他给误差的正态理论一个更自然合理、更令人信服的解释。因为，高斯的说法有一点循环论证的气味：由于算术平均是优良的，推出误差必须服从正态分布；反过来，由后一结论又推出算术平均及最小二乘估计的优良性，故必须认定这二者之一（算术平均的优良性、误差的正态性）为出发点。但算术平均到底并没有自行成立的理由，以它作为理论中一个预设的出发点，终觉有其不足之处。拉普拉斯的理论把这断裂的一环连接起来，使之成为一个和谐的整体，着实有着极重大的意义。

第二节 正态曲线下面积分布

一、标准正态分布

标准正态分布：统计学上将 $\mu = 0$、$\sigma = 1$ 的正态分布称为标准正态分布，即 Z 分布或 u 分布。正态分布由两个参数 μ 和 σ 确定，对任意一个服从 $x \sim N(\mu, \sigma^2)$ 分布的随机变量 x 而言，均可以通过公式4-2转变为标准正态分布，即：

$$Z = \frac{x - \mu}{\sigma} \qquad\qquad （公式4-2）$$

原始变量 x 转换成 Z 值，将 $x \sim N(\mu, \sigma^2)$ 的正态分布转变为 $Z \sim N(0, 1)$ 的标准正态分布，Z 的概率密度函数见公式4-3。

$$\varphi(z) = \frac{1}{\sqrt{2\pi}} e^{-\frac{z^2}{2}} \qquad\qquad （公式4-3）$$

分布函数见公式4-4。

$$\Phi(z) = \frac{1}{\sqrt{2\pi}} \int_{-\infty}^{z} e^{-\frac{z^2}{2}} dz \qquad\qquad （公式4-4）$$

根据概率分布函数，可以计算出标准正态分布曲线下任意 Z 值的左侧尾部面积，Z 变换在 μ 和 σ 未知时，可以利用样本均数 $\bar{x}$ 和标准差 s 估计，见公式4-5。

$$Z = \frac{x - \bar{x}}{\sigma} \qquad\qquad （公式4-5）$$

【例4-1】 若 $x \sim N(\mu, \sigma^2)$，试计算 x 取值在区间内 $\mu \pm 1.96\sigma$ 上的概率。

首先根据公式4-2进行标准正态转化，求 x 对应的 Z 值：

$$Z_1 = \frac{x_1 - \mu}{\sigma} = \frac{(\mu - 1.96\sigma) - \mu}{\sigma} = -1.96$$

$$Z_2 = \frac{x_2 - \mu}{\sigma} = \frac{(\mu + 1.96\sigma) - \mu}{\sigma} = 1.96$$

通过查附录A，得：

$$P(-1.96 < Z < 1.96) = \Phi(1.96) - \Phi(-1.96) = [1 - \Phi(-1.96)] - \Phi(-1.96)$$
$$= 1 - 2\Phi(-1.96) = 1 - 2 \times 0.025 = 0.95$$

即 x 取值在区间 $\mu \pm 1.96\sigma$ 上的概率是95%，同理 $P(-2.58 < Z < 2.58) = 0.99$，即 x 取值在区间 $\mu \pm 2058\sigma$ 上的概率是99%。

二、正态曲线下面积分布规律

对于符合正态分布的资料，只要求出均数和标准差就可以对其频数分布作出估计，理论上，正态

分布 $\mu \pm 1\sigma$、$\mu \pm 1.96\sigma$、$\mu \pm 2.58\sigma$ 的区间面积分别占总面积的 68.27%、95% 和 99%（图4-4）。由于标准正态分布 $\mu = 0$、$\sigma = 1$，即对应的（-1，1）、（-1.96，1.96）和（-2.58，2.58）的区间面积也分别占总面积的 68.27%、95% 和 99%。图4-4 是正态分布曲线下面积最常用的三个区间，其他区域面积可以查附录A标准正态分布面积分布规律得到。

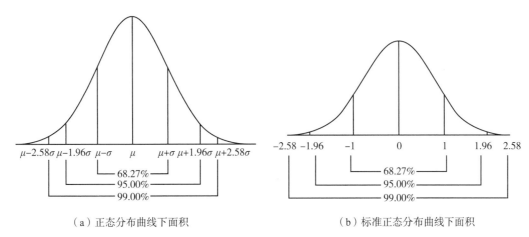

（a）正态分布曲线下面积　　　　　　　　（b）标准正态分布曲线下面积

图4-4　正态分布曲线下面积示意图

第三节　正态分布的应用

一、估计频数分布

对于医学中服从正态分布或近似正态分布的变量，如正常人某些生理、生化指标的频数分布（身高、体重、体温、血压、脉搏、红细胞计数、血红蛋白含量等），或实验性研究中的随机误差、抽样误差规律，或经过变量变换后能服从正态分布的变量（人群中的抗体效价、环境中某些有害物质的浓度、细菌密度等），只要求得其均数和标准差，根据正态分布曲线下面积分布的规律，就能估计其频数（或频率）分布。

【例4-2】从某地随机抽取100名一年级男大学生，测得平均身高为166.2cm，标准差为5.3cm，现欲估计该地身高在 $165 \sim 175$cm 范围内的一年级男大学生的比例。

由于本例数据属于非标准正态分布，需要先进行标准化转变，因为样本例数100例为大样本，可以使用样本均数 $\bar{x}$ 和样本标准差 s 作为总体均数 μ 和总体标准差 σ 的估计值

$$z_1 = \frac{165 - 166.2}{5.3} = -0.02$$

$$z_2 = \frac{175 - 166.2}{5.3} = 1.66$$

查标准正态分布表得：

$$\Phi(z_1) = \Phi(-0.02) = 0.4920$$
$$\Phi(z_2) = \Phi(1.66) = 0.0485$$
$$1 - [\Phi(z_2) + \Phi(z_1)] = 0.4595$$

估计该地身高在165 ～ 175cm范围内一年级男大学生比例为45.95%。

二、确定医学参考值范围

（一）制定医学参考值范围的注意事项

1. 确定同质的参照总体　一般选择"正常人"，但需要注意的是，所谓"正常人"不是指机体任何器官、组织的形态和功能都正常的人，而是指符合特定健康水平的人，绝对健康是不存在的，在每个人身上都可能存在某种程度的病理状态，在使用或制定临床参考值范围时，"正常人"的健康水平应有明确的界定，主要是排除了对研究指标有影响的疾病或有关因素的同质人群。例如，制订血清谷丙转氨酶（GPT）参考值范围，"正常人"的条件是：①无肝、肾、心、脑、肌肉等疾患。②近期未服用对肝有损伤的药物（如氯丙嗪，异烟肼等）。③检测前未做剧烈运动。此外，在划分同质对象时，要注意地区、民族、性别、年龄、时间、妊娠等因素对指标的影响，例如红细胞计数及血红蛋白含量，男女各异，高原居民与平原居民不同。

2. 选择足够例数的参照样本　参照样本含量的确定没有统一的规则，它与总体分布有关，若接近正态分布，变异度又不是很大，需要的样本含量就可以少一些；反之，若明显偏态或数据比较分散，需要的样本含量就相应多一些。通常情况下，确定参考值范围需要大样本，如果例数过少，确定的参考值范围往往不够准确。

3. 控制检测误差　为保证原始数据可靠，检测过程中要严格控制随机误差，避免系统误差和过失误差。一些受主观因素影响的指标，对测定的方法、分析仪器的灵敏度、试剂的纯度、操作的熟练程度等要尽可能做到标准化，对测量环境和条件有统一的规定和说明，且要尽量与应用医学参考值范围时的实际情况一致。如临床检验中应对收集样本的环境和生理条件（温度、季节、体育活动强度、饮食、妊娠等）进行控制，同时对收集、转运和储藏样品的方法及时间有明确的规定，并通过人员培训、控制检测条件、重复测定等措施严格控制检测误差。

4. 选择单双侧界值　应依据专业知识确定是采用单侧界值还是双侧界值，即决定取单侧范围值还是双侧范围值。例如，白细胞计数无论过高或过低均属异常，其参考值范围需分别确定下限和上限，即采用双侧界值；有些指标仅过大或过小为异常，如肺活量仅过低为异常，血铅仅过高为异常，只需确定下限或上限，即采用单侧界值。

5. 选择适当的百分数范围　参考值范围是指参照总体中绝大多数"正常人"测量值的所在范围"绝大多数"究竟是多少，应结合专业知识，根据研究目的、研究指标的性质、数据分布特征等情况综合考虑，百分数范围可以取80%、90%、95%或99%等，其中以95%最为常用。实际应用中最好结合"正常人"和"患者"的数据分布特点（图4-5、图4-6），权衡假阳性率和假阴性率，选择适当的百分数范围。若"正常人"与"患者"数据分布重叠较大，有时还需确定可疑值范围。可疑值范围不宜过大，只要包括交叉重叠的主要部分即可，或根据研究目的通过减小误诊率（假阳性率）或漏诊率（假阴性率）来选择。如研究的主要目的是为确诊患者，需要减少假阳性率，参考值范围的百分数范围要取大一些（如95%或99%）；如研究的主要目的是为初筛患者，则需要减少假阴性率，参考值范围的百分数范围可取小一些（如90%或80%）。

6. 选择计算参考值范围的方法　根据资料的分布类型，样本含量的多少和研究目的等，选用适当的方法确定参考值范围。近似服从正态分布或能转换为正态分布的资料，可选用正态近似法；不服从正态分布的资料，可选用百分位数法等进行计算。

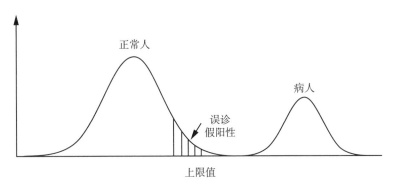

图4-5　两组人群数据分布无重叠示意图

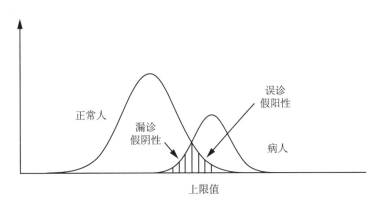

图4-6　两组人群数据分布重叠示意图

（二）医学参考值范围的计算方法

计算参考值范围的方法有多种，其中最基本的有正态分布法和百分位数法。表4-1给出了两种方法在三种不同百分数范围的计算公式。相对而言，百分位数法适合于任何分布类型的资料，故在实际中最为常用；但由于参考值范围所涉及的常常是波动较大的两端数据，因此使用百分位数法必须要有较大的样本量，否则结果不稳定。正态分布法要求资料必须服从或近似服从正态分布，优点是结果较稳定，在样本量不是很大的情况下仍然能够准确的估计；缺点是适用范围较窄，不适合偏态分布的资料。如果偏态分布资料经变量变换（如取对数）能够转换为正态分布或近似正态分布，依然可以使用正态分布法计算参考值范围。

表4-1　医学参考值范围的制定方法

参考值范围（%）	正态分布法			百分位数法		
	双侧	单侧		双侧	单侧	
		下限	上限		下限	上限
90	$\bar{x} \pm 1.64s$	$\bar{x} - 1.28s$	$\bar{x} + 1.28s$	$P_5 \sim P_{95}$	$> P_{10}$	$< P_{90}$
95	$\bar{x} \pm 1.96s$	$\bar{x} - 1.64s$	$\bar{x} + 1.64s$	$P_{2.5} \sim P_{97.5}$	$> P_5$	$< P_{95}$
99	$\bar{x} \pm 2.58s$	$\bar{x} - 2.33s$	$\bar{x} + 2.33s$	$P_{0.5} \sim P_{99.5}$	$> P_1$	$< P_{99}$

【例4-3】请回答本章案例导入中的问题。

该地140名正常成年男子红细胞计数近似服从正态分布，$\bar{x} = 4.78 \times 10^{12}/L$，$S = 0.38 \times 10^{12}/L$。因红细胞计数值过大或过小均为异常，故应估计双侧95%参考值范围：

$$\bar{x} \pm 1.96s = 4.78 \pm 1.96 \times 0.38 = (4.04, 5.52)(\times 10^{12}/L)$$

故该辖区正常成年男子红细胞计数的正常值范围是 $(4.04 \sim 5.52) \times 10^{12}/L$。

小王的红细胞计数为 $4.08 \times 10^{12}/L$，在双侧95%参考值范围之内，故认为小王的红细胞计数是正常的。

三、绘制质量控制图

通常实验中的检测误差服从正态分布，故可用正态分布理论评价和控制实验的质量。为了控制实验中的检测误差，常以 $\bar{x}$ 为中心线，以 $\bar{x} \pm 2s$ 作为上、下警戒线，以 $\bar{x} \pm 3s$ 作为上、下控制线绘制质量控制图（图4-7）。这里的 $2s$ 和 $3s$ 可视为 $1.96s$ 和 $2.58s$ 的近似值。实验检测结果如落在警戒线之内，说明分析质量在控制之中；若在20次以上的检测结果中，有检测结果频繁地越出警戒线（连续2次检测结果）或1次检测结果越出控制线，就说明发生了失控，需采取应对措施。

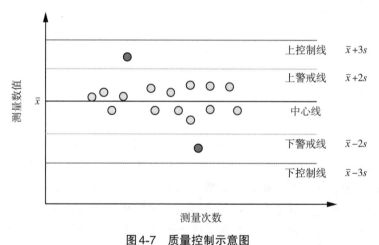

图4-7　质量控制示意图

实训　数值变量资料的统计描述

一、实训目标

1. 能够正确绘制频数分布表和频数分布图。
2. 能够根据数据正确选择和计算集中趋势指标和离散趋势指标。
3. 能够使用SPSS软件进行数据描述性分析。

二、实训时长

2学时。

三、实训内容

1. 请根据某地120名18岁男大学生身高数据编制频数分布表和频数分布图，并描述频数分布类型。

				统计数据（cm）					
171.0	175.2	184.8	176.0	183.0	182.6	188.0	184.3	181.4	189.4
170.6	187.9	167.0	166.5	166.3	176.3	169.8	185.3	164.0	184.0
172.2	180.2	182.5	184.5	167.0	165.6	179.6	166.0	182.0	179.5
173.4	186.2	166.8	172.6	175.5	169.1	168.8	171.3	167.3	168.2
183.2	173.5	176.0	178.3	176.9	177.6	172.4	185.5	188.0	173.4
169.9	172.0	170.2	167.8	169.9	178.6	180.4	185.2	187.7	163.4
173.0	175.3	174.0	173.1	172.9	165.4	174.5	180.3	170.9	177.6
174.6	175.0	169.7	168.3	177.8	165.8	170.7	178.4	180.4	165.2
189.0	162.6	173.4	170.1	165.0	182.8	187.7	180.0	175.3	166.1
166.0	169.5	168.1	166.4	169.2	178.9	188.3	163.9	178.2	166.6
165.3	176.5	177.4	180.6	175.6	164.9	166.1	180.1	166.1	179.9
172.7	172.1	188.2	178.2	183.5	170.0	173.0	172.7	177.0	185.0

2. 根据表中的数据，计算算术均数、中位数、四分位数间距、标准差、变异系数等指标。

3. 某疾病预防控制中心对30名麻疹易感儿童经气溶胶免疫1个月后，测得其血凝抑制抗体效价，资料如表4-2所示，计算平均抗体效价。

表4-2　30名麻疹儿童血凝抑制抗体效价

抗体效价	例数（人）
1：8	2
1：16	6
1：32	5
1：64	10
1：128	4
1：256	2
1：512	1
合计	30

本章小结

教学课件

执考知识点总结

本章涉及的2019版及2024版公共卫生执业助理医师资格考试考点对比见表4-3。

表4-3　2019版及2024版公共卫生执业助理医师资格考试考点对比

单元	细目	知识点	2024版	2019版
定量资料的统计描述	正态分布	（1）正态分布的特征	√	√
		（2）正态分布曲线下面积分布规律	√	√
		（3）标准正态分布	√	√
	医学参考值范围	（1）正态分布法	√	√
		（2）百分位数法	√	√

拓展练习及参考答案

（刘　毅）

第五章　总体均数估计与假设检验

学 习 目 标

素质目标： 培养严谨、求实的职业态度；提升学生的统计素养。

知识目标： 掌握总体均数估计的基本原理和方法，t检验、u检验的检验步骤；熟悉假设检验的基本思想和步骤。

能力目标： 能够针对实际问题，选择合适的检验类型，并正确实施假设检验步骤；能够清晰地解释假设检验的结果。

案例导入

【案例】

小卫是某社区卫生服务中心的公共卫生专干，负责辖区内居民的职业卫生工作。最近该中心为铅作业工作人员做体检。测量了34名从事铅作业男性工人的血红蛋白含量，算得其均数是132.18g/L，标准差为23.5g/L。

【问题】

1. 该资料属于统计资料中的哪种类型？该研究设计属于何种设计方案？需用何种统计学方法进行统计推断？

2. 请说出假设检验的基本步骤？

核心知识拆解

如果需要了解某事物的总体特征，最好的方法是对总体的每一个体进行观察、试验，但这在实际中往往不可行。一方面，大多数情况下研究对象是无限总体，不可能对所有个体逐一观察；另一方面，即使是有限总体，有时因总体的个体过多或限于人力、物力、财力、时间等方面的原因，不可能也没有必要将所有个体逐一研究，于是只能借助于抽样研究，通过样本来了解总体特征。这种利用样本信息来推断总体特征的统计方法，称为统计推断。

第一节　均数的抽样误差

了解总体特征最好的方法是对总体中每一个个体进行调查，即普查，但这在医学研究实际往往不可行。医学研究实际中常采用抽样研究，通过样本指标来了解总体特征。用样本的信息推断总体特征的过程称为统计推断。统计推断主要包含两个方面：一是参数估计，就是用样本指标（统计量）估计总体指标（参数）；二是假设检验，即先对总体做出某种假设，然后根据样本的信息来推断其是否成立。

一、抽样误差的概念

医学研究中常采用抽样研究的方法，从某总体中随机抽取一个样本来进行研究，并根据样本提供的信息推断总体的性质。例如，欲了解某地2002年正常成年男性血红蛋白含量的平均水平，随机抽取该地300名正常成年男性作为样本，算得其血红蛋白的样本均数，并以此样本均数估计该地正常成年男性血红蛋白总体的平均水平。由于存在个体差异，抽得的样本均数不太可能恰好等于总体均数，因此通过样本推断总体会有误差。这种由个体变异和抽样造成的样本统计量与总体参数的差异，称为抽样误差。而且，这些来自同一总体的若干样本统计量（如上述多次抽样的均数）间，也存在抽样误差。抽样误差是由个体变异和抽样引起的，因此，只要有个体变异，抽样就必将导致抽样误差，即抽样误差是不可避免的。抽样误差有两种表现形式，一是样本统计量与总体参数间的差异，二是样本统计量间的差异。

二、样本均数的抽样分布

1. 在正态总体 $x \sim N(\mu, \sigma^2)$ 中随机抽样，其样本均数 $\bar{x}$ 的抽样分布仍服从正态分布 $\bar{x} \sim N(\mu, \frac{\sigma^2}{n})$。该正态分布的均数仍等于原总体均数 μ，其方差等于原总体方差的 $\frac{1}{n}$。

2. 随着样本量 n 的增大，不论原来的总体是否服从正态分布，样本均数的抽样分布都将趋于正态分布，其分布的均数为总体均数 μ，方差为总体方差的 $\frac{1}{n}$，这就是中心极限定理。

三、均数的标准误

抽样过程中，样本均数与总体均数间会呈现如下特点：①各样本均数不一定等于总体均数。②各样本均数间存在差异。③样本均数的分布围绕着总体均数呈现中间多、两边少、左右基本对称，近似服从正态分布。④样本均数的变异范围较之原变量的变异范围小。⑤随着样本含量的增大，样本均数的变异范围逐渐缩小。

通常，将样本统计量的标准差称为标准误。样本均数的标准差也称均数的标准误，它反映样本均数间的离散程度，也反映样本均数与相应总体均数间的差异，因而说明了均数抽样误差的大小。均数的标准误反映来自同一总体的各样本均数的离散程度以及样本均数与总体均数的差异程度，是说明均数抽样误差大小的指标。均数的标准误大，说明各样本均数的离散程度大，抽样误差就大；反之，标准误小，说明各样本均数的离散程度小，抽样误差就小。

理论上可以证明均数的标准误计算见公式5-1。

$$\sigma_{\bar{x}} = \frac{\sigma}{\sqrt{n}}$$ （公式5-1）

式中，σ 为总体标准差，n 为样本含量。由于在抽样研究中 σ 常常未知，通常用样本标准差 s 来估计，所以均数的标准误可用公式5-2来计算。

$$s_{\bar{x}} = \frac{s}{\sqrt{n}}$$ （公式5-2）

由公式5-1和5-2可知，均数的标准误的大小与标准差成正比，与样本含量的平方根成反比，因此增加样本含量可减小标准误，降低抽样误差。但是，增大样本含量减少抽样误差的同时，有可能增加非抽样误差，所以实际工作中样本含量并非越大越好。

【例5-1】观察正常成年男子300人的红细胞数，$\bar{x} = 4.50 \times 10^{12}/\text{L}$，$s = 0.30 \times 10^{12}/\text{L}$，试估计抽样误差的大小。

$$s_{\bar{x}} = \frac{0.30}{\sqrt{300}} = 0.017 \ (10^{12}/\text{L})$$

标准差和均数标准误都是说明变异程度大小的指标。标准差说明变量个体观察值变异程度的大小；而均数的标准误说明样本均数变异程度的大小。标准差常用于表现观察值的波动范围；而均数的标准误常用于表示抽样误差的大小，当样本含量不变时，均数的标准误与标准差成正比。

均数的标准误可应用于如下情况。

1. 反映样本均数的可靠性。同质资料算得的均数的标准误越小，说明抽样误差小，表明样本均数接近于总体均数，用样本均数推断总体均数的可靠性越大。反之，均数的标准误越大，说明抽样误差大，表明样本均数远离总体均数，用样本均数推断总体均数的可靠性越小。

2. 估计总体均数可信区间。

3. 均数比较的假设检验。

知识拓展

假设检验——"女士品茶"

故事发生在20世纪初的英国，那是一个下午茶文化盛行的时代。在剑桥校园里，一群科学家正如同往常一样准备冲泡奶茶。一位女士坚称：冲泡的顺序对于奶茶的风味影响很大。先把茶加进牛奶里，与先把牛奶加进茶里，这两种冲泡方式所泡出的奶茶口味截然不同。

当场绝大多数人对此嗤之以鼻，然而有一个身材矮小、戴着厚眼镜、下巴上蓄着的短尖髭的先生却对这个问题很有兴趣。这个人就是费歇尔（Fisher）。他设计准备了8杯茶，有的先放奶后放茶，有的先放茶后放奶，让这位女士品尝，看是否能品对。

在这一验证过程中，费歇尔提出以"随机"的顺序给这位女士品茶，这是第一次在统计学意义上提出"随机"的思想。另外，验证这位女士说的对错的过程，其实正是假设检验的过程：如果只给那位女士1杯茶，那么即使她没有区分能力，也有50%的机会猜对。如果给那位女士2杯茶，也有25%的机会均猜对。如果给那位女士3杯茶，有12.5%的机会都猜对。该女士在测试中共品尝了8杯茶，由于已经告知她其中4杯是先加牛奶后加茶，另4杯是先加茶后加奶，这位女士全部选对的概率仅为0.014。以至于我们不得不怀疑一开始所做假设（这位女士不具备能品出两种冲泡方式奶茶口味的能力）的正确性。

第二节 t值与t分布

一、t转换与t值

在前面的内容中我们讲到，任意一个服从均数为μ、标准差为σ的正态分布的随机变量，按$u=\frac{x-\mu}{\sigma}$进行变换，可以转换为标准正态分布，即u分布，也称Z分布。

如果样本来自正态总体$x \sim N(\mu, \sigma^2)$或样本含量较大时，样本均数的分布仍服从正态分布$\bar{x} \sim (\mu, \frac{\sigma^2}{n})$。这时对样本均数的分布进行$Z$转换，$Z=\frac{\bar{x}-\mu}{\sigma_{\bar{x}}}$，可将样本均数的分布转换为标准正态分布$N(0, 1)$。

在实际工作中，$\sigma_{\bar{x}}$往往是未知的，常用$s_{\bar{x}}$作为它的估计值，$t=\frac{\bar{x}-\mu}{s_{\bar{x}}}$式中的统计量$t$不再服从标准正态分布，而是服从自由度$v=n-1$的$t$分布。我们称这个过程为$t$转换。$t$转换的计算见公式5-3。

$$t=\frac{\bar{x}-\mu}{s_{\bar{x}}}=\frac{\bar{x}-\mu}{s/\sqrt{n}}, \quad v=n-1 \qquad (公式5-3)$$

二、t分布

（一）t分布的概念

t分布是一簇曲线。当自由度v不同时，曲线的形状不同。自由度v越小，t分布曲线越低平；自由度v越大，t分布曲线越接近标准正态分布（Z分布）曲线，如图5-1所示。

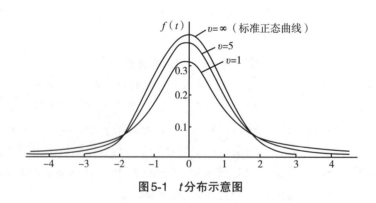

图5-1 t分布示意图

（二）t分布的特征

1. 单峰分布，以0为中心，左右对称。
2. t分布与自由度有关，自由度v越小，t值越分散，t分布的峰部越矮而尾部越高。
3. 当自由度v逼近∞，$s_{\bar{x}}$逼近$\sigma_{\bar{x}}$，t分布逼近Z分布，故标准正态分布是t分布的特例。

（三）t 界值表

对应于每一个自由度 υ，就有一条 t 分布曲线。为使用方便，统计学家编制了不同自由度 υ 下 t 值与相应概率关系的 t 界值表（附录 B）。在 t 界值表中，自由度 $\upsilon = n-1$，概率 P 即曲线下阴影部分的面积，表中数字为自由度和概率确定时对应的 t 界值。表中分别给出了一侧尾部面积为单侧概率（或单尾概率）和两侧尾部面积之和称为双侧概率（或双尾概率）所对应的 t 界值表。

当自由度 υ 和概率 α 确定时，t 界值记为 $t_{\alpha,\upsilon}$。如单侧 $\upsilon = 10$，$\alpha = 0.05$ 时，记为单侧 $t_{0.05,\ 10} = 1.812$；如双侧 $\upsilon = 10$，$\alpha = 0.05$ 时，记为双侧 $t_{0.05,\ 10} = 2.228$ 或 $t_{0.05/2,\ 10} = 2.228$。

因为 t 分布是以 0 为中心的对称分布，因而表中只列出正值，查表时，不管 t 值正负只用绝对值。

由 t 界值表可知：①在相同自由度时，概率 P 越小，$|t|$ 越大；在相同的概率 P 时，自由度越小，$|t|$ 越大。②在同一自由度下，当 $|t|$ 相同时，双尾概率为单尾概率的 2 倍。③大样本时，t 统计量与 Z 统计量的分布非常接近。

第三节　总体均数估计

统计推断包括参数估计和假设检验两大重要内容，其中参数估计是指用样本指标（统计量）来估计总体指标（参数）。参数估计方法有点估计和区间估计两种。在计量资料分析时，参数估计主要是用样本均数去估计和推断总体均数，所以叫总体均数的点估计和区间估计。

一、点估计

总体均数的点估计是指直接用样本统计量作为总体参数的估计值。如用样本均数 $\bar{x}$ 直接作为总体均数 μ 的估计值。如欲了解某市 7 岁女童身高平均水平，随机抽取 50 名该市 7 岁女童身高均数为 120.25cm，可将样本均数 120.25cm 作为该市所有 7 岁女童平均身高的点估计值，即认为该市所有 7 岁女童身高总体均数为 120.25cm。该法表达简单，但未考虑抽样误差的大小，无法评价参数估计的准确度。

二、区间估计

（一）区间估计的概念

总体均数的区间估计，是指按预先给定的概率 $1-\alpha$ 确定的未知总体均数的范围。该范围称为总体均数的可信区间（confidence interval，CI），预告给定的概率 $1-\alpha$ 称为可信度或置信度，常取 95% 或 99%。如没有特别说明，一般做双侧区间估计，其中较小的值称为可信下限，较大的值称为可信上限。

（二）区间估计的计算方法

总体均数可信区间的估计方法，随总体标准差 σ 是否已知，以及样本含量 n 的大小而异。σ 已知，或 σ 未知但 n 足够大时（$n \geqslant 50$）按正态分布法计算；σ 未知且 n 较小（$n < 50$）时按 t 分布法计算。

1. 正态分布法

（1）σ 已知时，为 Z 统计量，$Z = \dfrac{\bar{x}-\mu}{\sigma_{\bar{x}}} = \dfrac{\bar{x}-\mu}{\sigma/\sqrt{n}}$，总体 μ 的 $1-\alpha$ 可信区间见公式 5-4。

$$(\bar{x}-Z_\alpha\sigma_{\bar{x}},\ \bar{x}+Z_\alpha\sigma_{\bar{x}}) \qquad\qquad （公式5-4）$$

（2）σ未知时，为t统计量，$t=\dfrac{\bar{x}-\mu}{s_{\bar{x}}}=\dfrac{\bar{x}-\mu}{s/\sqrt{n}}$，但$n$足够大时（$n\geqslant50$），$t$分布接近于$Z$分布，可按正态分布法计算，总体均数$\mu$的$1-\alpha$可信区间见公式5-5。

$$(\bar{x}-Z_\alpha s_{\bar{x}},\ \bar{x}+Z_\alpha s_{\bar{x}}) \qquad\qquad （公式5-5）$$

【例5-2】某市青少年体检测得该地112名健康男性中学生身高均数$\bar{x}=158.04$（cm），标准差$s=8.22$（cm），试估计该地男性中学生平均身高的95%的可信区间。

本例中σ未知，但n足够大（$n=112$），为大样本，可用公式5-5计算。

可信度$1-\alpha=95\%$，双侧$\alpha=0.05$，可知双侧$Z_{0.05}=1.96$，总体均数μ的95%可信区间为：

$$(\bar{x}-1.96\times\frac{s}{\sqrt{n}},\ \bar{x}+1.96\times\frac{s}{\sqrt{n}})=(158.04-1.96\times\frac{8.22}{\sqrt{n}},\ 158.04+1.96\times\frac{8.22}{\sqrt{n}})$$

$$=（156.52,\ 159.56）$$

故该地男性中学生平均身高95%的可信区间为（156.52，159.56）cm。

2. t分布法

σ未知时，为t统计量，$t=\dfrac{\bar{x}-\mu}{s_{\bar{x}}}=\dfrac{\bar{x}-\mu}{s/\sqrt{n}}$，若$n$较小（$n<50$），则按$t$分布原理估计总体均数$\mu$的$1-\alpha$可信区间。

总体均数μ的双侧$1-\alpha$可信区间见公式5-6。

$$(\bar{x}-t_{\alpha,\upsilon}s_{\bar{x}},\ \bar{x}+t_{\alpha,\upsilon}s_{\bar{x}}) \qquad\qquad （公式5-6）$$

【例5-3】某检验科测得某地10名健康成年男性红细胞计数，均数$\bar{x}=5.04\times10^{12}$/L，标准差$s=0.44\times10^{12}$/L，试估计该地健康成年男子平均红细胞计数的95%可信区间和99%可信区间。

本例中σ未知，$n=10$，为小样本，用公式5-6计算。

可信度$1-\alpha=95\%$，双侧$\alpha=0.05$，$\upsilon=10-1=9$，查表得双侧$t_{0.05/2,\ 9}=2.262$。故总体均数μ的95%可信区间为：

$$(\bar{x}-t_{0.05/2,\ 9}\times\frac{s}{\sqrt{n}},\ \bar{x}+t_{0.05/2,\ 9}\times\frac{s}{\sqrt{n}})=(5.04-2.262\times\frac{0.44}{\sqrt{9}},\ 5.04+2.262\times\frac{0.44}{\sqrt{9}})$$

$$=（4.73,\ 5.35）\times10^{12}/L$$

可信度$1-\alpha=99\%$，双侧$\alpha=0.01$，$\upsilon=10-1=9$，查表得双侧$t_{0.01/2,\ 9}=3.250$。故总体均数μ的99%可信区间为：

$$(\bar{x}-t_{0.01/2,\ 9}\times\frac{s}{\sqrt{n}},\ \bar{x}+t_{0.01/2,\ 9}\times\frac{s}{\sqrt{n}})=(5.04-3.250\times\frac{0.44}{\sqrt{9}},\ 5.04+3.250\times\frac{0.44}{\sqrt{9}})$$

$$=（4.56,\ 5.52）\times10^{12}/L$$

故该地健康成年男子平均红细胞计数的95%可信区间为（4.73，5.35）$\times10^{12}$/L，该地健康成年男子平均红细胞计数的99%可信区间为（4.56，5.52）$\times10^{12}$/L。

（三）总体均数可信区间的含义

总体均数$1-\alpha$可信区间的含义：如果能进行重复抽样试验，平均有$1-\alpha$的可信区间包含了总体参数。如进行总体均数95%可信区间估计，意味着做100次抽样，算得100个总体均数可信区间，平均有95个可信区间包含了总体均数μ（估计正确），有5个可信区间不包含总体均数μ（估计错误）。5%是小概率事件，根据小概率事件在一次试验中不太可能发生的原理，该结论错误的概率小于等于0.05。

可信区间估计的优劣取决于以下两个要素。

1. 准确度　准确度反映在可信度$1-\alpha$的大小，即区间包含总体参数的理论概率的大小，它越接近1越好，如99%的可信度就比95%的要好。

2. 精密度　精密度反映在区间的宽度，区间越窄越好。

在样本含量确定的情况下，二者是矛盾的，若仅考虑提高可信度，则会使估计的区间变宽，精密度降低，故不能笼统认为99%的可信区间比95%的可信区间好。实际工作中需要兼顾准确度和精密度，一般来说95%可信区间更为常用。在可信度不变的情况下，增加样本含量，可减少区间宽度，提高精密度。

第四节　假设检验概述

一、假设检验的基本思想

假设检验亦称显著性检验，是统计推断的又一个重要方面，其目的是比较总体参数之间有无差别。在实际工作中遇到样本指标与总体指标之间有差别，或样本指标与样本指标之间不相等时，要考虑两种可能：①两者来自同一总体，差别是由抽样误差所致。②两者来自不同总体，差别是由总体的本质差异所致。如何作出判断？假设检验就是处理这类问题的有效手段。

假设检验的基本思路是：先根据研究目的提出一个假设（H_0），再利用样本信息来判断原假设H_0是否合理，从而决定应该接受还是拒绝原假设。假设检验的一个重要依据是小概率原理，小概率原理是指发生概率很小（通常指$P \leqslant 0.05$）的随机事件在一次实验中几乎不可能发生。如果小概率事件在一次试验中发生，即认为导出矛盾，则判断原假设不成立。例如，打赌时抛硬币猜正反面。通常我们会假设"这枚硬币正反面出现的机会均等"，但是如果抛20次只有1次是正面时（$1/20=0.05$），就有理由怀疑原来的假设"这枚硬币正反面出现的机会均等"是不成立的。因为如果硬币没有问题的话，在打赌时出现原假设情况的概率实在太小了。

二、假设检验的基本步骤

下面以【例5-4】为例，介绍假设检验的基本步骤。

【例5-4】通过以往大规模调查，已知某地一般新生儿的头围均数为34.50cm，为研究某矿区新生儿的发育状况，现从该矿区随机抽取新生儿40人，测得其头围均数为33.89cm，标准差为1.99cm。问该矿区新生儿的头围均数与一般新生儿头围均数是否不同？

1. 建立检验假设

假设检验顾名思义就是先假设后检验。前面提到的原假设，也叫无效假设，亦称零假设，符号记为 H_0，是假设事物间数量上的差别仅由抽样误差所致。无效假设的对立面叫备择假设，符号为 H_1。备择假设与无效假设是互相联系的，二者都是根据推断目的提出的对总体特征的假设。

本例资料的检验假设有无效假设和备择假设，具体如下。

无效假设 H_0：$\mu = \mu_0 = 34.50 \text{cm}$，即该矿区新生儿的头围与当地一般新生儿头围均数相同。其意义是说该矿区新生儿头围的总体均数与当地一般新生儿头围总体均数相同，样本均数 33.89cm 与已知的总体均数 34.50cm 之间的差别是抽样误差造成的。

备择假设 H_1：$\mu \neq \mu_0$，即该矿区新生儿的头围与当地一般新生儿头围均数不同。其意义是说两总体均数不相等，差别由本质差异所致。

这里还有双侧检验和单侧检验之分，需根据研究目的和专业知识而定，具体如下。

双侧检验：若目的是推断两总体是否不等，并不关心 $\mu > \mu_0$ 还是 $\mu < \mu_0$，应用双侧检验，H_0：$\mu = \mu_0$，H_1：$\mu \neq \mu_0$。

单侧检验：若目的是推断是否 $\mu > \mu_0$（或 $\mu < \mu_0$），则用单侧检验，H_0：$\mu = \mu_0$，H_1：$\mu > \mu_0$（或 $\mu < \mu_0$）。一般认为双侧检验较为稳妥，因而更常用。

2. 确定检验水准

检验水准又称显著性水准，符号为 α，是指本次假设检验设定的小概率事件的概率标准。其意义是无效假设事实上是正确的，而被拒绝的可能性。常取 0.05 或 0.01。

本例资料的检验水准取 $\alpha = 0.05$。

3. 在 H_0 成立的前提下，确定检验方法，计算检验统计量

根据研究设计的方法、资料类型及分析目的选用适当的检验方法。检验方法是以检验统计量的抽样分布为理论依据的，检验统计量的分布不同，计算方法也不同。如正态分布计算 Z 统计量，t 分布计算 t 统计量等。

本例资料，已知 $\mu_0 = 34.5 \text{cm}$，$\bar{x} = 33.89 \text{cm}$，$s = 1.99 \text{cm}$，样本例数为 $n = 40$，$t = \dfrac{\bar{x} - \mu}{s/\sqrt{n}}$ 服从 t 分布，则：

$$t = \frac{\bar{x} - \mu}{s/\sqrt{n}} = \frac{33.89 - 34.50}{1.99/\sqrt{40}} = -1.94, \quad v = n - 1 = 40 - 1 = 39$$

4. 确定 P 值

用算得的统计量与相应的界值作比较，确定 P 值。P 值是指在由原假设 H_0 所规定的总体中随机抽样，获得等于及大于（或等于及小于）现在统计量的概率。

本例资料，按自由度 $v = n - 1 = 40 - 1 = 39$，双侧 $P = 0.05$，查 t 界值表（附录 B），双侧 $t_{0.05, 39} = 2.023$。

$\because |t| = 1.94 < 2.023$

$\therefore P > 0.05$

5. 作出推断结论

将概率 P 值与检验水准 α 进行比较，作出拒绝或不拒绝 H_0 的统计结论。若 $P \leqslant \alpha$，则结论为拒绝 H_0，两者差异具有统计学意义；若 $P > \alpha$，则结论为不拒绝 H_0，两者差异无统计学意义。

本例资料：

$\because P > 0.05$

$\therefore$ 按 $\alpha = 0.05$ 的水准，不拒绝 H_0，差异无统计学意义；据现有资料尚不能认为该矿区新生儿的头围总体均数与一般新生儿头围总体均数不同。

统计推断应包括统计结论和专业结论两部分。统计结论只说明有统计学意义或无统计学意义，而不能说明专业上的差异大小。只有将统计结论和专业知识有机结合，才能得出恰当的专业结论。

第五节　t检验与u检验

t检验是指运用t分布规律对无效假设H_0进行检验。t检验可用于样本均数与已知总体均数的比较以及两样本均数间的比较。t检验的应用条件：①样本来自正态总体。②总体标准差未知，样本含量较小（如$n < 50$）。③在作两个样本均数比较时，还要求两样本相应总体方差相等，称为方差齐性。

一、单样本均数t检验

单样本均数t检验即已知样本均数$\bar{x}$（代表未知总体均数μ）与已知总体均数μ_0（亦指已知的理论值或大量观察而得到的稳定值）的比较。其检验统计量按公式5-7计算。

$$t = \frac{|\bar{x}-\mu_0|}{s_{\bar{x}}} = \frac{|\bar{x}-\mu_0|}{\frac{s}{\sqrt{n}}}, \quad \upsilon = n-1 \qquad （公式5-7）$$

【例5-5】某医生测量了36名从事铅作业男性工人的血红蛋白含量，算得其均数为130.83g/L，标准差为25.74g/L。问从事铅作业的男性工人的平均血红蛋白含量是否不同于正常成年男性平均值140g/L？

检验步骤如下。

1. 建立检验假设

$H_0: \mu = \mu_0 = 140g/L$，即从事铅作业的男性工人平均血红蛋白含量与正常成年男性平均值相等。

$H_1: \mu \neq \mu_0$（140g/L），即从事铅作业的男性工人平均血红蛋白含量与正常成年男性平均值不相等。

2. 确定检验水准

双侧检验，$\alpha = 0.05$。

3. 在H_0成立的前提下，计算检验统计量

因为样本来自正态总体，总体标准差未知，样本含量较小，因此采用小样本均数与总体均数比较的t检验。

本例$n = 36$，$\bar{x} = 130.83g/L$，$s = 25.74g/L$，$\mu_0 = 140g/L$，代入公式5-7得：

$$t = \frac{|\bar{x}-\mu_0|}{\frac{s}{\sqrt{n}}} = \frac{|130.83-140|}{\frac{25.74}{\sqrt{36}}} = 2.138$$

4. 确定P值

自由度$\upsilon = n-1 = 35$，查t界值表，双侧$t_{0.05/2, 35} = 2.030$

$\because 2.138 > 2.023$

$\therefore P < 0.05$

5. 作出推断结论

$\because P < 0.05$

$\therefore$按$\alpha = 0.05$的水准，拒绝H_0，接受H_1，差异有统计学意义。可认为从事铅作业的男性工人平均血红蛋白含量低于正常成年男性。

二、配对资料 t 检验

简称配对 t 检验，也称成对 t 检验，适用于配对设计的计量资料。

在医学研究中，研究者为了控制非处理因素带来的干扰，常用配对设计方法。配对设计是将受试对象按照某些重要特征（如可疑混杂因素性别、年龄等）配成对子，每对中的两个受试对象随机分配到两处理组。配对设计主要有以下三种情形：①同质受试对象配成对子分别接受两种不同的处理（目的是推断两种处理的结果有无差别）。②同一受试对象分别接受两种不同处理（目的是推断两种方法的结果有无差别）。③同一受试对象处理前后的数据（目的是推断其处理有无作用）。

配对 t 检验的目的是检验两个配对样本均数所代表的未知总体均数是否有差别。其实质同于单样本均数 t 检验。以上述第一种配对情形，两个同质受试对象配对分别接受不同处理为例。若两处理效应相同，即 $\mu_1 = \mu_2$，则 $\mu_1 - \mu_2 = 0$（可当成已知总体均数 μ_0）。因此可将此类资料看成是差值的样本均数 $\bar{d}$ 所代表的未知总体均数 μ_d 与已知总体均数 $\mu_0 = 0$ 的比较，其检验统计量计算见公式5-8。

$$t = \frac{|\bar{d} - \mu_d|}{S_{\bar{d}}} = \frac{|\bar{d} - 0|}{S_d / \sqrt{n}} = \frac{|\bar{d}|}{S_d / \sqrt{n}}, \quad \upsilon = n-1 \qquad \text{（公式5-8）}$$

式中，d 为每对数据的差值，$\bar{d}$ 为差值的样本均数，S_d 为差值的标准差，$S_{\bar{d}}$ 为差值的标准误，n 为对子数。

【例5-6】为研究女性服用某新降压药后是否影响其血清总胆固醇含量，将20名女性按年龄配成10对。每对中随机抽取一人服用新药，一人服用安慰剂。一段时间后，测得血清总胆固醇含量（mmol/L）结果如表5-1。问新药是否影响女性血清总胆固醇含量？

表5-1 服用某降压新药对女性血清总胆固醇含量的研究

配对号	新药组（mmol/L）	安慰剂组（mmol/L）	d	d^2
1	4.4	6.2	−1.8	3.24
2	5.0	5.2	−0.2	0.04
3	5.8	5.5	0.3	0.09
4	4.6	5.0	−0.4	0.16
5	4.9	4.4	0.5	0.25
6	4.8	5.4	−0.6	0.36
7	6.0	5.0	1.0	1.00
8	5.9	6.4	−0.5	0.25
9	4.3	5.8	−1.5	2.25
10	5.1	6.2	−1.1	1.21
合计	—	—	−4.3（$\sum d$）	8.85（$\sum d^2$）

检验步骤如下。

1. **建立检验假设**

$H_0: \mu_d = 0$，即新降压药对女性血清总胆固醇含量无影响。

$H_1: \mu_d \neq 0$，即新降压药对女性血清总胆固醇含量有影响。

2. 确定检验水准

双侧检验，$\alpha = 0.05$。

3. 在 H_0 成立的前提下，计算检验统计量

本例 $n = 10$，$\sum d = -4.3$，$\sum d^2 = 8.85$，$\bar{d} = \sum d/n = -4.3/10 = -0.43$，则：

$$S_d = \sqrt{\frac{\sum d^2 - \frac{(\sum d)^2}{n}}{n-1}} = \sqrt{\frac{8.85 - \frac{(-4.3)^2}{10}}{10-1}} = 0.882$$

代入公式 5-8：

$$t = \frac{|\bar{d}|}{S_d/\sqrt{n}} = \frac{|-0.43|}{0.882/\sqrt{10}} = 1.542$$

4. 确定 P 值

$v = 10 - 1 = 9$，查 t 界值表，得双侧界值 $t_{0.10/2, \ 9} = 1.833$。

$\because 1.542 < 1.833$

$\therefore P > 0.10$

5. 作出推断结论

$\because P > 0.05$

$\therefore$ 按 $\alpha = 0.05$ 的水准，不拒绝 H_0，差异无统计学意义；尚不能认为新降压药对女性血清总胆固醇含量有影响。

【例 5-7】某医院检验科开展技术创新，开发了一种简便的方法测定人体尿铅含量。现在用简便法和常规法分别对 12 份人体尿液标本进行测定，测得结果见表 5-2。问根据现有资料能否说明两种方法结果不同？

表 5-2　两种方法测定尿铅含量结果

配对号	尿铅含量（μmol/L）		d	d^2
	简便法	常规法		
1	3.23	2.90	0.33	0.11
2	3.55	3.01	0.54	0.29
3	2.98	1.95	1.03	1.06
4	3.27	3.51	-0.24	0.06
5	3.78	3.92	-0.14	0.02
6	4.32	4.16	0.16	0.03
7	5.24	4.28	0.96	0.92
8	5.56	5.39	0.17	0.03
9	2.34	1.86	0.48	0.23
10	1.68	1.87	-0.19	0.04
11	2.39	1.43	0.96	0.92
12	1.45	0.94	0.51	0.26
合计	—	—	4.57（$\sum d$）	3.97（$\sum d^2$）

检验步骤如下。

1. 建立检验假设

$H_0: \mu_d = 0$，即两种方法检测患者尿铅含量的结果相同。

$H_1: \mu_d \neq 0$，即两种方法检测患者尿铅含量的结果不同。

2. 确定检验水准

双侧检验，$\alpha = 0.05$。

3. 在 H_0 成立的前提下，计算检验统计量

本例 $n = 12$，$\sum d = 4.57$，$\sum d^2 = 3.97$，$\bar{d} = \sum d/n = 4.57/12 = 0.38$，则：

$$S_d = \sqrt{\frac{\sum d^2 - \frac{(\sum d)^2}{n}}{n-1}} = \sqrt{\frac{3.97 - \frac{(4.57)^2}{12}}{12-1}} = 0.45$$

代入公式 5-8 得：

$$t = \frac{|\bar{d}|}{S_d/\sqrt{n}} = \frac{0.38}{0.45/\sqrt{12}} = 2.92$$

4. 确定 P 值

$v = 12-1 = 11$，查 t 界值表，得双侧界值 $t_{0.05/2.11} = 2.201$。

$\because 2.92 > 2.201$

$\therefore P < 0.05$

5. 作出推断结论

$\because P < 0.05$

$\therefore$ 按 $\alpha = 0.05$ 的水准，拒绝 H_0，接受 H_1，差异有统计学意义；可以认为两种方法检测患者尿铅含量的结果不同。

三、两样本均数比较 t 检验

两样本均数比较 t 检验又称成组 t 检验，适用于完全随机设计两样本均数的比较。其目的是推断两样本均数各自所代表的两总体均数 μ_1、μ_2 是否不等。两组完全随机设计是将受试对象完全随机分配到两个不同处理组。

当两样本含量较小（如 $n_1 \leq 60$ 和/或 $n_2 \leq 60$），且均来自正态总体时，两总体方差相等时，采用 t 检验；两总体方差不等时，采用 t' 检验。

（一）总体方差相等的 t 检验

当两总体方差相等，即 $\sigma_1^2 = \sigma_2^2$ 时，可将两样本方差合并，求两者的共同方差，即合并方差 S_C^2。

检验假设为：$H_0: \mu_1 = \mu_2$；$H_1: \mu_1 \neq \mu_2$，t 值的计算见公式 5-9。

$$t = \frac{|\bar{x}_1 - \bar{x}_2|}{\sqrt{S_C^2\left(\frac{1}{n_1} + \frac{1}{n_2}\right)}}, \quad v = n_1 + n_2 - 2 \qquad \text{（公式 5-9）}$$

公式 5-9 服从自由度 $v = n_1 + n_2 - 2$ 的 t 分布。式中，n_1 和 n_2 分别为两样本含量，$\bar{x}_1$ 和 $\bar{x}_2$ 分别表示两样

本均数，S_C^2为两样本的合并方差，S_C^2的计算见公式5-10。

$$S_C^2 = \frac{\sum x_1^2 - \frac{(\sum x_1)^2}{n_1} + \sum x_2^2 - \frac{(\sum x_2)^2}{n_2}}{n_1 + n_2 - 2} \qquad （公式5-10）$$

公式5-10用于已知两样本观测值原始资料时计算S_C^2，当两个样本标准差S_1和S_2已知时，则合并方差S_C^2的计算见公式5-11。

$$S_C^2 = \frac{(n_1-1)S_1^2 + (n_2-1)S_2^2}{n_1 + n_2 - 2} \qquad （公式5-11）$$

【例5-8】某研究机构测量白血病鼠与正常鼠脾中DNA平均含量（mg/g），结果如下，问正常鼠和白血病鼠脾中DNA平均含量（mg/g）是否不同？

白血病组（7只）：12.3、13.2、13.7、15.2、15.4、15.8、16.9。

正常组（7只）：10.8、11.6、12.3、12.7、13.5、13.5、14.8。

检验步骤如下。

1. 建立检验假设

H_0：$\mu_1 = \mu_2$，即正常鼠和白血病鼠脾脏中DNA平均含量（mg/g）相同。

H_1：$\mu_1 \neq \mu_2$，即正常鼠和白血病鼠脾脏中DNA平均含量（mg/g）不同。

2. 确定检验水准

双侧检验，$\alpha = 0.05$。

3. 在H_0成立的前提下，计算检验统计量t值

本例：$n_1 = 7$，$\bar{x}_1 = 14.64$，$s_1 = 1.62$；$n_2 = 7$，$\bar{x}_2 = 12.74$，$s_2 = 1.33$

代入公式5-11，计算合并方差，得：

$$S_C^2 = \frac{(7-1) \times 1.62^2 + (7-1) \times 1.33^2}{7 + 7 - 2} = 2.20$$

代入公式5-9，计算t值，得：

$$t = \frac{|\bar{x}_1 - \bar{x}_2|}{\sqrt{S_C^2 \left(\frac{1}{n_1} + \frac{1}{n_2}\right)}} = \frac{|14.64 - 12.74|}{\sqrt{2.20 \times \left(\frac{1}{7} + \frac{1}{7}\right)}} = 2.39$$

4. 确定P值

$v = 7 + 7 - 2 = 12$，查t界值表，得双侧界值$t_{0.05/2, 12} = 2.179$。

∵ $2.39 > 2.179$

∴ $P < 0.05$

5. 作出推断结论

∵ $P < 0.05$

∴ 按$\alpha = 0.05$的水准，拒绝H_0，接受H_1，差异有统计学意义；可以认为正常鼠和白血病鼠脾中DNA平均含量（mg/g）不同。

（二）总体方差不等的t'检验

进行两小样本均数比较，若两总体方差不等，即$\sigma_1^2 \neq \sigma_2^2$时，可采用数据变换或是近似$t$检验——$t'$

检验或Wilcoxon秩和检验。

近似t检验有三种方法可供选择，其中Cochran & Cox法和Satterthwaite法较为常用。这里介绍Satterthwaite近似t检验，见公式5-12、公式5-13。该检验方法主要是对自由度进行校正。最终结果查t界值表。

$$t' = \frac{|\bar{x}_1 - \bar{x}_2|}{\sqrt{\dfrac{S_1^2}{n_1} + \dfrac{S_2^2}{n_2}}} \tag{公式5-12}$$

$$v = \frac{(S_{\bar{x}_1}^2 + S_{\bar{x}_2}^2)^2}{\dfrac{S_{\bar{x}_1}^4}{n_1 - 1} + \dfrac{S_{\bar{x}_2}^4}{n_2 - 1}} = \frac{\left(\dfrac{S_1^2}{n_1} + \dfrac{S_2^2}{n_2}\right)^2}{\dfrac{\left(\dfrac{S_1^2}{n_1}\right)^2}{n_1 - 1} + \dfrac{\left(\dfrac{S_2^2}{n_1}\right)^2}{n_2 - 1}} \tag{公式5-13}$$

式中，$\bar{x}_1$和$\bar{x}_2$分别表示两样本均数，S_1^2与S_2^2分别为样本方差，$S_{\bar{x}_1}^2$与$S_{\bar{x}_2}^2$为两样本均数的标准误，n_1与n_2为两样本含量。

四、u检验

u检验是指运用u分布规律对无效假设H_0进行检验。当样本含量都比较大（$n_1 \geq 50$且$n_2 \geq 50$）时，根据中心极限定理，即使总体分布偏离正态，其样本均数仍近似正态分布，故可用u检验。u检验的计算有如下两种情况。

1. 样本均数与已知总体均数比较的u检验计算见公式5-14。

$$u = \frac{|\bar{x} - \mu_0|}{S_{\bar{x}}} = \frac{|\bar{x} - \mu_0|}{S/\sqrt{n}} \tag{公式5-14}$$

2. 两样本均数比较的u检验见公式5-15。

$$u = \frac{|\bar{x}_1 - \bar{x}_2|}{S_{\bar{x}_1 - \bar{x}_2}} = \frac{|\bar{x}_1 - \bar{x}_2|}{\sqrt{\dfrac{s_1^2}{n_1} + \dfrac{s_2^2}{n_2}}} \tag{公式5-15}$$

（一）大样本均数与已知总体均数比较的u检验

【例5-9】一般女性平均身高160.1cm。某大学随机抽取100名18岁女大学生，测量其身高，身高的均数是163.74cm，标准差是3.80cm。请问某大学18岁女大学生身高均数是否与一般女性不同？

检验步骤如下。

1. 建立检验假设

H_0：$\mu = \mu_0$，某校女大学生身高均数与一般女子身高均数相同。

H_1：$\mu \neq \mu_0$，某校女大学生身高均数与一般女子身高均数不同。

2. 确定检验水准

双侧检验，$\alpha = 0.05$。

3. 在H_0成立的前提下，计算检验统计量u值

本例$n = 100$，$\bar{x} = 163.74$，$S = 3.80$，$\mu_0 = 160.1$

代入公式5-14，得：

$$u = \frac{|\bar{x} - \mu_0|}{S / \sqrt{n}} = \frac{|163.74 - 160.1|}{3.80 / \sqrt{100}} = 9.58$$

4. 确定P值

双侧 $u_{0.01} = 2.58$。

$\because 9.58 > 2.58$

$\therefore P < 0.01$

5. 作出推断结论

$\because P < 0.01$

$\therefore$ 按 $\alpha = 0.05$ 的水准，拒绝 H_0，接受 H_1，差异有统计学意义；可以认为该校女大学生身高均数与一般女子身高均数不同，该校女大学生身高均数高于一般女性。

（二）两大样本均数比较的 *u* 检验

【例5-10】 某地随机抽取正常男性264名，测得空腹血中胆固醇的均数为4.404mmol/L，标准差为1.169mmol/L，随机抽取正常女性160名，测得空腹血中胆固醇的均数为4.288mmol/L，标准差为1.106mmol/L，问男女血中胆固醇浓度有无差别？

检验步骤如下。

1. 建立检验假设

H_0：$\mu_1 = \mu_2$，即男女血中胆固醇浓度无差别。

H_1：$\mu_1 \neq \mu_2$，即男女血中胆固醇浓度有差别。

2. 确定检验水准

双侧检验，$\alpha = 0.05$。

3. 在 H_0 成立的前提下，计算检验统计量

本例 $n_1 = 264$，$\bar{x}_1 = 4.404$，$S_1 = 1.169$；$n_1 = 160$，$\bar{x}_1 = 4.288$，$S_1 = 1.106$。

代入公式5-15，得：

$$u = \frac{|\bar{x}_1 - \bar{x}_2|}{\sqrt{\dfrac{s_1^2}{n_1} + \dfrac{s_2^2}{n_2}}} = \frac{|4.404 - 4.288|}{\sqrt{\dfrac{1.169^2}{264} + \dfrac{1.106^2}{160}}} = 1.02$$

4. 确定P值

双侧 $u_{0.05} = 1.96$。

$\because 1.02 < 2.179$

$\therefore P > 0.05$

5. 作出推断结论

$\because P > 0.05$

$\therefore$ 按 $\alpha = 0.05$ 的水准，不拒绝 H_0，差异无统计学意义；尚不能认为正常男女血中胆固醇浓度均数不同。

第六节　正态性检验

两小样本均数进行t检验时，不仅要求样本来自正态总体，而且要求两总体方差相等，即方差齐性。而配对t检验则要求每对数据差值的总体来自正态总体。因而进行两小样本t检验时，一般要对资料进行方差齐性检验。特别是两样本方差相差悬殊时，其目的是判断两样本所代表的两总体方差是否不等。必要时，也可对资料进行正态性检验。

一、方差齐性检验

检验两总体方差是否相等用F检验。

检验假设H_0: $\sigma_1^2 = \sigma_2^2$。

检验统计量F按公式5-16计算。

$$F = \frac{S_1^2}{S_2^2}, \quad v_1 = n_1 - 1, \quad v_2 = n_2 - 1 \qquad （公式5-16）$$

式中，S_1^2和S_2^2是比较的两个样本方差，S_1^2为较大的样本方差，S_2^2为较小的样本方差，分子的自由度为v_1，分母的自由度为v_2。检验统计量F值即两个样本方差之比，如仅是抽样误差的影响，它一般不会偏离1太远。

数理统计理论证明：当H_0（$\sigma_1^2 = \sigma_2^2$）成立时，S_1^2/S_2^2服从F分布。F分布曲线的形状由两个参数$v_1 = n_1 - 1$和$v_2 = n_2 - 1$决定，F的取值范围为$0 \sim \infty$。

统计学家为应用的方便编制了方差齐性检验用的F界值表（附录C），表中单尾或单侧的界值用$F_{\alpha, (v_1, v_2)}$表示，双尾或双侧的界值用$F_{\alpha/2, (v_1, v_2)}$表示。

求得F值后，查F界值表得P值（F值越大，P值越小），再按所取检验水准作出推断结论。由于第一个样本的方差可能大于第二个样本的方差，也可能小于第二个样本的方差，故两样本方差比较的F检验是双侧检验。

【例5-11】对例【5-8】，用F检验判断两样本总体脾中DNA平均含量是否不等。

方差齐性检验的检验步骤同前述假设检验的基本步骤，也按以下步骤。

1. 建立检验假设

H_0: $\sigma_1^2 = \sigma_2^2$，即正常鼠和白血病鼠脾中DNA含量的总体方差相等。

H_1: $\sigma_1^2 \neq \sigma_2^2$，即正常鼠和白血病鼠脾中DNA含量的总体方差不等。

2. 确定检验水准

双侧检验，$\alpha = 0.10$。

3. 在H_0成立的前提下，确定检验方法，计算检验统计量

已知：$n_1 = 7$，$s_1 = 1.62$；$n_2 = 7$，$s_2 = 1.33$。

代入公式5-16，得：

$$F = \frac{S_1^2}{S_2^2} \frac{1.62^2}{1.33^2} = 1.484, \quad v_1 = 7 - 1 = 6, \quad v_2 = 7 - 1 = 6$$

4. 确定P值

查附录C方差齐性检验的F界值表，得$F_{\alpha/2, (6, 6)} = 4.28$。

∵ 1.484 ＜ 4.28

∴ $P > 0.05$

5. 作出推断结论

∵ $P > 0.05$

∴ 按 $\alpha = 0.05$ 的水准，不拒绝 H_0，差异无统计学意义；尚不能认为两样本总体方差不齐。

二、正态性检验方法

正态性检验方法包括图示法和计算法。

1. 图示法　主要采用概率图（P-P plot）和分位数图（Q-Q plot），其中 P-P 图是以实际或观察的累积频率（x）对被检验分布（如正态分布等）的理论或期望累积频率（y）作图；Q-Q 图是以实际或观察的分位数（x）对被检验分布的理论或期望分位数（y）作图，两种图以 Q-Q 图效率较高。

2. 计算法　分为两种：①对偏度和峰度各用一个指标来评定，其中以矩法（又称动差法）效率最高。②仅用一个指标来综合评定，其中 W 检验法和 W' 检验法效率最高，适用于样本含量少于 100 的资料，D 检验法效率也高，适用于样本含量 n 为 10～2000 的资料。下面介绍效率最高的矩法，其他方法可参考相关书籍。

矩法是利用数学上的矩原理来检验偏度和峰度。偏度指分布不对称的程度和方向，用偏度系数衡量，样本偏度系数用 g_1 表示，总体偏度系数用 γ_1 表示；峰度则指分布与正态曲线相比的冒尖程度或扁平程度，用峰度系数衡量，样本峰度系数用 g_2 表示，总体峰度系数用 γ_2 表示。g_1、g_2 的计算见公式 5-17、公式 5-18。

$$g_1 = \frac{n\sum fx^3 - 3\sum fx\sum fx^2 + 2(\sum fx)^3/n}{(n-1)(n-2)\sqrt{\left\{\left[\sum fx^2 - \dfrac{(\sum fx)^2}{n}\right]/(n-1)\right\}^3}} \quad （公式5-17）$$

$$g_2 = \frac{(n+1)\left[n\sum fx^4 - 4\sum fx\sum fx^3 + 6(\sum fx)^2\sum fx^2/n - 3(\sum fx)^4/n^2\right]}{(n-1)(n-2)(n-3)\left\{\left[\sum fx^2 - (\sum fx)^2/n\right]/(n-1)\right\}^2} - \frac{3(n-1)^2}{(n-2)(n-3)} \quad （公式5-18）$$

式中，x 为变量值，f 为相同 x 值的个数，n 为样本含量。当用原始数据进行计算时，$f = 1$。因此，上两式无论 n 的大小均适用。

理论上，总体偏度系数 $\gamma_1 = 0$ 为对称，$\gamma_1 > 0$ 为正偏态，$\gamma_1 < 0$ 为负偏态；总体峰度系数 $\gamma_2 = 0$ 为正态峰，$\gamma_2 > 0$ 为尖峭峰，$\gamma_2 < 0$ 为平阔峰。只有同时满足对称和正态峰两个条件时，才能认为资料服从正态分布。g_1、g_2 为统计量，其标准误的计算见公式 5-19、公式 5-20。

$$\sigma_{g_1} = \sqrt{\frac{6n(n-1)}{(n-2)(n+1)(n+3)}} \quad （公式5-19）$$

$$\sigma_{g_2} = \sqrt{\frac{24n(n-1)^2}{(n-3)(n-2)(n+3)(n+5)}} \quad （公式5-20）$$

g_1、g_2 抽样分布近似正态分布，故可用 u 检验对其进行检验。

第七节　假设检验的注意事项

一、Ⅰ类错误与Ⅱ类错误

假设检验采用小概率反证法的思想，根据P值作出的推断结论具有概率性，因此其结论不可能完全正确，可能发生两类错误，见表5-3。

表5-3　假设检验可能发生的两类错误

客观实际	假设检验结果	
	拒绝H_0	不拒绝H_0
H_0成立	Ⅰ类错误（α）	推断正确（$1-\alpha$）
H_0不成立，即H_1成立	推断正确（$1-\beta$）	Ⅱ类错误（β）

Ⅰ类错误：拒绝了实际上成立的H_0，这类"弃真"的错误为Ⅰ类错误。前面内容中所讲的检验水准，就是预先规定的允许犯Ⅰ类错误概率的最大值，Ⅰ类错误概率大小也用α表示。α取单尾或双尾均可。假设检验时，研究者可根据不同研究目的来确定α值大小。如规定$\alpha=0.05$，当拒绝H_0时，则理论上100次检验中平均有5次发生这样的错误。

Ⅱ类错误："接受"了实际上不成立的H_0，这类"取伪"的错误为Ⅱ类错误。其概率大小用β表示。β只取单尾。β的大小很难确切估计。当样本例数固定时，α越小，β越大；反之，α越大，β越小。因而可以通过调整α来控制β大小。统计上将$1-\beta$称为检验效能或把握度，即两个总体确有差别存在，而以α为检验水准，假设检验能发现它们有差别的能力。如$1-\beta=0.90$，意味着若两总体确有差别，则理论上在100次检验中，平均有90次能够得出差异有统计学意义的结论。假设检验的两类错误见图5-2。

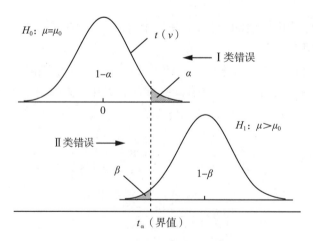

图5-2　假设检验的两类错误

二、注意事项

1. 要有严密的研究设计　这是假设检验的前提。组间应均衡，具有可比性，也就是除对比的主要因素（如临床试验用新药和对照药）外，其他可能影响结果的因素（如年龄、性别、病程、病情轻重）在对比组间应相同或相近。保证均衡性的方法主要是从同质总体中随机抽取样本，或随机分配样本。

2. 不同的资料应选用不同检验方法　应根据分析目的、资料类型和分布、设计方案的种类、样本含量大小等选用适当的检验方法，如配对设计的计量资料采用配对 t 检验。而完全随机设计的两样本计量资料，若为小样本（任一 $n \leqslant 60$）且方差齐，则选用两样本 t 检验；若方差不齐，则选用近似 t' 检验。

3. 正确理解 P 值的意义　P 值是指在无效假设成立的前提下，从所规定的总体中随机抽取样本，得到当前的检验统计量和比当前检验统计量更大值的可能性。如果这个可能性小于0.05，则认为是小概率事件，根据"小概率事件在一次试验中几乎不可能发生"的原理而推翻原假设。P 值越小拒绝 H_0 的理由越充分，故结论越可靠。所以，既不能把 P 值误解为总体参数相同的可能性，也不能认为 P 值越小总体参数的差别越大。$P < \alpha$，应该说差异有统计学意义。

4. 统计"显著性"与专业"显著性"　统计"显著性"对应于统计结论，而专业"显著性"对应于专业结论。假设检验是为专业服务的，因而统计结论必须与专业结论有机结合，才能得出恰如其分、符合客观实际的最终结论。当统计结论与专业结论一致，则最终结论就和这两者结论一致；当统计结论与专业结论不一致，则最终结论需根据实际情况加以考虑。如统计结论有意义，而专业结论无意义时，可能由于样本含量过大或研究设计存在问题，那么最终结论就失去了意义。例如，在一项比较两种降压药的疗效研究中，两组高血压患者服用降压药后，两组舒张压下降的均值只相差了0.78mmHg，经两样本 t 检验得 $P < 0.05$，有统计学意义。但两组降压药用药后舒张压改变值相差太小，并无临床意义（有临意义的差值应在5mmHg以上），因而即便有统计学意义，但最终结论没有意义。图5-3显示了可信区间提供的信息，可以帮助正确理解"显著性"。

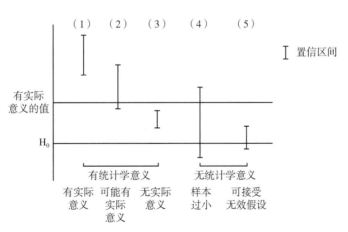

图5-3　可信区间提供的信息

5. 统计推断的结论不能绝对化　因统计结论具有概率性质，因而不要使用"肯定""一定""必定"等词。是否拒绝 H_0 不仅与被研究的事物有无本质差别有关，同时还与检验水准和抽样误差有关。同一问题按0.05水准拒绝 H_0，按0.01水准就不一定拒绝 H_0；或同一检验水准，则不拒绝 H_0，但增加样本例数后，抽样误差减小，有可能拒绝 H_0，因而当 P 值接近 α 时，下结论一定要慎重。在报告结论时，最好列出检验统计量的值，尽量写出具体的 P 值或 P 值的确切范围，以便读者与同类研究进行比较或进行循证医学时采用 Meta 分析。

【例5-12】请回答本章案例导入中的问题。

问题1：该研究资料为计量资料；该研究设计属于单样本均数与已知的总体均数的比较；因该样本是小样本资料计量资料，对该资料进行统计推断可采用单样本均数 t 检验。

问题2：假设检验的一般步骤如下。①建立检验假设。②确定检验水准。③在 H_0 成立的前提下，选定检验方法，计算检验统计量。④确定 P 值。⑤作出推断结论。

实训　均数的假设检验

一、实训目标

1. 熟悉假设检验的概念及原理、基本步骤及注意事项。
2. 能够使用 SPSS 软件正确进行单样本均数 t 检验、配对资料 t 检验与两样本均数比较 t 检验。

二、实训时长

2学时。

三、实训内容

1. 根据以往的调查，一般健康成年男子的平均血红蛋白含量为142g/L，现某医生在某地区随机抽样30名健康成年男子，测量其血红蛋白含量，得均数为150.4g/L，标准差为23.8g/L，问该地健康成年男子的血红蛋白含量是否与一般成年男子不同？

2. 某研究机构研究开发了一种新结核菌素，现随机抽样12名接种卡介苗的儿童，8周后用两批不同的结核菌素分别注射在儿童的前臂，该结核菌素一批为标准结核菌素，另一批为新结核菌素。两种结核菌素的皮肤浸润平均直径（mm）如表5-4所示，问两种结核菌素的皮肤浸润反应是否有差别？

表5-4　12名儿童分别接种结核菌素皮肤浸润反应　　　　　　　　　　单位：mm

配对号	新药组	安慰剂组
1	11.5	10.0
2	14.0	10.5
3	15.0	12.0
4	12.0	13.0
5	13.5	10.0
6	12.5	6.0
7	11.0	9.0

续　表

配对号	新药组	安慰剂组
8	8.0	7.0
9	10.0	6.0
10	15.0	7.5
11	13.0	6.5
12	11.0	9.5

3．某药品研发机构开发一种新降压药，现已进入临床试验阶段，为考察新药降压效果起效时间的性别差异，现随机抽取男女高血压患者各10人，记录各自服药后的起效时间如表5-5所示。问该药起效时间在性别上是否有差异？

表5-5　10名男女高血压患者降压时间起效时间　　　　　　　　　　　　　　单位：min

性别	编号									
	1	2	3	4	5	6	7	8	9	10
男	30	25	35	30	30	28	24	32	28	34
女	28	31	26	35	27	38	31	30	29	38

本章小结

教学课件

执考知识点总结

本章涉及的2019版及2024版公共卫生执业助理医师资格考试考点对比见表5-6。

表5-6　2019版及2024版公共卫生执业助理医师资格考试考点对比

单元	细目	知识点	2024版	2019版
总体均数的估计和假设检验	均数的抽样误差	（1）均数抽样误差的概念	√	√
		（2）标准误的含义和计算	√	√
	t分布	（1）t分布的特征	√	√
		（2）t界值表	√	√
	总体均数的置信区间	（1）总体均数置信区间的概念	√	√
		（2）总体均数置信区间的含义及应用	√	√
		（3）均数置信区间与医学参考值范围的区别	√	√
	均数比较的假设检验	（1）假设检验的基本思想与步骤	√	√
		（2）单样本t检验	√	√
		（3）配对样本t检验	√	√
		（4）两独立样本t检验	√	√
		（5）假设检验的注意事项	√	√

拓展练习及参考答案

（洪　燕）

第六章 方差分析

素质目标： 培养求真务实的工作态度；养成统计学思维习惯。

知识目标： 掌握方差分析的基本思想、多组计量资料总变异的分解、组间变异和组内变异的概念、多组均数比较的检验假设与 F 值的意义；熟悉方差分析的应用条件；了解多个样本均数间的多重比较。

能力目标： 能够进行常见实验实验设计资料的方差分析。

案例导入

【案例】

小卫是某社区卫生服务中心的公共卫生专干，负责辖区内居民的职业健康安全。为研究大豆对缺铁性贫血的恢复作用，进行了如下实验：选取已做成贫血模型的大鼠36只，随机等分为3组，每组12只，分别用三种不同的饲料喂养：不含大豆的普通饲料、含10%大豆饲料和含15%大豆饲料。喂养一周后，测定大鼠红细胞计数见表6-1。

表6-1　喂养三种不同饲料的大鼠红细胞计数　　　　　　　　单位：$\times 10^{12}$/L

普通饲料	10% 大豆饲料	15% 大豆饲料
4.78	4.65	6.80
4.65	6.92	5.91
3.98	4.44	7.28
4.04	6.16	7.51
3.44	5.99	7.51
3.77	6.67	7.74
3.65	5.29	8.19
4.91	4.70	7.15
4.79	5.05	8.18
5.31	6.01	5.53
4.05	5.67	7.79
5.16	4.68	8.03

【问题】

1. 若分析喂养三种不同饲料的大鼠贫血恢复情况是否相同，采用 t 检验比较是否合适？应如何比较？

2. 试分析喂养三种不同饲料的大鼠贫血恢复情况是否不同？

核心知识拆解

对一个或两个样本进行平均数的假设检验时，可以采用 t 检验或 u 检验来测定它们之间的差异显著性。而当试验的样本数 k > 3 时，上述方法已不宜应用。其原因是当 k > 3 时，就要进行 k (k−1)/2 次测验比较，不仅工作量大，而且精确度降低。因此，对多个样本平均数的假设检验，需要采用一种更加适宜的统计方法，即方差分析法。方差分析法是科学研究工作的一个十分重要的工具。

知识拓展

费歇尔与方差分析

方差分析是分析实验数据的一种重要的数理统计学方法，其要旨是对样本观测值的总变差平方和进行适当的分解，以判明实验中各因素影响的有无及其大小，这是由费歇尔于1923年首创的。

费歇尔于1924年在加拿大多伦多举行的国际统计学会大会上，作了题为《关于一个引出若干周知统计量的误差函数的分析》的报告，正式提出了方差分析，也是第一篇出现"方差分析表"的论文。

费歇尔创立的实验设计是减少偶然性因素的影响，使实验数据有一个合适的数学模型，以便使用方差分析的方法对数据进行分析。他利用随机化的手段，成功地把概率模型引进实验领域，并建立了分析这种模型的方差分析法，强调了统计方法在试验设计中的重要性。

第一节　方差分析的基本思想

方差分析（Analysis of Variance，ANOVA）的基本思想是把全部观察值间的变异按设计类型的不同，分解成两个或多个组成部分，然后将各部分的变异与随机误差进行比较，以判断各部分的变异是否具有统计学意义。

【例6-1】请回答本章案例导入中的问题1。

t 检验只能完成一个或两个样本均数的假设检验，此案例中有喂养三种不同饲料的大鼠红细胞计数，用 t 检验比较难以完成。适合用方差分析进行。表6-2为方差分析需要的基础数据。

表6-2 方差分析需要的基础数据

	普通饲料	10%大豆饲料	15%大豆饲料	合计
	4.78	4.65	6.80	—
	4.65	6.92	5.91	—
	3.98	4.44	7.28	—
	4.04	6.16	7.51	—
	3.44	5.99	7.51	—
x	3.77	6.67	7.74	—
$(\times 10^{12}/L)$	3.65	5.29	8.19	—
	4.91	4.70	7.15	—
	4.79	5.05	8.18	—
	5.31	6.01	5.53	—
	4.05	5.67	7.79	—
	5.16	4.68	8.03	—
n_i	12	12	12	36 (N)
$\sum x_i$	52.53	66.23	87.62	206.38 ($\sum x$)
$\bar{x}_i$	4.38	5.52	7.30	5.73 ($\bar{x}$)
$\sum x_i^2$	234.2783	373.2851	647.7312	1255.2946 ($\sum x^2$)

表6-2按完全随机设计获得的36个数据（x）中包含以下三种变异。

1. 总变异 36只大鼠喂养一周后测定红细胞计数x各不相同，即x与总均数$\bar{x}$不同，这种变异称为总变异（total variation）。该变异既包含了三种不同饲料（处理因素）的影响，又包含了随机误差（大鼠的个体差异和测量误差）。总变异用所有数据的均方$MS_{总}$（mean square）来表示，见公式6-1、公式6-2。

$$SS_{总} = \sum (x-\bar{x})^2 = \sum x^2 - C, \quad v_{总} = N-1 \qquad （公式6-1）$$

$$MS_{总} = \frac{SS_{总}}{v_{总}} \qquad （公式6-2）$$

公式6-1中，C为校正数，$C = (\sum x)^2/N$。

2. 组间变异 三种（$k=3$）不同的饲料喂养后，大鼠红细胞计数的均数$\bar{x}_i$各不相同，即$\bar{x}_i$与总均数$\bar{x}$的不同，这种变异称为组间变异（variation between groups）。它反映了三种不同饲料的影响，同时也包括了随机误差。组间变异用组间均方$MS_{组间}$表示，见公式6-3、公式6-4。

$$SS_{组间} = \sum n_i (\bar{x}_i-\bar{x})^2 = \frac{\sum (\sum x_i)^2}{n_i} - C, \quad v_{组间} = v_1 = k-1 \qquad （公式6-3）$$

$$MS_{组间} = \frac{SS_{组间}}{v_{组间}} \qquad （公式6-4）$$

3. 组内变异 各组内大鼠红细胞计数x大小各不相同，即每组观察值x与本组的样本均数$\bar{x}_i$的不同，这种变异称为组内变异（variation within groups）。组内变异仅反映随机误差，又称误差变异。组内变异用组内均方$MS_{组内}$表示，见公式6-5、公式6-6。

$$SS_{组内} = SS_{总} - SS_{组间} = \sum (x-\bar{x}_i)^2, \quad v_{组内} = v_2 = N-k \qquad （公式6-5）$$

$$MS_{组内} = \frac{SS_{组内}}{v_{组内}}$$ （公式6-6）

若各样本所代表的总体均数相等，即各样本来自于同一总体，在本例就是指三种不同饲料的处理效应相同，各组均值相等，组间变异和组内变异一样，只反映随机误差作用大小。如果此时无随机误差，则 $MS_{组间} = MS_{组内}$。一般地，$MS_{组间}$ 与 $MS_{组内}$ 的比值服从分子自由度为 v_1，分母自由度为 v_2 的 F 分布（F distribution）。F 的计算见公式6-7。

$$F = \frac{MS_{组间}}{MS_{组内}}$$ （公式6-7）

从理论上讲，如果处理效应相同，则 $F = 1$，但在随机误差的影响下 $F \approx 1$。相反，各处理效应不同，即三个总体均数不全相同时，$MS_{组间} > MS_{组内}$，$F > 1$。但 F 值要大到多少才有统计学意义？F 值这一统计量有其抽样分布的规律，根据其分布可以获得某一 F 值所对应的 P 值，然后就可以根据所取的检验水准 α 作出统计推断的结论。

综上所述，方差分析就是把全部数据的总变异分解成两个或多个组成部分，注意不同设计类型的总变异分解有所不同，但其中都包括随机误差部分，分别将各部分的变异与随机误差进行比较，通过 F 值及相应的 P 值来判断均数间的差别是否具有统计学意义。

第二节　完全随机设计的多个样本均数比较

完全随机设计是将受试对象随机地分配到各处理组，再观察其实验效应。各组样本含量可以相等，也可不等。完全随机设计是最常见的研究单因素两水平或多水平的实验设计方法。完全随机设计资料的方差分析又称单因素方差分析（one-way ANOVA）。本章案例导入就是一个完全随机设计的例子，即将同质的受试对象随机地分配到各处理组，再观察其实验效应。

一、离均差平方和与自由度的分解

完全随机设计方差分析的总变异分为组间变异和组内变异两部分，见公式6-8。

$$SS_{总} = SS_{组间} + SS_{组内}, \quad v_{总} = v_{组间} + v_{组内}$$ （公式6-8）

完全随机设计方差分析数据结构见表6-3。

表6-3　完全随机设计方差分析数据结构

变异来源	SS	v	MS	F
总变异	$\sum x^2 - C$	$N-1$		
组间变异	$\frac{\sum (\sum x_i)^2}{n_i} - C$	$k-1$	$\frac{SS_{组间}}{v_{组间}}$	$\frac{MS_{组间}}{MS_{组内}}$
组内变异	$SS_{总} - SS_{组间}$	$N-k$	$\frac{SS_{组内}}{v_{组内}}$	

注：$C = (\sum x)^2 / N$。

二、完全随机设计资料方差分析的基本步骤

现以【例6-1】中的方差分析基础数据（表6-2）资料说明方差分析的基本步骤。

1. 建立检验假设，确定检验水准

H_0：3个总体均数相等，即喂养三种不同饲料的大鼠红细胞计数相同。

H_1：3个总体均数不全相等，即喂养三种不同饲料的大鼠红细胞计数不同或不全相同。

$\alpha = 0.05$。

2. 在 H_0 成立的前提下，计算检验统计量

$C = (\sum x)^2/N = 206.38^2/36 = 1183.1307$

$SS_{总} = \sum x^2 - C = 1255.2946 - 1183.1307 = 72.1639$

$SS_{组间} = \dfrac{\sum (\sum x_i)^2}{n_i} - C = \left(\dfrac{52.53^2}{12} + \dfrac{66.23^2}{12} + \dfrac{87.62^2}{12} \right) - 1183.1307 = 52.1258$

$SS_{组内} = SS_{总} - SS_{组间} = 72.1639 - 52.1258 = 20.0381$

$v_{总} = N - 1 = 36 - 1 = 35$

$v_{组间} = k - 1 = 3 - 1 = 2$

$v_{组内} = N - k = 36 - 3 = 33$

$MS_{组间} = \dfrac{SS_{组间}}{v_{组间}} = \dfrac{52.1258}{2} = 26.0629$

$MS_{组内} = \dfrac{SS_{组内}}{v_{组内}} = \dfrac{20.0381}{33} = 0.6072$

$F = \dfrac{MS_{组间}}{MS_{组内}} = \dfrac{26.0629}{0.6072} = 42.9231$

方差分析结果见表6-4。

表6-4 【例6-1】资料的方差分析数据

变异来源	SS	v	MS	F	P
总变异	72.1639	35			
组间变异	52.1258	2	26.0629	42.9231	< 0.01
组内变异	20.0381	33	0.6072		

3. 确定 P 值

根据分子自由度 v_1、分母的自由度 v_2 查方差分析用 F 界值表（附录D）得 P 值。本例 $v_1 = 2$，$v_2 = 33$。因 F 界值表中 v_2 无33，在保守的原则下取不大于33且与其最接近者 $v_2 = 32$ 得：

$F_{0.01(2, 32)} = 5.34$

$\because 42.923 > 5.34$

$\therefore P < 0.01$

4. 判断结果

$\because P < 0.01$

$\therefore$ 按 $\alpha = 0.05$ 水准，拒绝 H_0，差别有统计学意义，可以认为喂养三种不同饲料的大鼠红细胞计数的

总体均数不全相同。

至于三个样本均数两两之间的比较，还需运用本章第四节介绍的多个均数间两两比较的方法进行比较。

第三节　配伍设计的多个样本均数比较

配伍设计，通常是将受试对象按性质（如动物的窝别、性别、体重等非实验因素）相同或相近者组成 b 个区组（又称配伍组），再将每个区组中的受试对象分别随机分配到 k 个处理组中去。随机区组设计的方差分析属无重复数据的两因素方差分析（two-way ANOVA）。

【例6-2】利用随机区组设计研究不同温度对家兔血糖浓度的影响，某研究者进行了如下实验：将24只家兔按窝别配成6个区组，每组4只，分别随机分配到温度15℃、20℃、25℃、30℃的4个处理组中，测量家兔的血糖浓度值（mmol/L），结果如表6-5所示，分析4种温度下测量家兔的血糖浓度值是否不同？

表6-5　四种温度下测量家兔的血糖浓度值

窝别	温度（℃）				n_j	$\sum x_j$
	15	20	25	30		
1	82.22	82.30	90.14	112.76	4	367.42
2	110.10	83.17	100.78	140.62	4	434.67
3	100.15	110.30	120.55	120.49	4	451.49
4	74.20	82.43	100.66	110.31	4	367.60
5	80.57	97.90	115.76	103.56	4	397.79
6	102.77	81.20	90.30	138.54	4	412.81
n_i	6	6	6	6	24（n）	
$\sum x_i$	550.01	537.30	618.19	726.28	2431.78（$\sum x$）	
$\bar{x}_i$	91.67	89.55	103.03	121.05	101.32（$\bar{x}$）	
$\sum x_i^2$	51 470.9987	48 829.1838	64 501.0337	89 092.9434	253 894.1596（$\sum x^2$）	

一、离均差平方和与自由度的分解

表6-5按随机区组设计获得的24个数据 x 可以看到以下4种变异。

1. **总变异**　为24只家兔血糖浓度值 x 大小各不相同，即 x 与总均数 $\bar{x}$ 的不同。该变异来自三个方面：4种温度的影响、6个窝别的影响和随机误差，总变异的量化值用 $MS_总$ 来表示，同样用公式6-1、公式6-2计算。

2. **处理组变异（variation between treatment）**　为4种温度下家兔血糖浓度值的样本均数 $\bar{x}_i$ 各不相同，与总均数 $\bar{x}$ 也不相同，即 $\bar{x}_i$ 之间以及 $\bar{x}_i$ 与总均数 $\bar{x}$ 的不同。它反映了4种温度（$k=4$）的影响，同时还包括随机误差,其大小可用处理组均方$MS_{\text{处理}}$表示,见公式6-9、公式6-10。

$$SS_{\text{处理}}=\sum n_i\left(\bar{x}_i-\bar{x}\right)^2=\sum\frac{\left(\sum x_i\right)^2}{b}-C,\ v_{\text{处理}}=k-1 \qquad (\text{公式}6\text{-}9)$$

$$MS_{\text{处理}}=\frac{SS_{\text{处理}}}{v_{\text{处理}}} \qquad (\text{公式}6\text{-}10)$$

3. 区组变异(variation between block) 为6个不同窝别家兔血糖浓度值的样本均数$\bar{x}_j$各不相同,即$\bar{x}_j$与总均数$\bar{x}$的不同。它既反映了6个区组($b=6$)不同的影响,同时也包括随机误差,其大小可用区组均方$MS_{\text{区组}}$表示,见公式6-11、公式6-12。

$$SS_{\text{区组}}=\sum n_j\left(\bar{x}_j-\bar{x}\right)^2=\sum\frac{\left(\sum x_j\right)^2}{k}-C,\ v_{\text{区组}}=b-1 \qquad (\text{公式}6\text{-}11)$$

$$MS_{\text{区组}}=\frac{SS_{\text{区组}}}{v_{\text{区组}}} \qquad (\text{公式}6\text{-}12)$$

4. 误差变异 随机区组设计的总变异中扣除处理组变异和区组变异后剩余的变异为误差变异,可以认为完全由随机误差造成的,其大小用误差均方$MS_{\text{误差}}$表示,见公式6-13、公式6-14。

$$SS_{\text{误差}}=SS_{\text{总}}-SS_{\text{处理}}-SS_{\text{区组}},\ v_{\text{误差}}=v_{\text{总}}-v_{\text{处理}}-v_{\text{区组}} \qquad (\text{公式}6\text{-}13)$$

$$MS_{\text{误差}}=\frac{SS_{\text{误差}}}{v_{\text{误差}}} \qquad (\text{公式}6\text{-}14)$$

在【例6-2】资料中:若$\bar{x}_i$所代表的总体均数相等,也就是4种温度下血糖浓度值相同,处理组变异和误差变异一样,只反映随机误差作用大小,则$MS_{\text{处理}}=MS_{\text{误差}}$,由于随机误差的影响,$F\approx1$。若$\bar{x}_j$所代表的总体均数相等,也就是6个窝别血糖浓度值相同,区组变异和误差变异一样,只反映随机误差作用大小,则$MS_{\text{区组}}=MS_{\text{误差}}$,由于随机误差的影响,$F\approx1$。相反,不同温度的作用不同,即4种温度下总体均数不全相同时,$MS_{\text{处理}}>MS_{\text{误差}}$,$F>1$;不同区组的作用不同,即6个区组总体均数不全相同时,$MS_{\text{区组}}>MS_{\text{误差}}$,$F>1$。最后查$F$界值表(附录D)或用统计软件得到相应的$P$值,然后根据所取的检验水准$\alpha$作出推断结论。

综上所述,随机区组设计方差分析的总变异分为处理组变异、区组变异和误差三部分,见公式6-15。

$$SS_{\text{总}}=SS_{\text{处理}}+SS_{\text{区组}}+SS_{\text{误差}},\ v_{\text{总}}=v_{\text{处理}}+v_{\text{区组}}+v_{\text{误差}} \qquad (\text{公式}6\text{-}15)$$

随机区组设计方差分析数据结构见表6-6。

表6-6 随机区组设计方差分析数据结构

变异来源	SS	v	MS	F
总变异	$\sum x^2-C$	$N-1$		
处理组	$\sum\frac{\left(\sum x_i\right)^2}{b}-C$	$k-1$	$\dfrac{SS_{\text{处理}}}{v_{\text{处理}}}$	$\dfrac{MS_{\text{处理}}}{MS_{\text{误差}}}$
区组	$\sum\frac{\left(\sum x_j\right)^2}{k}-C$	$b-1$	$\dfrac{SS_{\text{区组}}}{v_{\text{区组}}}$	$\dfrac{MS_{\text{区组}}}{MS_{\text{误差}}}$
误差	$SS_{\text{总}}-SS_{\text{处理}}-SS_{\text{区组}}$	$v_{\text{总}}-v_{\text{处理}}-v_{\text{区组}}$	$\dfrac{SS_{\text{误差}}}{v_{\text{误差}}}$	

二、随机区组设计资料方差分析的基本步骤

现以【例6-2】资料说明其分析的步骤。

1. 建立检验假设，确定检验水准

处理组：

H_0：4个总体均数全相等，即4种温度下家兔血糖浓度值相同。

H_1：4个总体均数不全相等，即4种温度下家兔血糖浓度值不同或不全相同。

区组：

H_0：6个总体均数全相等，即不同窝别家兔血糖浓度相同。

H_1：6个总体均数不全相等，即不同窝别家兔血糖浓度不同或不全相同。

$\alpha = 0.05$。

2. 在H_0成立的前提下，计算检验统计量

先计算校正数C。

$C = (\sum x)^2 / N = 2431.78^2 / 24 = 246\ 398.0820$

其余数据计算结果见表6-7。

表6-7 【例6-2】资料的方差分析数据

变异来源	SS	v	MS	F	P
总变异	7496.0776	23			
处理组（温度）	3742.5521	3	1247.5174	8.2717	<0.01
区组（窝别）	1491.2744	5	298.2549	1.9776	>0.05
误差	2262.2511	15	150.8167		

3. 确定P值

根据处理组F值的分子的自由度$v_{处理}$，分母的自由度$v_{误差}$；区组F值的分子的自由度$v_{区组}$，分母的自由度$v_{误差}$查F界值表（附录D），得到处理组和区组的P值。

处理组：$F_{0.01(3,\ 15)} = 5.42$，$8.247 > 5.42$，故$P < 0.01$。

区组：$F_{0.05(5,\ 15)} = 2.90$，$1.9776 < 2.90$，故$P > 0.01$。

4. 判断结果

因此，按$\alpha = 0.05$水准，对于不同区组间，不拒绝H_0，尚不能认为不同窝别家兔血糖浓度值不同；对于不同处理组间，拒绝H_0，接受H_1，差异具有统计学意义，可以认为4种温度下家兔血糖浓度值不全相同，即处理组4个总体均数中至少有2个不同。

同理，至于4个总体均数中具体哪些不同，还需要运用多个均数间的两两比较方法进一步分析。

第四节　多个样本均数间的多重比较

在【例6-1】和【例6-2】中，经方差分析后得到不同处理组间的$P < 0.01$，按$\alpha = 0.05$水准，拒绝

H_0，说明处理组总体均数不全相等，若要了解具体哪两个总体均数不等则需进一步作两两比较。

方差分析后均数的两两比较能否运用前面介绍的 t 检验？现通过一个计算机实验回答该问题：从已知正态总体 $N(12, 6^2)$ 中随机抽样，共抽取了10组（$k=10$）样本，每组样本的样本含量 $n_i=15$，每组样本均可算出其均数和标准差，所得结果如表6-8所示。

表6-8 随机抽取10个样本（$n_i=15$）的均数和标准差

样本编号 k	1	2	3	4	5	6	7	8	9	10
$\bar{x}$	14.44	10.05	13.98	10.36	10.45	13.58	11.18	13.00	10.21	9.97
s	5.86	7.28	4.55	5.40	5.51	7.32	6.15	5.12	4.68	5.32

10个样本每两组进行 t 检验，比较次数为：$m=C_k^2=\dfrac{k(k-1)}{2}=\dfrac{10\times(10-1)}{2}=45$。实验结果表明：若 $\alpha=0.05$，则在45次 t 检验中，发现4次有统计学意义，结果见表6-9。

表6-9 45次比较中4次有统计学意义的结果

比较组	1与9	1与10	3与9	3与10
t	2.19	2.19	2.24	2.22
P	0.037	0.037	0.033	0.035

理论上讲10个样本均来自同一正态总体 $N(12, 6^2)$，应当无统计学差异。两样本均数 t 检验时，规定允许犯 I 型错误的概率为 $\alpha=0.05$。本实验犯 I 型错误的概率为：$\dfrac{4}{45}\approx0.09>0.05$，因此多个样本均数两两比较不能直接用前面学过的 t 检验。多个均数多重比较的方法较多，本章介绍常用的两个方法，即SNK法和Dunnett-t法。

一、SNK检验

在探索性研究中，研究设计时通常未考虑均数多重比较问题，经方差分析得出有统计学意义的结论后，才决定对每两个均数都进行比较，这时可采用SNK法（Student-Newman-Keuls）。目的是比较每两个样本均数所代表的总体均数是否不同，其检验统计量为 q，又称 q 检验，其计算见公式6-16。

$$q=\frac{|\bar{x}_B-\bar{x}_B|}{S_{\bar{x}_A-\bar{x}_B}}=\frac{|\bar{x}_B-\bar{x}_B|}{\sqrt{\dfrac{MS_e}{2}\left(\dfrac{1}{n_A}+\dfrac{1}{n_B}\right)}},\ v=v_e \qquad (公式6-16)$$

式中，分子为任意两个对比组A、B的样本均数之差，分母是差值的标准误，n_A 和 n_B 分别为A和B两个样本的例数，MS_e 为前述方差分析中算得 $MS_{组内}$ 或 $MS_{误差}$。

【例6-3】对【例6-1】中的方差分析需要的基础数据（表6-2）资料中的三组总体均数进行两两比较。

1. 建立检验假设，确定检验水准

H_0：任意两对比组的总体均数相等。

H_1：任意两对比组的总体均数不等。

$\alpha = 0.05$。

2. 计算检验统计量

首先将3个样本均数由大到小排列，并编组次，见表6-10。

表6-10 【例6-1】中喂养三种不同饲料的大鼠红细胞均数（$\times 10^{12}$）排序

组别	15%大豆饲料	10%大豆饲料	普通饲料
$\bar{x}_i$	7.30	5.52	4.38
组次	1	2	3

q检验结果见表6-11。3个样本均数的多重比较共需作3次比较。表中第1列为所有对比组。第2列为两对比组均数之差，如第1行其值为7.30−4.38＝2.92。第3列为两均数之差标准误，本例中$MS_e = MS_{组内}$，三组例数均数12例，故：

$$s_{\bar{x}_A - \bar{x}_B} = \sqrt{\frac{0.6072}{2} \times \left(\frac{1}{12} + \frac{1}{12}\right)} = 0.22$$

第5列a为对比组内包含的组数：3个样本均数由大到小排列时，组次1与2或2与3相比，比较组内包含组数是2个即$a=2$；组次1与3相比，比较组内包含组数是3个即$a=3$。

表6-11 【例6-1】资料的SNK法检验计算

对比组 （1）	两均数之差$\bar{x}_A - \bar{x}_B$ （2）	两均数之差标准误$s_{\bar{x}_A - \bar{x}_B}$ （3）	q （4）＝（2）/（3）	对比组内包含组数 a （5）	q界值 0.05 （6）	q界值 0.01 （7）	P （8）
1与3	2.92	0.22	13.27	3	3.49	4.45	＜0.01
1与2	1.78	0.22	8.09	2	2.89	3.89	＜0.01
2与3	1.14	0.22	5.18	2	2.89	3.89	＜0.01

3. 确定P值，作出统计推断

以MS_e的自由度$v_e = v_{组内} = 33$（取30）和a查q界值表（附录E）。本例查q界值表得$q_{(0.05,\,30)}$和$q_{(0.01,\,30)}$的界值，列于表6-11中，将第（4）列算得的q值与相应q界值进行比较得各组的P值。可以认为喂养三种不同饲料的大鼠红细胞计数之间的差别均有统计学意义，总体均数不同。

二、Dunnett-t检验

在设计阶段就根据研究目的或专业知识而计划好的某些均数间的两两比较，它常用于事先有明确假设的证实性研究，如多个处理组与对照组的比较，某一对或某几对在专业上有特殊意义的均数间的比较等，这时可采用Dunnett-t检验。其公式见公式6-17。

$$t_D = \frac{|\bar{x}_T - \bar{x}_C|}{s_{\bar{x}_T - \bar{x}_C}} = \frac{|\bar{x}_T - \bar{x}_C|}{\sqrt{MS_e \left(\frac{1}{n_T} + \frac{1}{n_C}\right)}}, \quad v = v_e \qquad (公式6-17)$$

式中，T代表多个处理组，C为对照组；分子为任意处理组与对照组样本均数的差值；分母是差值的标准误；n_T和n_C分别为处理组与对照组的样本例数，MS_e为前述方差分析中算得$MS_{组内}$或$MS_{误差}$。

【例6-4】现以【例6-2】资料，分析20℃、25℃和30℃（均为实验组）分别与15℃（对照组）的总体均数是否不同。

1. 建立检验假设，确定检验水准

H_0：任一实验组与对照组的总体均数相同。

H_1：任一实验组与对照组的总体均数不同。

$\alpha = 0.05$。

2. 计算检验统计量

本例$MS_e = MS_{误差} = 150.8167$，$n_1 = n_2 = n_3 = n_4 = 6$。

$$s_{\bar{x}_T - \bar{x}_C} = \sqrt{150.8167 \times \left(\frac{1}{6} + \frac{1}{6} \right)} = 7.09$$

其余数据计算结果见表6-12。

表6-12 【例6-2】资料的Dunnett-t检验计算

对比组 （1）	均数差值 （2）	标准误 （3）	t_D （4）=（2）/（3）	Dunnett-t界值	P
15℃与20℃	2.12	7.09	0.30	2.61	＞0.05
15℃与25℃	11.36	7.09	1.60	2.61	＞0.05
15℃与30℃	29.38	7.09	4.14	2.61	＜0.01

3. 确定P值，作出统计推断

根据自由度$v_e = v_{误差} = 15$和实验组数$a = k-1 = 3$（不含对照组）查Dunnett-t界值表（附录F）得P值，列于表6.10中。按$\alpha = 0.05$水准，20℃、25℃组分别与15℃组相比，差别均无统计学意义，尚不能认为20℃与15℃组、25℃与15℃组家兔的血糖浓度值的总体均数不同；30℃与15℃组的差别有统计学意义，可以认为30℃与15℃组家兔的血糖浓度值的总体均数不同。

本章小结

教学课件

执考知识点总结

本章无执考知识点。

拓展练习及参考答案

（张　远）

第七章 秩和检验

学 习 目 标

素质目标： 培养学生以科学、严谨、客观的态度对待数据的职业素养。

知识目标： 掌握非参数检验的适用范围、配对设计资料符号秩和检验、成组设计两样本比较的秩和检验；熟悉非参数检验的概念、成组设计多个样本比较的秩和检验与等级资料的秩和检验；了解多个样本两两比较的秩和检验。

能力目标： 能根据实际工作需要，选择合适的秩和检验方法；能够正确运用秩和检验进行数据分析和结果解读，为实际问题的解决提供依据。

案例导入

【案例】

为了解社区卫生服务中心康复措施的效果，社区工作者小卫对10名康复对象在踝关节腓骨长肌康复训练前后的反应时间进行了统计，部分统计结果见表7-1。

表7-1　10名康复对象踝关节腓骨长肌康复训练前后反应时间　　　　　　　　单位：ms

编号	1	2	3	4	5	6	7	8	9	10
前	61.8	82.7	82.7	76.2	84.8	63.2	72.9	80.7	74.9	65.8
后	57.3	67.7	53.9	65.8	61.8	56.6	57.9	65.9	53.4	56.1

【问题】

1. 小卫选用了配对 t 检验的方法进行分析推断，请分析该方法是否恰当。

2. 如使用配对 t 检验不恰当，请选用正确检验方法分析并给出结论。

核心知识拆解

以抽样总体服从正态分布及方差齐性为条件，来统计推断两个或多个总体均数（总体参数）是否相等，这类统计方法称为参数统计，如 Z 检验、t 检验和 F 检验。在实际工作中所获得的资料并非都服从正态分布，还有些资料总体分布类型未知；或者某些变量可能无法精确测量。解决这类问题就是要寻求一种不依赖总体分布类型的统计方法，这类方法不对总体参数进行推断，故称非参数统计。其检验的是分布，而不是参数。不依赖于总体分布类型，不考虑总体参数，而对总体的分布或分布位置进行假设检验的方法称为非参数检验。非参数检验适用于以下类型的资料。

1. 有序分类变量资料 如疗效按治愈、显效、有效、无效分组的资料。

2. 偏态分布资料 观察值呈偏态或极度偏态分布，而又未经变量变换或虽经变换但仍未达到正态或近似正态分布。

3. 分布不明的资料 如新指标分布特征不明；小样本（如小于50例），但不趋向正态分布资料。

4. 方差不齐的资料 各组方差明显不齐，且不易变换实现方差齐性。

5. 组内个别观察值偏离过大的资料 这里指随机的偏离，而不是"过失误差"。

6. 开口资料 数据分组某一端或两端无明确数值的资料，只给出一个下限或上限，而没有具体数值，如 <200 mmHg、≥ 65 岁等。

非参数检验的主要优点是不受总体分布的限制，对数据的要求不如参数检验严格，适用范围广。不足是对适宜用参数检验的资料，若用非参数检验处理，常损失部分信息，降低统计检验效率，增加 II 类错误的概率。因此，对于适合参数检验条件或经变量变换后适合用参数检验的资料，最好用参数检验。当资料不具备用参数检验的条件时，非参数检验便是很有效的分析方法。

非参数统计方法很多，本章主要介绍基于秩次的非参数检验，也称秩和检验（rank sum test）。

第一节　配对设计资料与单一样本资料的符号秩和检验

1945年，配对设计资料与单一样本资料的符号秩和检验（Wilcoxon配对法）由Wilcoxon提出，可用以推断配对样本差值的总体中位数是否为0，还可用以推断总体中位数是否等于某个指定值。

一、配对设计资料的符号秩和检验

配对设计资料的符号秩和检验，也称为威尔科克森符号秩和检验（Wilcoxon signed-rank test），是一种非参数统计方法，用于比较两个相关样本、重复测量或配对样本的中位数是否存在显著差异。其不仅适用于小样本数据分析，而且适用于那些不能保证满足正态分布假设的数据。这种检验关注的是样本之间差异的符号和秩次，而不是样本的具体数值。在医学研究中，配对设计常用于比较同一组受试者在不同条件下的结果，如治疗前后的效果、不同治疗方法的比较等。在这种情况下，每个受试者提供的数据是成对的，即每个受试者在两种条件下各有一个观测值。

符号秩和检验的检验假设基本思想：两种处理效应相同，则每对变量的差数的总体是以0为中心对称分布的，这时差数总体的中位数为0。因此若 H_0（差值的总体中位数为0）成立，则样本的正、负秩和绝对值应相近，即两个样本之间没有显著差异；反之，若差值总体中位数不为0，中位数偏离0越明显，正、负秩和绝对值相差越大，H_0 成立的可能性越小，提供了拒绝无效假设的证据，即认为两个样本之间存在显著差异。下面分别介绍配对设计资料符号秩和检验的查表法和正态近似法。

【**例7-1**】用A法和B法对某铁皮石斛样品中的石斛多糖含量（g/100g）进行测定，检测了6个样本，问两法测定结果（表7-2）有无差别？

表7-2　A法和B法对某铁皮石斛样品中的石斛多糖含量结果

测量制品序号 (1)	A法 (mg/100g) (2)	B法 (mg/100g) (3)	差值d (mg/100g) (4) = (2) - (3)	秩次 (5)	
				差值为正	差值为负
1	60	30	30	6	
2	40	48	-8		2
3	56	49	7	1	
4	25	49	-24		5
5	27	47	-20		4
6	25	34	-9		3
合计	—	—	—	$T_+ = 7$	$T_- = 14$

1. 建立检验假设，确定检验水准

H_0：A、B两法测量值差值的总体中位数$M_d = 0$，即A、B两法测量没有差异。

H_1：A、B两法测量值差值的总体中位数$M_d \neq 0$，即A、B两法测量存在差异。

$\alpha = 0.05$，表示在5%的错误概率下拒绝无效假设。

2. 计算检验统计量T值

（1）计算差值d：计算每一对观测值之间的差异，见表7-2第（4）列。

（2）编秩：按差值的绝对值由小到大编秩，并按差值的正负标上正负号，分别计算差值为正和为负数据的秩和，根据原始差值的正负号，给对应的秩次加上符号，见表7-2的第（5）列。编秩次时应注意：①遇差值为0时，弃去不计，对子数n也随之减少。②遇有差值相等，符号相同时，按顺序编秩次并标上相应的正负。③遇有差值相同，但符号不同时，要取平均秩次并分别标上相应的正负。

（3）求秩和：分别计算所有带正号秩次和负号秩次的和，记为T_+和T_-。T_+及T_-之和等于$\dfrac{n(n+1)}{2}$，即$1+2+3+\cdots+n$之和。此式可验算t_+和t_-计算是否正确。

（4）确定检验统计量T值：任取t_+或t_-作为检验统计量T，通常取较小者，本例取$T = 7$。

3. 确定P值，作出推断结论

（1）查表法：查表法是传统的方法，它依赖于特定的临界值表来确定符号秩和检验的显著性水平。这些表格通常根据样本大小预先计算好，可以直接查找得到相应的临界值。当对子数$n \leq 50$时，采用查表法。

当$n \leq 50$时，查T界值表（附录G），若检验统计量T值在上、下界值范围内，其P值大于相应的概率；若T值等于上、下界值或在范围外，则P值等于或小于相应的概率。

本例$n = 6$，$T = 7$，查T界值表附录G得$P > 0.10$。按$\alpha = 0.05$检验水准，不拒绝H_0，差异无统计学意义；尚不能认为A、B两种方法测定铁皮石斛中的石斛多糖含量不同。

（2）正态近似法：当样本量较大时，通常对子数$n > 50$时，超出了T界值表（附录G）的范围，可用正态近似法做Z检验，使用公式7-1。

$$Z = \frac{|T - n(n+1)/4| - 0.5}{\sqrt{\dfrac{n(n+1)(2n+1)}{24}}}$$

（公式7-1）

因为当 n 逐渐增大时，T 值的分布将逐渐逼近均数为 $\dfrac{n(n+1)}{4}$、标准差为 $\dfrac{n(n+1)(2n+1)}{24}$ 的正态分布，因此可用正态分布进行 Z 检验并得出结论。又因为 T 值是不连续的，而 Z 分布是连续的，因此公式 7-1 中用了连续性校正数 0.5，一般影响甚微，可省略。当相同差数（不包括差数为 0 者）的个数较多时，用公式 7-1 求得的 Z 值偏小，宜改用校正公式 7-2。

$$Z_c = \frac{|T - n(n+1)/4| - 0.5}{\sqrt{\dfrac{n(n+1)(2n+1)}{24} - \dfrac{\sum(t_j^3 - t_j)}{48}}} \qquad (\text{公式 7-2})$$

式中，t_j 为第 j（$j = 1, 2, \cdots$）个相同差值的个数；假定差值中有 2 个 4，5 个 6，3 个 7，则 $t_1 = 2$，$t_2 = 5$，$t_3 = 3$，因此：

$$\sum(t_j^3 - t_j) = (2^3 - 2) + (5^3 - 5) + (3^3 - 3) = 150$$

本法的基本思想：若两组处理的效应相同，则每对变量差值的总体分布是以 0 对称的，即差数的总体中位数为 0。说明在 H_0 成立的条件下，即两组处理没有显著差异时，样本中每对观测值的差值应该是随机分布的，其正负偏差相互抵消，样本的 T_+ 和 T_- 应相近，均接近于其均数 $\dfrac{n(n+1)}{4}$，则 Z 值较小；相反，如果 T_+ 和 T_- 相差较大，则 Z 值较大，这表明观察到的差异不太可能仅由抽样误差引起，H_0 成立的可能性较小，在给定的显著性水平 α 下，$P \leqslant \alpha$ 时，就拒绝 H_0，意味着有统计学意义上的证据表明两组处理的效应存在差异。

二、单一样本与总体中位数的比较

配对设计资料的符号秩和检验也可以进行单一样本与总体中位数的比较。

【例 7-2】已知某地正常人尿氟含量的中位数为 2.15mmol/L。今在该地某集体单位随机抽取 12 名职工，测得尿氟含量如表 7-3。问该单位职工的尿氟含量是否高于当地正常人？

1. **建立检验假设，确定检验水准**

H_0：$M = 2.15$，即该单位职工的尿氟含量等于当地正常人。

H_1：$M > 2.15$，即该单位职工的尿氟含量高于当地正常人。

$\alpha = 0.05$。

2. **计算检验统计量 T 值**

（1）计算差值 d：差值为各观察值与已知总体中位数之差。

（2）编秩：用配对设计资料的符号秩和检验的面积方法。本例差值的绝对值有两个 0.05，它们的位次为 2 和 3，分别为正和负，故取平均秩次为（2 + 3）/2 = 2.5，分别记为 +2.5 和 −2.5。

（3）求秩和：方法同配对设计资料。

（4）确定检验统计量 T 值：本例 $T_+ = 62.5$，$T_- = 3.5$，取 $T = 3.5$。

3. **确定 P 值，作出推断结论**

本例 $n = 11$，$T = 3.5$，查 T 界值表（附录 G），得 $P < 0.005$，按 $\alpha = 0.05$ 检验水准，拒绝 H_0，接受 H_1，可认为该集体单位职工的尿氟含量高于当地正常人。

表7-3　12名职工尿氟含量测定结果

尿氟含量（mmol/L） （1）	差值（mmol/L） （2）=（1）−2.15	秩次 （3）
2.15	0	
2.10	−0.05	−2.5
2.20	0.05	2.5
2.12	−0.03	−1
2.42	0.27	4
2.52	0.37	5
2.62	0.47	6
2.72	0.57	7
2.99	0.84	8
3.19	1.04	9
3.37	1.22	10
4.57	2.42	11
合计	—	$T_+ = 62.5$，$T_- = 3.5$

第二节　成组设计两样本比较的秩和检验

成组设计两样本比较的秩和检验（Wilcoxon两样本比较法）适用于完全随机设计两组数值变量资料和等级资料，用于推断两样本分别代表的总体分布是否不同。

一、原始数据的两样本比较

【例7-3】为探讨不同药物的疗效，研究人员选取16只小鼠，随机分为新药物组和旧药物组，观察小鼠的存活时间（表7-4），试问两药效果是否不同？

表7-4　两组小鼠的存活时间

新药物组		旧药物组	
存活时间（月）	秩次	存活时间（月）	秩次
3.1	11	1.9	7
5.3	15	0.5	1
1.4	5.5	0.9	3
4.6	14	2.1	8
2.8	10	1.4	5.5
4.0	13	2.1	9
3.8	12	1.1	4
5.5	16	0.8	2
$n_1 = 8$	$T_1 = 96.5$	$n_2 = 8$	$T_2 = 39.5$

1. 建立检验假设，确定检验水准

H_0：两独立样本的总体分布相同，即新、旧药物效果没有差异。

H_1：两独立样本的总体分布不同，即新、旧药物效果存在差异。

$\alpha = 0.05$。

2. 计算检验统计量 T 值

（1）编秩：将两组原始数据由小到大统一编秩次，编秩次时如遇同组相同数据按顺序编秩次；如遇不同组相同数据取原秩次的平均秩次，如表7-4中两组各有一个1.4，顺序排秩为5和6，取平均秩次 $(5+6)/2 = 5.5$。

（2）求秩和：以 n_1 和 n_2 分别代表两样本含量，以样本例数较小者为 n_1，其秩和为 T_1。各组秩次相加即得各组的秩和，本例中 $T_1 = 96.5$，$T_2 = 39.5$。设 $N = n_1 + n_2$，则有 $T_1 + T_2 = \dfrac{N(N+1)}{2}$。本例中 $T_1 + T_2 = 136$ 与 $\dfrac{N(N+1)}{2}$ 相等，因此秩和计算无误。

（3）确定检验统计量 T 值：若 $n_1 \neq n_2$，则 $T = T_1$；若 $n_1 = n_2$，则可取任一组的秩和为 T。本例 $n_1 = n_2 = 8$，取 $T = T_1 = 96.5$。

3. 确定 P 值，作出推断结论

（1）查表法：当 $n_1 \leqslant 10$，$n_2 - n_1 \leqslant 10$ 时，查 T 临界值表（附录H），确定 P 值。当检验统计量 T 值在界值范围内（不包括端点）时，则 P 值大于表中所对应的概率值，即可接受 H_0，差异无统计学意义；若检验统计量 T 值在界值范围外或等于界值，则 P 值小于表中所对应的概率值，即可拒绝 H_0，接受 H_1，差异有统计学意义。

本例中，$n_1 = n_2 = 8$，按照 $\alpha = 0.05$ 的水准，查 T 临界值表（附录H），临界值范围为 $49 \sim 87$，由于 $T = 96.5$，在界值范围外，则 $P < 0.05$，拒绝 H_0，接受 H_1，差异有统计学意义，即可认为新、旧药物的效果存在差异，新药效果比旧药好。

（2）正态近似法：当样本量较大，若 n_1 或 $n_2 - n_1$ 超出 T 临界值表（附录H）范围时，根据中心极限定理，此时的 T 分布已接近均数为 $\dfrac{n_1(N+1)}{2}$，方差为 $\dfrac{n_1 n_2 (N+1)}{12}$ 的正态分布，可采用正态近似法进行检验，统计量 Z 的计算见公式7-3。

$$Z = \frac{\left| T - \dfrac{n_1(N+1)}{2} \right| - 0.5}{\sqrt{\dfrac{n_1 n_2 (N+1)}{12}}} \qquad （公式7-3）$$

当相同秩次出现较多时，如超过25%，则需要进行校正，见公式7-4、公式7-5。

$$Z_c = \frac{Z}{\sqrt{C}} \qquad （公式7-4）$$

$$C = 1 - \frac{\sum (t_j^3 - t_j)}{N^3 - N} \qquad （公式7-5）$$

式中，$N = n_1 + n_2$，t_j 为第 j（$j = 1, 2, \cdots$）个相同差值的个数。

二、频数表资料（或等级资料）的两样本比较

【例7-4】欲比较美白类护肤品与保湿类护肤品对皮肤的刺激性，选取护肤品生产企业或经销企业

委托检验的护肤品，进行动物皮肤刺激试验并观察皮肤反应程度发生数量（只），结果见表7-5，试问两类护肤品的皮肤刺激是否不同？

1. 建立检验假设，确定检验水准

H_0：两类护肤品刺激反应程度的总体分布位置相同，即美白类和保湿类护肤品的刺激反应没有差异。

H_1：两类护肤品刺激反应程度的总体分布位置不同，即美白类和保湿类护肤品的刺激反应存在差异。

$\alpha = 0.05$。

2. 计算检验统计量T值

（1）编秩：本例为等级资料，先计算各等级的合计例数，见表7-5第（4）列，由此确定第（5）列刺激反应程度各个等级的秩次范围，然后计算刺激反应程度各个等级的平均秩次，见第（6）列。如反应为轻度刺激，秩次范围为25～35，平均秩次为（25+35）/2=30。

（2）求秩和：以各个等级的平均秩次分别与各个等级例数相乘，规定$n_1 \leqslant n_2$，求和得到T_1，T_2，见第（7）、（8）列。

表7-5　两类护肤品皮肤刺激试验的反应结果

刺激反应程度（1）	类别			秩次范围（5）	平均秩次（6）	秩和	
	美白类（2）	保湿类（3）	合计（4）			美白类（7）=（2）×（6）	保湿类（8）=（3）×（6）
无	9	15	24	1～24	12.5	112.5	187.5
轻度	9	2	11	25～35	30	270.0	60.0
中度	2	0	2	36～37	36.5	73.0	0
合计	$n_2=20$	$n_1=17$	37	—	—	$T_2=455.5$	$T_1=247.5$

（3）确定检验统计量T值：本例$n_1=17$，$n_2=20$，检验统计量$T=T_1=247.5$。由于超出了T临界值表（附录H）范围，需要用Z检验。由于相同秩次过多，需要进行校正，按公式7-4、公式7-5计算Z_C值。每个等级的例数为相同秩次的个数，即t_j。

$$Z = \frac{\left| 247.5 - \frac{17 \times (37+1)}{2} \right| - 0.5}{\sqrt{\frac{17 \times 20(37+1)}{12}}} = 2.2857$$

$$C = 1 - \frac{(24^3 - 24) + (11^3 - 11) + (2^3 - 2)}{37^3 - 37} = 0.7012$$

$$Z_c = \frac{2.2857}{\sqrt{0.7012}} = 2.7296$$

3. 确定P值，作出推断结论

双侧$Z_{0.05} = 1.96$。

$\because 2.7296 > 1.96$。

$\therefore P < 0.05$，故按照 $\alpha = 0.05$ 的水准，拒绝 H_0，接受 H_1，差异有统计学意义；即可认为两类护肤品刺激反应程度的总体分布位置不同，美白类护肤品的刺激反应比保湿类强。

指标变量为两组或多组等级资料（有序分类数据）时，应注意以下问题。

1. 平均秩和的计算与解释 当使用秩和检验对两组或多组有序分类数据进行比较，并且得出 $P \leq \alpha$ 时，可以认为不同组之间存在统计学意义上的差异。为了进一步解释这些差异，可以计算每组的平均秩和。

平均秩和是每个组别中所有数据点的秩次之和除以该组的样本量。这个统计量可以帮助了解不同组别的相对位置。例如，如果一组的平均秩和较高，这意味着该组的数据点在整体排序中倾向于拥有更高的秩次，从而可能表明该组的表现较差或者情况较严重。

2. 避免使用卡方检验 对于有序分类数据的行×列表，通常不建议使用卡方检验。这是因为卡方检验依赖于观察频数与期望频数之间的差异，而行×列表中的数据可以通过调换行或列的位置而不改变卡方值，尽管这样做可能会改变数据的实际意义。

例如，考虑一个两组治疗患者的研究，行表示治疗效果（有效、无效），列表示组别（A、B）。如果调换列的位置，卡方值不会改变，但是此时的解释应该是关于治疗效果与组别之间的关系，这种调换可能会误导对结果的解释。相比之下，秩和检验考虑到了数据的有序性质，并且其检验统计量会随着行或列的调换而发生变化，因此更能反映有序分类数据的差异。

第三节 成组设计多个样本比较的秩和检验

成组设计多个样本比较的秩和检验（Kruskal-Wallis法）也称为 H 检验，其检验目的是推断多组样本分别代表的总体分布是否相同。适用于不符合方差分析检验的多组数值变量资料的比较，多组等级资料的比较，以及多组无法精确测量资料间的比较。

一、原始资料多组独立样本的比较

【例7-5】 某课题组将30例2型糖尿病患者以收缩压为分组标准，将确诊的糖尿病患者分为甲（收缩压≥140mmHg）、乙（90mmHg≤收缩压<140mmHg）、丙（收缩压<90mmHg）三组，每组随机抽取10例，测定餐后2小时胰岛素水平，结果见表7-6。请分析三组患者的胰岛素水平有无差别。

表7-6 30例2型糖尿病患者餐后2小时胰岛素水平的测定结果 单位：$\mu IU/ml$

分组	胰岛素									
甲	12.51	5.46	7.52	10.31	12.43	11.31	11.12	44.99	6.77	49.44
乙	17.57	6.78	17.71	20.35	13.56	47.79	8.26	50.46	48.45	47.79
丙	15.66	24.88	21.78	25.49	24.72	28.56	55.38	64.68	62.02	69.57

此为多组独立样本的比较，应首选单因素方差分析。但从数据观察来看，结果不服从正态分布，不满足方差分析的条件，故采用 H 检验，步骤如下。

1. 建立检验假设，确立检验水准

H_0：三组患者餐后2小时胰岛素水平总体分布相同。

H_1：三组患者餐后2小时胰岛素水平总体分布不同或不全相同。

$\alpha = 0.05$。

2. 计算检验统计量H值

（1）编秩：将各组数据按由小到大的顺序统一编秩，见表7-7。相同数字出现在同一组时，顺序编秩；有相同数字出现在不同组时，取平均秩次。表7-7中乙组有两个相同的测量值47.79，按顺序编秩为21、22，甲组和乙组各有一个测量值48.45，原顺序为23、24，因为这两个值出现在不同组内，所以取平均秩次（23＋24）/2＝23.5。

（2）求秩和：各组秩次分别相加得各组的秩和R_i，且$\sum R_i = \dfrac{N(N+1)}{2}$，$N = \sum n_i$，$n_i$为各组样本含量。本例$R_1 + R_2 + R_3 = 465$，$\sum R_i = \dfrac{30 \times (30+1)}{2} = 465$，计算无误。

（3）确定检验统计量H值：按公式7-6计算。

$$H = \frac{12}{N(N+1)} \sum \frac{R_i^2}{n_i} - 3(N+1) \qquad \text{（公式7-6）}$$

本例：$H = \dfrac{12}{30 \times 31} \times \left(\dfrac{95.5^2}{10} + \dfrac{153.5^2}{10} + \dfrac{216^2}{10} \right) - 3 \times 31 = 9.37$

3. 确定P值，作出推断结论

（1）查H界值表：若组数$k=3$，每组例数$n_i \leqslant 5$时，可查H界值表（附录I）。当$H < H_a$时，则$P > \alpha$；反之，当$H \geqslant H_a$时，$P \leqslant \alpha$。

（2）查卡方界值表：若组数$k > 3$，或每组例数$n_i > 5$时，H近似服从自由度$v = k-1$的卡方分布，可查卡方界值表（附录L）得到P值。

本例$n_i = 10 > 5$，$v = k-1 = 3-1 = 2$，查卡方界值表（附录L）得$\chi^2_{0.01, 2} = 9.21$，$H = 9.37 > 9.21$，故$P < 0.01$。按$\alpha = 0.05$的水准，拒绝H_0，接受H_1，差异有统计学意义。可认为三组糖尿病患者餐后2小时胰岛素水平不同或不全相同。

表7-7　三组糖尿病患者餐后2小时胰岛素水平编秩

甲		乙		丙	
胰岛素值 μIU/ml	秩次	胰岛素值 μIU/ml	秩次	胰岛素值 μIU/ml	秩次
12.51	10	17.57	13	15.66	12
5.46	1	6.78	3	24.88	18
7.52	4	17.71	14	21.78	16
10.31	6	20.35	15	25.49	19
12.43	9	13.56	11	24.72	17
11.31	8	47.79	21	28.56	20
11.12	7	8.26	5	55.38	27
48.45	23.5	50.46	26	64.68	29
6.77	2	48.45	23.5	62.02	28
49.44	25	47.79	22	69.57	30
$n_1 = 10$	$R_1 = 95.5$	$n_2 = 10$	$R_2 = 153.5$	$n_3 = 10$	$R_3 = 216$

当各样本的相同秩次较多时（如超过25%），由公式7-6计算所得H值偏小，应按照公式7-7进行校正，计算校正值H_C。

$$H_c = \frac{H}{C}$$

（公式7-7）

式中，$C = 1 - \frac{\sum (t_j^3 - t_j)}{N^3 - N}$，$t_j$ 为第 j（$j = 1$，2，$\cdots$）个相同差值的个数。

二、频数表资料（或等级资料）多组独立样本的比较

【例7-6】某课题组研究三种不同疗法治疗单纯性慢性气管炎的效果，将治疗效果分为有效、好转、无效3个等级，见表7-8。问三种疗法的效果有无差别？

1. 建立检验假设，确立检验水准

H_0：三种疗法治疗效果的总体分布相同。

H_1：三种疗法治疗效果的总体分布相同不同或不全相同。

$\alpha = 0.05$。

2. 计算检验统计量H值

（1）编秩：先计算各等级频数的合计数，见表7-8第（5）列；再确定各等级的秩次范围，见表7-8第（6）列，各等级频次范围的上限为累计频数；计算各等级平均秩次，见表7-8第（7）列，某等级的平均秩次等于该等级秩次范围的上下限的均数。如本例治愈129例，其秩次范围1～129，平均秩次为（1＋129）/2 = 65。

（2）求秩和：将各等级的平均秩次与其频数相乘，然后将每组各等级的乘积相加，就得到各组的秩和 R_i。本例把表7-8中每种疗法的第（2）列至第（4）列分别乘第（7）列再相加，就得到了每种疗法的秩和。

表7-8　三种不同疗法治疗单纯性慢性气管炎患者的效果比较

治疗效果 （1）	甲疗法 （2）	乙疗法 （3）	丙疗法 （4）	合计 （5）	秩次范围 （6）	平均秩次 （7）
治愈	37	41	51	129	1～129	65
好转	37	32	56	125	130～254	192
无效	28	30	19	77	255～331	293
n_i	102	103	126	331	—	—
R_i	17 713	17 599	19 634	54 946	—	—

（3）确定检验统计量H值：按公式7-6计算。

$$H = \frac{12}{331 \times 332} \times \left(\frac{17\ 713^2}{102} + \frac{17\ 599^2}{103} + \frac{19\ 634^2}{126} \right) - 3 \times 332 = 2.34$$

由于本例每个等级的频数（相同秩次的个数）较多，需按公式7-7计算校正 H_C 值。

$$C = 1 - \frac{(129^3 - 129) + (125^3 - 125) + (77^3 - 77)}{37^3 - 37} = 0.8744$$

$$H_C = \frac{H}{C} = \frac{2.34}{0.8744} = 2.68$$

3. 确定 P 值，作出推断结论

本例 $v=k-1=3-1=2$，查附录L得 $\chi^2_{0.05,\ 2}=5.99$，$H_C=2.68<5.99$，故 $P>0.05$。按 $\alpha=0.05$ 的水准，不拒绝 H_0，差异无统计学意义。尚不能认为三种疗法治疗单纯性慢性气管炎患者的效果有差别。

第四节　多个样本两两比较的秩和检验

当多个样本比较的秩和检验拒绝 H_0，认为各总体分布不同或不全相同时，常需做多个样本两两比较的秩和检验（Nemenyi法），以推断哪两个总体分布不同，哪两个总体分布相同。根据样本例数是否相等，分两种情况。

一、各样本例数相等

【例7-7】 对【例7-5】中三个样本进行两两比较，步骤如下。

1. 建立检验假设，确立检验水准

H_0：任意两组患者餐后2小时胰岛素水平的总体分布相同。

H_1：任意两组患者餐后2小时胰岛素水平的总体分布不同。

$\alpha=0.05$。

2. 求秩和的差值

计算 k 个处理组中所有可能两两比较组秩和差值的绝对值 $D=|R_A-R_B|$。本例 $k=3$，共有3个两两比较组，其秩和差值绝对值见表7-9。

表7-9　【例7-5】中资料两两比较秩和检验结果

比较组	$D\ |R_A-R_B|$	D界值		P
		$\alpha=0.05$	$\alpha=0.01$	
甲与乙	58	92.3	114.7	>0.05
甲与丙	120.5	92.3	114.7	<0.01
乙与丙	62.5	92.3	114.7	>0.05

3. 确定 P 值，作出推断结论

按照样本例数 n 与组数 k 查 D 界值表（附录Q）中相应的界值 $D_{\alpha(n,\ k)}$，若 $D \geq D_{\alpha(n,\ k)}$，则 $P \leq \alpha$；若 $D < D_{\alpha(n,\ k)}$，则 $P>\alpha$。本例 $n=10$，$k=3$，查 D 界值表（附录Q）得 $D_{0.05(10,\ 3)}=92.3$，$D_{0.01(10,\ 3)}=114.7$。

经检验，甲组与乙组、乙组和丙组两两比较 P 值均大于0.05，按照 $\alpha=0.05$ 的水准，收缩压偏低组和收缩压正常组、收缩压正常组和收缩压偏高组的餐后2小时胰岛素水平差别均无统计学意义。甲组和丙组两两比较 P 值小于0.05，按照 $\alpha=0.05$ 的水准，可认为收缩压偏高群体比收缩压偏低群体餐后2小时胰岛素水平高。

二、各样本例数不等

【**例7-8**】对正常人、单纯性肥胖、皮质醇增多症三组人群的血浆皮质醇含量（nmol/L）进行测定，其结果见表7-10。经检验，三组人群的血浆皮质醇含量不同或不全相同，请进行两两比较确定哪两组存在不同。

表7-10　三组人群血浆皮质醇含量编秩

甲		乙		丙	
血浆皮质醇含量	秩次	血浆皮质醇含量	秩次	血浆皮质醇含量	秩次
0.5	1	0.7	2	9.7	21
1.9	4	1.1	3	10.5	22
2.4	8	2.1	5	10.6	23
2.3	7	2.2	6	12.8	24
3.0	9	3.3	10	14.1	26
3.8	11	4.1	13	14.6	27
3.9	12	5.1	15	15.6	28
4.6	14	5.9	16	21.7	29
6.2	17	7.5	20	24.1	30
6.7	18	13.6	25	9.7	21
7.0	19				
$n_1 = 11$	$R_1 = 120$	$n_2 = 10$	$R_2 = 115$	$n_3 = 9$	$R_3 = 230$
$\overline{R}_i$	10.91		11.50		25.56

1. 建立检验假设，确立检验水准

H_0：任意两组血浆皮质醇含量的总体分布相同。

H_1：任意两组血浆皮质醇含量的总体分布不同。

$\alpha = 0.05$。

2. 求各比较组平均秩次之差

计算各组的平均秩次 $\overline{R}_i = \dfrac{R_i}{n_i}$，所有可能两两比较组平均秩次之差的绝对值 $|\overline{R}_A - \overline{R}|$。本例共有3个两两比较组，各组的秩和和平均秩次见表7-10、各比较组平均秩次之差的绝对值见表7-11。

3. 确定P值，作出推断结论

将各比较组平均秩次之差的绝对值与界值比较，若该差值的绝对值大于 $\alpha = 0.05$ 对应的界值，则 $P < 0.05$，拒绝 H_0，接受 H_1，相应的比较组差别有统计学意义。若该差值的绝对值小于 $\alpha = 0.05$ 对应的界值，则 $P > 0.05$，不拒绝 H_0。根据公式7-8计算 $\alpha = 0.05$ 和 $\alpha = 0.01$ 时的界值：

$$\sqrt{C\chi^2_{a,\ k-1} \frac{N(N+1)}{12} \left(\frac{1}{n_A} + \frac{1}{n_B} \right)}$$

（公式7-8）

式中，C为相同秩次校正数，$C=1-\dfrac{\sum(t_j^3-t_j)}{N^3-N}$，$t_j$为第$j$（$j=1$，$2$，$\cdots$）个相同差值的个数；$\chi^2_{\alpha,k-1}$由卡方界值表查得，$k$为处理组数，$N$为各处理组总例数。

本例中无相同数据，故$C=1$；$\upsilon=k-1=2$，查表得$\chi^2_{0.05,2}=5.99$，$\chi^2_{0.01,2}=9.21$，由公式7-8计算得到各组两两比较的界值见表7-11。

表7-11　两两比较的秩和检验结果

比较组	样本含量		平均秩次之差 $|\overline{R}_A-\overline{R}|$	界值		P
	n_A	n_B		$\alpha=0.05$	$\alpha=0.01$	
甲与乙	11	10	0.59	9.41	11.67	>0.05
甲与丙	11	9	14.65	9.68	12.01	<0.01
乙与丙	10	9	14.06	9.90	12.28	<0.01

经检验，甲组与丙组、乙组和丙组两两比较P值均小于0.01，差别有统计学意义；甲组与乙组比较$P>0.05$，差别无统计学意义。按照$\alpha=0.05$的水准，可认为皮质醇增多症人群比正常人血浆皮质醇含量高，皮质醇增多症人群比肥胖人群血浆皮质醇含量高。正常人和肥胖人群血浆皮质醇含量的差别无统计学意义。

知识拓展

威尔科克森与秩和检验

弗兰克·威尔科克森（Frank Wilcoxon，1892—1965年），出生于爱尔兰，后随父母移民美国。1945年，威尔科克森提出了以他的名字命名的威尔科克森秩和检验和威尔科克森符号秩和检验，这两种检验方法推动了非参数统计学的发展。

他是一个经历丰富、爱好广泛的人。青年时期做过水手、管理过煤气抽送站、当过树医、进入过军事学院，25岁获得理学学士学位，曾在电力公司工作3年，又考取了化学专业的研究生，29岁时获硕士学位，32岁时获物理化学博士学位，曾担任农作物保护高级研究员，还曾给理工学院研究生讲授物理和化学课程。

1945年，他在研究中发现：进行两组连续变量的组间比较时，明明差异很明显，可是用t检验和方差分析得到的结果却总是无统计学差异。于是，他发明了一种统计方法，通过将两组的值排秩次，比较两组的秩次总和来判断两组是否存在统计学差异，即威尔科克森秩和检验。他将这个新方法投稿到统计学杂志，想让统计学家们帮忙看看是否靠谱并修改。没想到当时没有任何一个统计学家考虑到这个问题，于是威尔科克森发明了该方法，开启了非参数检验的大门。同年，他还提出了威尔科克森符号秩和检验，用以解决配对资料组间比较的问题。他对统计学的贡献主要集中于秩和检验、多重比较、序贯秩、析因实验和生物测定。

本章小结

教学课件

执考知识点总结

本章涉及的2019版及2024版公共卫生执业助理医师资格考试考点对比见表7-12。

表7-12 2019版及2024版公共卫生执业助理医师资格考试考点对比

单元	细目	知识点	2024版	2019版
秩和检验	非参数检验	（1）非参数检验的概念	√	√
		（2）非参数检验的适用范围	√	√
	秩和检验	（1）配对设计的符号秩和检验	√	√
		（2）完全随机设计两样本比较的秩和检验	√	√

拓展练习及参考答案

（贾　茜）

第八章 分类资料的统计描述

素质目标： 培养学生观察问题归纳问题的能力、分析问题解决问题的能力。

知识目标： 掌握率、构成比、相对比等概念，应用相对数的注意事项；熟悉标准化率的计算；了解常用的动态数列分析指标。

能力目标： 能够说出相对数的含义；阐述率、构成比和相对比的意义、用途及计算方法；能够正确使用相对数指标。

案例导入

【案例】

小卫在统计2018年某社区卫生服务中心所辖地区流感死亡病例时发现，该地区有28例流感死亡病例，其中，甲型流感死亡18例，乙型流感死亡10例。由此认为流感病例中，甲型流感比乙型流感易发生死亡。

【问题】

1. 此资料为何种类型？
2. 结论是否正确？

核心知识拆解

分类资料常见的数据形式有绝对数和相对数。绝对数是简单的计数信息，如某病的出院人数、治愈人数、死亡人数等。绝对数通常不具有可比性，如甲、乙两个医院某病出院人数不同时，比较两医院该病的死亡人数没有意义，因此需要在绝对数的基础上计算相对数。对于分类资料而言，医学研究中常用的相对数指标有：率、构成比、相对比等。

第一节 常用相对数

一、率

率是一频度指标，用以反映某现象发生的频度或强度。计算见公式8-1。

$$率=\frac{个体具有某特征或发生某事件的个数}{可能具有某特征或发生某事件的个体总数}\times k \qquad （公式8-1）$$

式中，k为比例基数，可以是100%、1000‰、万/万、10万/10万等。比例基数的选择主要根据习惯用法和使计算出的率能够保留1～2位整数，以便于阅读。如期间患病率通常用百分率，婴儿死亡率用千分率，肿瘤死亡率以十万分率表示。

二、构成比

构成比又称比例，是指事物某一部分观察单位数与事物各组成部分观察单位的总数之比，说明某事物内部各组成部分所占的比重。常以百分数表示，计算见公式8-2。

$$构成比=\frac{某组成部分的观察对象个数}{同一事物各组成部分的观察单位总数}\times 100\% \qquad （公式8-2）$$

以表8-1为例，表中展示了某工厂不同工龄工人慢性支气管炎的患者构成。其中，第（4）列为患者构成比，即各工龄患病数占总患病人数的百分比，如1～组的患病构成比为：17/147＝11.5%；从第（4）列可见，各组成部分的总计构成比等于100%。有时，由于计算过程中的四舍五入，可能会出现合计构成比略少于（或多于）100%，这时，可适当调整舍入数，使合计构成比等于100%，以表示构成比的整体概念。

表8-1 某工厂不同工龄工人慢性支气管炎的患者构成

工龄（年）（1）	检查人数（2）	患者人数（3）	患者构成比（%）（4）
1～	340	17	11.5
5～	254	30	20.4
10～	432	73	49.7
15～	136	27	18.4
合计	1162	147	100.0

从表8-1中可以看出，构成比有两个特点：①各组成部分的构成比之和等于100%。②某一组成部分所占比重的增减，会相应地影响其他部分的增减。

【例8-1】请回答本章案例导入中的问题。

问题1：观察每一个流感死亡病例，其感染流感病毒分型为甲型流感或乙型流感，因此，此资料属于定性变量，所得数据为定性资料。

问题2：该结论不正确。因为各种分型的死亡病例都是根据其感染的流感病毒分型的患者人数清点出来的，是绝对数，绝对数可以说明某现象在一定条件下的实际水平，但不能相互比较。在本例中，虽然甲型流感死亡病例多于乙型，但并不一定表明甲型流感病例比乙型流感更易发生死亡，如果在流感患者中，以甲型流感的病例为多，则即使两种分型的病死情况相同，甲型流感的死亡病例也会多于乙型流感的死亡病例。要正确比较两种分型的病死情况，还需补充两种分型的病例总数，计算病死率。

三、相对比

相对比表示两个有关联的指标之比，简称比，用以说明一个指标是另一个指标的几倍或几分之几。计算见公式8-3。

$$相对比 = \frac{A_{指标}}{B_{指标}} \qquad （公式8-3）$$

相互比较的两个指标可以是性质相同的指标，也可以是性质不同的指标；两变量可以为数值变量、分类变量，可以是绝对数、相对数、平均数等。常用的相对比有变异系数（CV）、流行病学中的相对危险度（RR）、性别比例等。

【例8-2】某年某地出生男婴28 750人，女婴27 860人，试计算男女性别比。

$$性别比 = 28\ 750/27\ 860 \times 100\% = 103.19\%$$

这表示男婴人数为女婴人数的103.19%，也就是当女婴数为100名时，男婴数则为103.19名。或者：

$$性别比 = 28\ 750/27\ 860 = 1.03 倍$$

这表示男婴数约为女婴数的1.03倍。习惯上，性别比常以女子为100作为基数。

四、应用相对数时应注意的问题

1. 计算相对数的分母一般不宜过小 计算相对数时，如果样本含量过小，则相对数不稳定，很容易造成较大误差。如用某药治疗某病时，5例中有4例治愈，即报道治愈率为80%，显然这个治愈率很不稳定，此时最好直接用绝对数表示。

2. 正确使用率和构成比，不能混淆 构成比通常只能说明某事物各组成部分的比重或分布，率则说明某现象发生的频率或强度。

如表8-2中展示了某地各年龄组妇女宫颈癌患病情况统计，从第（4）列患者构成比来看，50～组患者的比重最高（37.2%），但不能认为该组的患病最严重，60～组的患病有所减少。若要了解究竟哪个年龄组的患病机会大，则必须计算各年龄组患病率，即第（5）列，从各年龄组患病率可以看出，宫颈癌的患病率随着年龄增长而增高。尽管该地60岁以上的妇女患病率很高，但因该年龄组检查人数比低年龄组为少，致使该年龄组的患者人数少，故所占总患者数的比重小。

表8-2 某地各年龄组妇女宫颈癌患病情况统计

年龄（岁） （1）	检查人数 （2）	患者数 （3）	患者构成比（%） （4）	患病率（1/万） （5）
＜30	100 000	3	1.2	0.3
30 ～	96 667	29	11.2	3.0
40 ～	63 000	82	31.8	13.0
50 ～	24 000	96	37.2	40.0
60 ～	6000	58	18.6	80.0
合计	289 667	258	100.0	8.9

3. 对观察单位不等的几个率，不能直接相加求其合计率 计算观察单位不等的几个率的合计率（又称平均率）时，不能将几个率直接相加，必须将几个单位的总病例数除以总人口数求得。如表8-2中，合计患病率应为：$\frac{258}{289\ 667} \times 10\ 000/万 = 8.9/万$。

4. 做率或构成比的比较时应注意资料的可比性 用率或构成比做对比分析时，需检查相互比较的两组或几组资料是否具有可比性，这是分析比较的前提。除了研究因素之外，其余的因素应相同或相近。应注意以下两方面。

（1）研究对象是否同质，研究方法、观察时间、种族、地区、客观环境和条件是否一致。

（2）其他影响因素在各组内部构成是否相同，若比较死亡率，要考虑各组的性别、年龄构成是否可比；若比较治愈率，要考虑各组的年龄、性别、病情、病程的构成是否相同；若内部构成不同，可比较分性别、年龄的率或者对率进行标准化。

5. 样本率（或构成比）的比较应做假设检验 进行样本率（或构成比）的比较，与均数的抽样研究一样应遵循随机化抽样原则。因样本率（或构成比）也有抽样误差的存在，所以不能凭数字表面大小作结论，应做差别的假设检验。

第二节 率的标准化

一、标准化的基本思想

当比较两组指标如发病率时，因各小组观察例数的构成比，诸如年龄、性别、工龄、病情轻重等不同，直接比较其合计率是不合理的。此时应用统一的标准，消除内部构成不同对合计率所产生的影响，使两组合计率具有可比性。

【例8-3】欲研究甲乙两家医院的医疗质量，调查了两院四个科室的出院人数和治愈人数，得到了表8-3资料。试对两院的医疗质量进行比较。

表8-3　某市甲乙两院各科出院和治愈人数

科室	甲院			乙院		
	出院人数（人）	治愈人数（人）	治愈率（%）	出院人数（人）	治愈人数（人）	治愈率（%）
内科	687	211	30.71	218	69	31.65
妇科	456	398	87.28	486	412	84.77
儿科	239	219	91.63	252	228	90.48
外科	205	198	96.58	698	667	95.56
合计	1587	1026	64.65	1654	1376	83.19

　　从表8-3中的合计治愈率来看，甲院治愈率为64.65%，乙院治愈率为83.19%，似乎乙院治愈率较甲院为优。但这样的结论是不妥的，因为这两家医院的科室构成中内科与儿科有很大不同，而内科与儿科的治愈率也有很大差别，甲院中治愈率较低的内科患者所占比重较大，而乙院中治愈率较高的外科患者所占比重大。由于内部构成不同，造成了两家医院的合计治愈率不可比。因此要正确比较两家医院的合计治愈率，必须先将两家医院的科室构成按照统一标准进行校正，然后计算出校正后的标准化治愈率再进行比较。凡是经过标准化后的率，统称为标准化率。这种用统一的内部构成，然后计算标准化率的方法，称为标准化法。标准化法的基本思想是：采用统一的标准构成以消除构成不同对合计率的影响，使经过标准化后的标准化合计率具有可比性。

　　标准化使用的标准不同，计算所得的标准化率也不同，但比较的相对结果相同。在预防医学研究中，混杂因素通常指与研究因素有关并对研究结果产生影响的非研究因素。在资料分析阶段有许多控制混杂因素的方法，标准化法是其中之一。

二、标准化率的计算

（一）直接法

当各小组率已知，宜采用直接法计算标准化率，其计算见公式8-4、公式8-5。
观察单位数作为标准：

$$P' = \frac{\sum N_i P_i}{N}$$

（公式8-4）

构成作为标准：

$$P' = \left(\frac{N_i}{N}\right) P_i$$

（公式8-5）

　　式中，P' 为标准化率，i 为标化变量的分组数，N_i 为第 i 组的标准人口数，N 为各组的合计标准人口数，$\frac{N_i}{N}$ 为第 i 组的标准人口构成比，P_i 为第 i 组的率。

　　1. 标准构成的选择　标准化法计算的关键是选择统一的标准构成，选择标准构成的方法通常有以下三种。

（1）从要比较的两组中任选一组资料的观察单位数（或构成）作为"共同标准"。

（2）将要比较的两组资料内部各部分的观察单位数相加之和（或构成）作为"共同标准"。

（3）选一个具有代表性的、内部构成相对稳定的较大群体作为"共同标准"，如采用全国、全省或全地区的数据作为标准。

2. 以各小组出院人数为标准计算标准化率

选定甲、乙两院各科室的出院人数之和作标准，见表8-4第（2）列。将各标准组出院人数分别乘以甲、乙两院的原治愈率，即得不同科室的预期治愈数，见表8-4第（4）、（6）列。

表8-4 以各小组出院人数作为标准计算甲、乙两院的标准化率

科室 （1）	标准组出院人数 N_i （2）	甲院		乙院	
		原治愈率（%） P_i （3）	预期治愈数 N_iP_i （4）=（2）×（3）	原治愈率（%） P_i （5）	预期治愈数 N_iP_i （6）=（2）×（5）
内科	905	30.71	277.96	31.65	286.44
妇科	942	87.28	822.18	84.77	798.57
儿科	491	91.63	449.91	90.48	444.24
外科	903	96.58	872.17	95.56	862.90
合计	3241	64.65	2422.22	83.19	2392.15

甲院标准化治愈率：$P' = 2422.22/3241 = 74.74\%$
乙院标准化治愈率：$P' = 2392.15/3241 = 73.81\%$

经标准化后，甲院治愈率高于乙院，可得出甲院的医疗质量优于乙院，与标准化前的结论相反。

3. 以各小组出院人数构成为标准计算标准化率

选定甲、乙两院各科室的出院人数之和占总出院人数的构成作标准，见表8-5第（2）列。标准组出院人数构成分别乘以甲、乙两院的原治愈率，即得不同科室的预期治愈率，见表第（4）、（6）列。

表8-5 以各小组出院人数构成为标准计算甲、乙两院的标准化率

科室 （1）	标准组出院人数 构成 $\frac{N_i}{N}$ （2）	甲院		乙院	
		原治愈率（%） P_i （3）	预期治愈率（%） $\left(\frac{N_i}{N}\right)P_i$ （4）	原治愈率（%） P_i （5）	预期治愈率（%） $\left(\frac{N_i}{N}\right)P_i$ （6）
内科	0.2792	30.71	8.5742	31.65	8.8367
妇科	0.2907	87.28	25.3723	84.77	24.6426
儿科	0.1515	91.63	13.8819	90.48	13.7077
外科	0.2786	96.58	26.9072	95.56	26.6230
合计	1.0000	64.65	74.7311	83.19	73.8100

甲院标准化治愈率：$= 8.5742 + 25.3723 + 13.8819 + 26.9072 = 74.7311（\%）$
乙院标准化治愈率：$= 8.8367 + 24.6426 + 13.7077 + 26.6230 = 73.8100（\%）$

经标准化后，甲院治愈率（74.73%）高于乙院（73.81%），可得出甲院的医疗质量优于乙院，与标准化前的结论相反。

（二）间接法

间接法适用于将某人群与标准人群比较，要求已知某人群的总人口数和总死亡数、某人群的年龄别人口数、标准人群的年龄别死亡率和标准人群的总死亡率。

当被标准化组的年龄别死亡率p_i未知，只有年龄别人口数n_i和死亡总数r时，可采用间接法。间接法必须有标准组的年龄别死亡率p_i，计算见公式8-6。

$$p' = \frac{r}{\sum n_i p_i} P \qquad\qquad （公式8-6）$$

式中，P为标准组的合计死亡率，$\sum n_i p_i$是被标准化组的预期死亡人数，$\dfrac{r}{\sum n_i p_i}$是被标准化组的实际死亡数与预期死亡数之比，称为标准化死亡率比（standardized mortality ratio，SMR）。

若$SMR>1$，表示被标准化组的死亡数高于标准组；若$SMR<1$，表示被标准化组的死亡数低于标准组。用SMR乘以标准组的合计死亡率P，即得到间接法标准化死亡率p'。

【例8-4】某县人口数542 300人，某年肺癌死亡720人，肺癌死亡率为$\dfrac{720}{542\,300}\times 10万/10万 =$ 132.77/10万，而该县所在地市的肺癌死亡率为12.66/10万，具体数据见表8-6。请问该县肺癌死亡情况是否比该县所在地市的一般人群严重？

表8-6　某县人口年龄构成及所在地区肺癌死亡率

年龄组 （1）	所在县人口数 （2）	所在地市的肺癌死亡率（1/10万） （3）	该县预期肺癌死亡人数 （4）=（2）×（（3）
0～	363 200	0.35	1.27
30～	54 900	0.78	0.43
40～	47 300	12.77	6.04
50～	32 200	32.88	10.587 36
60～	23 400	75.38	17.64
70～	17 800	120.47	21.44
80～	3500	102.34	3.58
合计	542 300	12.66	60.99

肺癌死亡率受年龄的影响，年龄越大，肺癌死亡率越高。如果该县人口中老年人口比重大于全市的老年人口比重，则会导致该县肺癌死亡率高于全市的肺癌死亡率。因此这里用间接法对该县肺癌死亡率按年龄进行标准化，步骤如下。

1. 以该县所在地市肺癌死亡率作为标准。

2. 以全市各年龄组的肺癌死亡率为标准，计算该县各年龄组的预期肺癌死亡人数。

3. 计算SMR。

$$SMR = \frac{实际死亡人数}{预期死亡人数} = \frac{720}{60.99} = 11.81$$

4. 计算标准化率，$p_i = 标准总死亡率 \times SMR = 12.66 \times 11.81 = 149.51/10万$，高于所在地市的肺癌

死亡率12.66/10万，即该县肺癌死亡情况比该县所在地市的一般人群严重。

三、应用标准化法的注意事项

1．标准化时，我们假定某一项指标（如年龄别人口构成）不可比，其他指标均可比。对不可比指标进行标准化。

2．选用的标准不同，得到的标准化率结果可能不同。因此标准化率只是两组的相对水平，不再反映实际的情况，只能用于比较。

3．比较的两组应选用同一标准。

第三节　动态数列

动态数列是一系列按时间顺序排列起来的统计指标（可以为绝对数、相对数或平均数），用以观察和比较该事物在时间上的变化和发展趋势。常用的动态数列分析指标有：绝对增长量、发展速度与增长速度。

【例8-5】根据某地2010—2019年流感阳性病例数动态变化（表8-7），分析某地2010—2019年流感阳性病例数的动态变化情况。

表8-7　某地2010—2019年流感阳性病例数动态变化

| 年份（1） | 流感阳性病例数（人）（2） | 绝对增长量（人） | | 定基比 | | 环比 | |
		累计（3）	逐年（4）	发展速度（%）（5）	增长速度（%）（6）	发展速度（%）（7）	增长速度（%）（8）
2010	290			100.00		100.00	
2011	421	131	131	145.17	45.17	145.17	45.17
2012	549	259	128	189.31	89.31	130.40	30.40
2013	570	280	21	197.55	97.55	103.83	3.83
2014	653	363	83	225.17	125.17	114.56	14.56
2015	1311	1021	658	452.07	352.07	200.77	100.77
2016	1422	1132	111	490.34	390.34	108.47	9.47
2017	1746	1456	324	602.07	502.07	122.78	22.78
2018	1287	997	-459	443.79	343.79	73.71	-26.29
2019	1676	1386	389	577.93	477.93	103.23	3.23

一、绝对增长量

绝对增长量是指指标在一定时期增长的绝对值，可分为累计增长量和逐年增长量。累计增长量是指某年指标与基线指标之差，逐年增长量是某年指标与前一年指标之差。表8-7中：

2012年累计增长量＝570-290＝260人

2019年累计增长量＝1676-290＝1386人

2013年逐年增长量＝570-549＝21人

2019年逐年增长量＝1676-1287＝389人

二、发展速度与增长速度

1. 定基发展速度与定基增长速度

（1）定基发展速度是某年指标与基线指标之比，表示某年指标占基线指标的百分比。

（2）定基增长速度是某年指标与基线指标相比的净增加速度，即定基增长速度＝定基发展速度-100%。

表8-7中：

2013年定基发展速度 $\frac{570}{290} \times 100\% = 197.55\%$

2019年定基发展速度 $\frac{1676}{290} \times 100\% = 577.93\%$

2013年定基增长速度＝197.55%-100%＝97.55%

2019年定基增长速度＝577.93%-100%＝477.93%

2. 环比发展速度与环比增长速度

（1）环比发展速度是某年指标与前一年指标之比，表示某年指标占前一年指标的百分比。

（2）环比增长速度是某年指标与前一年指标相比的净增加速度，即环比增长速度＝环比发展速度-100%。

表8-7中：

2013年环比发展速度 $\frac{570}{549} \times 100\% = 103.83\%$

2019年环比发展速度 $\frac{1676}{1287} \times 100\% = 103.23\%$

2013年环比增长速度＝103.83%-100%＝3.83%

2019年环比增长速度＝103.23%-100%＝3.23%

3. 平均发展速度与平均增长速度

（1）平均发展速度表示某现象在一定期间的平均变化。如表8-7，某地2010—2019年流感阳性病例数平均发展速度计算见公式8-7。

$$平均发展速度 = \sqrt[n-1]{a_n/a_1} \tag{公式8-7}$$

式中，a_n是动态数列最后1年的指标值，a_1是动态数列第1年的指标值，n为动态数列的年数，这里$n = 10$。

本例的平均发展速度＝$\sqrt[10-1]{1676/290} = 121.52\%$

（2）平均增长速度表示某现象在一定期间的平均净变化，即平均增长速度＝平均发展速度-100%。

本例的平均增长速度＝121.52%-100%＝21.52%

从表8-7可以看出，该地2010—2019年流感阳性病例数定基增长速度均为正值，表明每年的值与基线相比都有净增加；环比增长速度2018年为负值，表示2018年与2017年相比流感阳性病例数在减少，其他各年的环比增长速度均为正值，表示相应的流感阳性病例数与前一年相比都在增加。

动态数列的分析不仅可以总结过去，在资料合适的条件下，比如当发展速度呈平稳上升或下降趋势时，还可以用于预测，即根据平均发展速度公式计算几年后达到的指标。如根据表8-7预测2020年的流感阳性病例数，本例2020年相当于a_{11}，将已知数据代入公式8-7。

$$121.52\% = \sqrt[11-1]{a_{11}/290}$$

$$则：a_{11} = 1.2152^{10} \times 290 \approx 2037 人$$

根据上述计算，预计到2020年该地的流感阳性病例数约为2037人。注意，本例的流感阳性病例数并非平稳增长，所以用这种方法预测的结果可能误差较大。

知识拓展

同比VS环比

增长速度是反映经济社会某一领域发展变化情况的重要数据，而同比和环比是反映增长速度最基础、最核心的数据指标，也是国际上通用的指标。

同比是以前一年同期为基期相比较，即本期某一时间段与前一年同一时间段相比，可以理解为今年第n月与去年第n月的比较。环比是与上一个相邻统计周期相比较，表明统计指标逐期的发展变化，可以理解为第n月与第$n-1$月的比较。

环比侧重反映数据的短期变化，用环比增长速度反映指标变化时，时效性强，比较灵敏。同比相对于环比，侧重反映长期趋势，能够一定程度上克服季节性波动的影响，但缺点是易受基期因素影响。

实训　相对数与动态数列

一、实训目标

1. 能够计算率、构成比。
2. 能够计算动态数列分析指标。

二、实训时长

2学时。

三、实训内容

1. 根据表8-8资料完成表中指标的计算，并回答："欲比较各年龄组死亡的严重性，宜用哪个指标？为什么？"

表8-8 某年某地区按人口年龄分组的某疾病资料

年龄	人口数（人）	患者数（人）	新发病例数（人）	死亡数（人）	死亡构成比（%）	患病率（%）	发病率（%）	死亡率（%）
0 ～	82 920	488	170	9				
20 ～	36 639	451	152	17				
40 ～	28 161	273	133	22				
60 ～	9370	110	46	25				
合计	157 090	1322	501	73				

2. 有人根据表8-9资料作出结论，新车间工人的慢性气管炎患病率（7%）比旧车间工人慢性气管炎患病率（5%）为高，你认为如何？用何种方法分析这份资料更为合理？

表8-9 新旧车间工人慢性气管炎患病率

工龄	新车间			旧车间		
	检查人数（人）	患者数（人）	患病率（%）	检查人数（人）	患者数（人）	患病率（%）
2年以下	100	2	2.00	400	10	2.50
3年以上	400	33	8.25	100	15	15.50
合计	500	35	7.00	500	25	5.00

3. 试分析和比较表8-10中某市不同性别居民脑卒中发病率的动态变化情况。

表8-10 2015—2019年某市不同性别居民脑卒中发病率　　　　　　　　　　单位：1/10万

年份	男性	女性
2015	392.40	333.18
2016	436.97	322.96
2017	410.69	327.17
2018	451.60	373.60
2019	459.98	402.68

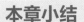

本章小结

教学课件

执考知识点总结

本章涉及的2019版及2024版公共卫生执业助理医师资格考试考点对比见表8-11。

表8-11 2019版及2024版公共卫生执业助理医师资格考试考点对比

单元	细目	知识点	2024版	2019版
定性资料的统计描述	常用相对数	率、构成比、相对比	√	√
	应用相对数应注意的问题	（1）构成比和率在应用中的区别	√	√
		（2）合计（总）率的计算	√	√
		（3）指标的可比性	√	√
		（4）观察例数的问题	√	√

拓展练习及参考答案

（谢慧妍）

第九章　二项分布与泊松分布

素质目标： 具备识别资料特殊概率分布特点的思维。

知识目标： 掌握二项分布的定义、应用条件，总体率的区间估计，率的u检验；熟悉二项分布的性质、图形，泊松分布的概念；了解泊松分布的应用。

能力目标： 能够分析二项分布资料。

案例导入

【案例】

小卫在一次研究比较宫颈癌治疗与生存情况时，收集了某地甲乙两医院资料。甲医院收治、随访宫颈癌患者560人，五年生存者320人；乙医院收治、随访宫颈癌患者630人，五年生存者375人。

【问题】

1. 这些资料属于什么类型？

2. 如果要比较两医院宫颈癌五年生存率有无差别，该怎样处理？

核心知识拆解

个体间的变异总是客观存在的，且受事物内部客观因素的支配，因此，变量值的分布是有一定规律的。概率分布是统计学赖以发展的理论基础，是研究随机现象的基本工具。任何统计分析方法都离不开特定的统计分布，而不同的分布又各具特性。通过对随机现象分布特征的描述，可以发现内在的客观规律。

一般来说，数值变量属于连续型随机变量，常见分布有正态分布、t分布、F分布；而分类变量属于离散型随机变量，常见分布有二项分布和泊松分布。

第一节 二项分布

一、概述

（一）二项分布的定义

在医学实践中，常遇到一些事件，其结局只有两种互相对立的结果。如在毒理试验中，动物的生存与死亡；在流行病学观察中，接触某危险因素的个体发病与不发病；在临床治疗中，患者的治愈与未治愈；理化检验结果的阴性与阳性等，均表现为两种互相对立的结果，每个个体的观察结果只能取其中之一。这类试验称为伯努利（Bernoulli）试验，是为纪念瑞士数学家詹姆斯·伯努利（James Bernoulli）（1654—1705）而命名的。如果伯努利试验中"成功"的概率为 π（$0 < \pi < 1$），则"失败"概率为 $1-\pi$。二项分布就是 n 次独立重复的伯努利试验中，出现 x（$x=0$，1，2，…，n）次"成功"的概率分布，$0 \leq P(x) \leq 1$，记为 $x \sim B(n, \pi)$。

【例9-1】假设给小白鼠注射某种毒物，达到一定剂量时，其死亡率为 $\pi=80\%$，则对于每只小白鼠而言，其死亡概率为 $\pi=0.8$，生存概率为 $1-\pi=0.2$。若每组各用三只小白鼠（分别记为甲、乙、丙），对每只鼠独立进行实验，各鼠的实验结果（生存或死亡）是互不影响的。

本例中，观察每组小白鼠存亡情况，如果计算死亡与生存的顺序，则共有8种排列方式，如表9-1第（1）列所示；如果只计死亡与生存的数目，则只有4种组合方式，如表9-1第（2）、（3）列所示。

由于实验是独立进行的，故每只小鼠的实验结果是相互独立的，根据概率的乘法法则（几个独立事件同时发生的概率，等于各独立事件的概率之积），可算出每种实验结果的概率，见表9-1第（4）列。再根据概率的加法法则（互不相容事件和的概率等于各事件的概率之和），于是算得死亡数分别为0，1，2，3时的概率，见表9-1第（5）列。其值正好与下列二项展开式的各项对应且相等。

表9-1　三只小白鼠存亡的排列和组合方式及其概率的计算

甲	乙	丙	死亡数 x	生存数 $n-x$	每种实验结果的概率	不同死亡的概率 $C_n^x \pi^x (1-\pi)^{n-x}$
	（1）		（2）	（3）	（4）	（5）
死	死	死	3	0	$0.8 \times 0.8 \times 0.8 = 0.512$	0.512
死	死	生			$0.8 \times 0.8 \times 0.2 = 0.128$	
死	生	死	2	1	$0.8 \times 0.2 \times 0.8 = 0.128$	0.384
生	死	死			$0.2 \times 0.8 \times 0.8 = 0.128$	
死	生	生			$0.8 \times 0.2 \times 0.2 = 0.032$	
生	死	生	1	2	$0.2 \times 0.8 \times 0.2 = 0.032$	0.096
生	生	死			$0.2 \times 0.2 \times 0.8 = 0.032$	
生	生	生	0	3	$0.2 \times 0.2 \times 0.2 = 0.008$	0.008
	合计				1.000	1.000

二项展开式的一般表达式见公式9-1。

$$[\pi+(1-\pi)]^n=\pi^n+C_n^1\pi^{n-1}(1-\pi)^1+C_n^2\pi^{n-2}(1-\pi)^2+\cdots+C_n^x\pi^x(1-\pi)^{n-x}+\cdots+C_n^{n-1}\pi(1-\pi)^{n-1}+(1-\pi)^n$$
（公式9-1）

式中，π 为总体阳性率，n 为样本例数，x 为阳性样本数，C_n^x 为从 n 个中抽 x 个的组合数，其计算公式见公式9-2。

$$c_n^x=\frac{n!}{x!(n-x)!}$$
（公式9-2）

式中，！为阶乘符号，$n!=1\times2\times3\times\cdots\times n$，并约定 $0!=1$。二项展开式中的各项就是对应各死亡数（x）的概率 $P(x)$，二项分布由此得名。从阳性率为 π 的总体中随机抽取含量为 n 的样本，恰有 x 例阳性的概率如公式9-3所示。

$$P(x)=C_n^x\pi^x(1-\pi)^{n-x}\qquad(x=0,1,2,\cdots,n)$$
（公式9-3）

以上计算称 x 服从参数为 n 和 π 的二项分布，记为：$x\sim B(n,\pi)$。其中参数 n 由实验者确定，而 π 常常是未知的。如已知 $n=3$，$\pi=0.8$，则恰有1例阳性的概率 $P(1)$ 为：

$$P(1)=C_n^x\pi^x(1-\pi)^{n-x}=\frac{3!}{1!(3-1)!}\times0.8^1\times(1-0.8)^{3-1}=0.096$$

结果同表9-1第（5）列。

（二）二项分布的性质

1. 均数与标准差　在二项分布资料中，当 π 和 n 已知时，阳性数 x 的均值 μ 及其标准差 σ 可由公式9-4、公式9-5算出。

$$\mu=n\pi$$
（公式9-4）

$$\sigma=\sqrt{n\pi(1-\pi)}$$
（公式9-5）

若均数与标准差不用绝对数而用率表示时，即对上式分别除以 n，可得出公式9-6、公式9-7。

$$\mu_p=\pi$$
（公式9-6）

$$\sigma_p=\sqrt{\frac{\pi(1-\pi)}{n}}$$
（公式9-7）

2. 累计概率　常用的有左侧累计与右侧累计两种方法。从阳性率为 π 的总体中随机抽取 n 个个体，有如下两种情况。

（1）最多有 k 例阳性的概率见公式9-8。

$$P(x\leq k)=\sum P(x)=P(0)+P(1)+P(2)+\cdots+P(k)$$
（公式9-8）

（2）最少有 k 例阳性的概率见公式9-9。

$$P(x\geq k)=\sum P(x)=1-P(x\leq k-1)=P(k)+P(k+1)+\cdots+P(n)$$
（公式9-9）

其中，$x=0,1,2,\cdots,k,\cdots,n$。

计算时可以借助公式9-10递推。

$$P(x+1) = \frac{n-x}{x+1} \times \frac{\pi}{1-\pi} P(x)$$

（公式9-10）

【例9-2】据以往经验，用某药治疗小儿上呼吸道感染、支气管炎，有效率为85%，今有5个患者用该药治疗，问至少3人有效的概率为多少？最多1人有效的概率为多少？

本例 $\pi = 0.85$，$1-\pi = 0.15$，$n = 5$，据题意计算如下。

$P(x \geq k) = \sum P(x) = P(k) + P(k+1) + \cdots + P(n)$

即 $P(x \geq 3) = P(3) + P(4) + P(5) = 0.973\ 388\ 126$

故至少3人有效的概率为0.973 388 126。

$P(x \leq k) = \sum P(x) = P(0) + P(1) + \cdots + P(k)$

即 $P(x \leq 1) = P(0) + P(1) = 0.002\ 227\ 501$

故最多1人有效的概率为0.002 227 501。

（三）二项分布的图形

在正态分布或其他连续性分布中，常用分布曲线下的面积表示某区间的概率；在二项分布中，则用线段的长短表示取某变量值时的概率。以 x 为横坐标，以 $P(x)$ 为纵坐标作图，即可绘出二项分布的图形，如图9-1所示。由图9-1可见，给定 n 后，二项分布的形状取决于参数 π 的大小。当 $\pi = 0.5$ 时，分布对称；当 $\pi \neq 0.5$，分布呈偏态：当 $\pi < 0.5$ 时分布呈正偏态，当 $\pi > 0.5$ 时分布呈负偏态；特别是

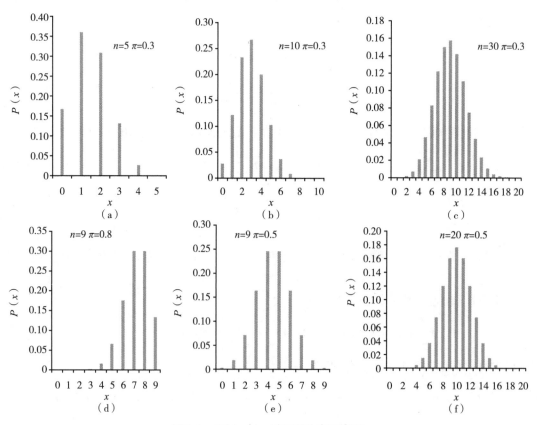

图9-1　不同 n 与 π 时二项分布示意图

当n值不是很大时，π偏离0.5越远，分布越偏。随着n的增大，二项分布逐渐逼近正态分布。同时，当（n+1）π为整数时，二项分布在x＝（n+1）π-1和x＝（n+1）π处概率达到最大值；当（n+1）π为非整数时，二项分布在x＝（n+1）π处概率达到最大值。这里［x］表示x的取整函数，为不超过x的最大整数。如π=0.5，n=9，则x=4和x=5时，概率P（x=4）和P（x=5）达到最大值。若π=0.30，n=5和n=10时，图形呈偏态，当n=30时，图形已接近正态分布。一般地说，如果nπ或n（1-π）大于5，常可用正态近似原理处理二项分布问题，以简化计算。

（四）二项分布的适用条件

1. 二项分布中的观察单位数n是事先确定的。

2. 每一观察单位只能有互相对立的一种结果（属于互斥的二分类资料）。如阳性或阴性，生存或死亡等，不允许考虑"可疑"等模糊结果。

3. 每一次观察，阳性、阴性两种结果出现的概率都不变，即阳性结果的概率为π，则对立的阴性结果概率为1-π。实际工作中要求π是从大量观察中获得的比较稳定的数值。

4. n次试验在相同条件下进行，且每个观察单位的结果互相独立，即每个观察单位的观察结果不会影响到其他观察单位的结果，也不会受到其他观察单位的影响。如每户乙肝病例的发生数与该户是否已有乙肝病例数有关，就不是独立的，不适合二项分布，即要求疾病无传染性、无家族聚集性等。

二、总体率的估计

（一）率的抽样误差及标准误

从同一研究总体中，随机抽取n个观察单位组成的一组样本计算得到的样本率P，不一定与总体率π完全相同。例如，某研究者调查某地成人高血压患病情况，随机抽取该地800名成人进行检查，高血压患病人数为153人，患病率为19.13%，这仅为一个样本率（P_i），不一定恰好等于当地所有成人的高血压的总体患病率（π）；第二次同样在该地抽取另外800名成人进行高血压检查，患病人数为148人，患病率为18.50%，不等于第一次抽样的患病率19.13%（图9-2）。这种由于抽样而引起的样本率与总体率或样本率与样本率之间的差别，称为率的抽样误差。

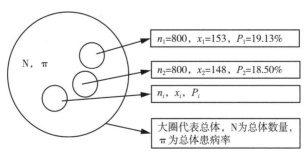

图9-2　率的抽样误差示意图

率的抽样误差大小可用率的标准误来表示，按二项分布的性质可由公式9-7计算。

当π未知时，常以样本率P来估计标准误，如公式9-11。

$$s_p = \sqrt{\frac{P(1-P)}{n}}$$

（公式9-11）

从图9-1可以看出，率常呈偏态分布，当总体率$\pi < 0.5$时为正偏态，当$\pi > 0.5$时为负偏态，当$\pi = 0.5$时为对称分布。只有当n较大、率π和（$1-\pi$）都不太小，$n\pi$和n（$1-\pi$）均大于5时，率的抽样分布近似服从正态分布。

【例9-3】已知某新药治疗某传染病患者10人，发现9人有效，请计算率的标准误。

已知$n = 10$，$x = 9$，$P = 9/10 = 0.9$

$$s_p = \sqrt{\frac{P(1-P)}{n}} = \sqrt{\frac{0.9(1-0.9)}{10}} = 0.094\,868$$

故其率的标准误为0.094 868。

率的标准误是描述率的抽样误差大小的指标。率的标准误越小，说明抽样误差越小，表明样本率推断总体率的可靠性越大；反之，率的标准误越大，说明抽样误差越大，表明样本率与总体率相距较远，用样本率推断总体率的可靠性越小。

总体率的可信区间估计、大样本率比较的假设检验也需要用到率的标准误。

（二）总体率的区间估计

根据样本含量n和样本率的大小，可以估计总体率的大小。

1. 点估计 同总体均数估计一样，可以直接用样本率P作为总体率π的估计值。如随机抽取某地800名成人，有153人患有高血压，患病率为$P = 19.13\%$，即认为该地成人高血压的患病率就是19.13%。虽然很简单，但未考虑抽样误差的大小，无法评估总体率估计的准确度。

2. 精确概率法 即查表法，当样本含量较小（如$n \leqslant 50$）时，特别是P接近0或1时，应根据二项分布的原理确定总体率的可信区间，但由于其计算烦琐，可以通过查阅工具表（附录J），直接查出百分率的可信区间。

【例9-4】某医师用某药治疗22例胃溃疡患者，其中10人有效。问该药治疗胃溃疡有效率的95%和99%的可信区间是多少？

本例$n = 22$，$x = 10$，查附录J，得有效率95%的可信区间为24%～68%，99%的可信区间为20%～73%。

【例9-5】有人在某幼儿园调查5岁学龄前儿童肠道蛔虫感染情况，20份幼儿大便标本中，阳性14份，问该幼儿园5岁幼儿蛔虫感染阳性率的95%的可信区间是多少？

附录J中x值只列出了$x \leqslant n/2$部分，当$x > n/2$时，则用（$n-x$）查表。

本例$n = 20$，$x = 14$，$x > n/2$，可以先查出$n = 20$，$x = 6$时阴性率95%的可信区间12%～54%，再用100%减去查得的数值，得46%～88%，即为所求可信区间。

3. 正态近似法 当样本例数n足够大（如$n > 50$），且样本率P和（$1-P$）都不太小，即nP和n（$1-P$）均大于5时，样本率P的抽样分布近似服从正态分布，故可按公式9-12和公式9-13估计总体率π的可信区间。

总体率的95%可信区间为：

$$(P-1.96s_p,\ P+1.96s_p) \tag{公式9-12}$$

总体率的99%可信区间为：

$$(P-2.58s_p,\ P+2.58s_p) \qquad\qquad（公式9-13）$$

【例9-6】从某地人群中随机抽取144人，检查乙型肝炎表面抗原携带状况，阳性率为9.03%，求该地人群的乙型肝炎表面抗原阳性率的95%可信区间。

本例$n=144$，$P=9.03\%$，先按公式9-11计算s_p：

$$s_p=\sqrt{\frac{P(1-P)}{n}}=\sqrt{0.0903\times(1-0.0903)/144}=0.0239=2.39\%$$

95%可信限为：9.03%±1.96×2.39%，即该地人群的乙型肝炎表面抗原阳性率的95%可信区间为4.35%～13.71%。

三、率的假设检验

当样本例数较大（如$n>50$），样本率P和（$1-P$）均不太小，且nP和$n(1-P)$均大于5时，样本率的频数分布近似服从正态分布，故可用正态分布的原理对两个率的差异进行假设检验，称为u检验。

（一）样本率与总体率的比较

样本率P和总体率π比较的u检验，可由公式9-14计算统计量u值。

$$u=\frac{|P-\pi_0|}{\sqrt{\pi_0(1-\pi_0)/n}} \qquad\qquad（公式9-14）$$

式中，π_0为总体率，一般为理论值、经验值、大量观察得到的稳定值。

【例9-7】根据以往经验，一般胃溃疡患者有20%出现胃出血症状。现某医院观察65岁以上胃溃疡患者304例，其中有96例出现胃出血症状。试问老年胃溃疡患者胃出血情况与一般患者有无不同？

1. 建立假设，并确定检验方向和检验水准

$H_0:\pi=\pi_0$，即老年胃溃疡患者出血率与一般胃溃疡患者相同。

$H_1:\pi\neq\pi_0$，即老年胃溃疡患者出血率与一般胃溃疡患者不同。

双侧检验，$\alpha=0.05$。

2. 在H_0成立的前提下，计算u值

本例$n=304$，$P=96/304=0.3158$，$\pi_0=20\%=0.2000$。

代入公式9-14，得：

$$u=\frac{|0.3158-0.2000|}{\sqrt{0.2000(1-0.2000)/304}}=\frac{0.1158}{0.0229}=5.057$$

3. 确定P值

不必查表，双侧检验$u_{0.05}=1.96$；$u_{0.01}=2.58$作判断。

∵$u=5.057>2.58$

∴$P<0.01$

4. 判断结果

∵ $P < 0.01$

∴按 $\alpha = 0.05$ 水准，拒绝 H_0，接受 H_1，差别有统计学意义。可以认为老年胃溃疡患者与一般患者有所不同，老年胃溃疡患者较易发生胃出血。

（二）两个样本率的比较

两个样本率比较的 u 检验，其 u 值可通过公式9-15、公式9-16计算。

$$u = \frac{|P_1 - P_2|}{s_{p_1 - p_2}} \qquad （公式9-15）$$

$$s_{p_1 - p_2} = \sqrt{P_c(1 - P_c)\left(\frac{1}{n_1} + \frac{1}{n_2}\right)} \qquad （公式9-16）$$

式中，n_1、n_2 分别为两个样本含量；P_1、P_2 分别为两个样本率；$s_{p_1 - p_2}$ 为两样本率的合并标准误；$P_c = \frac{x_1 + x_2}{n_1 + n_2}$，为两样本合并阳性率。

【例9-8】请回答本章案例导入中的问题。

本案例资料属于二项分类变量资料，可以两样本率比较说明两医院宫颈癌五年生存率有无差别，比较步骤如下。

1. 建立假设，并确定检验方向和检验水准

H_0: $\pi_1 = \pi_2$，即两医院宫颈癌五年生存率相同。

H_1: $\pi_1 \neq \pi_2$，即两医院宫颈癌五年生存率不同。

双侧检验，$\alpha = 0.05$。

2. 在 H_0 成立的前提下，计算 u 值

本例 $n_1 = 560$，$x_1 = 320$，$P_1 = \frac{x_1}{n_1} = \frac{320}{560} = 0.5714$；$n_2 = 630$，$x_2 = 375$，$P_1 = \frac{x_2}{n_2} = \frac{375}{630} = 0.5952$。

代入公式9-16，得：

$$s_{p_1 - p_2} = \sqrt{\frac{x_1 + x_2}{n_1 + n_2}\left(1 - \frac{x_1 + x_2}{n_1 + n_2}\right)\left(\frac{1}{n_1} + \frac{1}{n_2}\right)}$$

$$= \sqrt{\frac{320 + 375}{560 + 630} \times \left(1 - \frac{320 + 375}{560 + 630}\right) \times \left(\frac{1}{560} + \frac{1}{630}\right)}$$

代入公式9-15，得： $= 0.0286$

$$u = \frac{|0.5714 - 0.5952|}{0.0286}$$

$$= 0.8321$$

3. 确定 P 值

∵ $u = 0.8321 < u_{0.05} = 1.96$

∴ $P > 0.05$

4. 判断结果

∵ $P > 0.05$

∴按 $\alpha = 0.05$ 水准，不拒绝 H_0，差别无统计学意义。可以认为两医院宫颈癌五年生存率没有差别。

两个样本率的比较还可用 χ^2 检验，详见本教材第十章。

第二节　泊松分布

一、概述

（一）泊松分布的定义

泊松分布（Poisson distribution）也是一种离散型分布，用以描述罕见事件发生次数的概率分布。医学上人群中出生缺陷、多胞胎、罕见疾病等都是罕见的，可能发生这些事件观察例数 n 常是难以计数的，一般用某人群（地区、年）等作为观察单位，记录其中罕见现象的发生次数 x。单位时间（空间、人群）中随机出现罕见现象 x 次的可能性 $P(x)$，就可用泊松分布来研究。

（二）泊松分布的应用条件

泊松分布也可以看作发生率 π（或 $1-\pi$）很小，只有当观察例数 n 很大时才有较少次数出现（或不出现）的二项分布，是二项分布的一种极端情况，其应用条件也类似于二项分布。

1. 符合二项分布的要求：①结果为互斥的两分类。②每次观察结果是独立的。③总体发生率 π 是恒定的。

2. 同时要求 π 或（$1-\pi$）接近于 0 或 1（如 < 0.001 或 > 0.999）。

有些稀有事件的 π 和 n 都难以确定，只能以单位时间（空间）内某种二分类结果的发生数 x 来表示时，如每毫升水中的大肠埃希菌数、每个单位体积中粉尘的计数、单位时间内放射性质点数等，只要细菌、粉尘、放射性脉冲在单位体积或时间内的分布是均匀的、随机的，就可以用泊松分布来做统计推断。但若单位时间（空间）内，该事件的分布不随机、不独立，如传染性疾病首例出现后成为传染源，会增加后续病例出现的概率，污染的牛奶中细菌成集落存在，钉螺在繁殖期成窝状散布时，其单位时间（空间）发生次数就不是泊松分布了。

（三）泊松分布的图形与正态近似性

泊松分布的概率函数见公式9-17。

$$P(x = k) = \frac{\lambda^k}{k!}e^{-\lambda} \quad (\lambda > 0, k = 0, 1, 2, \cdots) \tag{公式9-17}$$

式中，λ 为总体中每一观察单位某事件的平均发生次数，x 为实际观察到的每一观察单位该事件发生数，e 为常数（约等于2.718 28）。当已知 λ 时就可以估计发生数 x 为0，1，2，…的各种观察结果出现的概率 $P(x)$。例如，某地20年间共出生短肢畸形儿10名，平均每年0.5名。就可用 $\lambda = 0.5$，代入泊松分布的概率函数式来估计该地每年出生此类畸形数为0或1或2，…的概率 $P(x)$ 见表9-2。

表9-2　某地每年出生短肢畸形儿的概率 $P(x)$

x	0	1	2	3	4	5
$P(x)$	0.007	0.303	0.076	0.013	0.002	0.000

由表9-2可见，该地若每年出现3例此类畸形儿的概率已经很小，$P（3）＝0.013$，而出现5例的概率$P（5）$已接近于0。20世纪60年代末期就是由此认为总体均数为每年0.5的检验假设H_0不能成立，从而推论此类畸形发生率异常增高，并进一步发现了孕期服用某些药物的致畸作用。

与二项分布图的绘制相同，以单位时间（空间）可能发生数x作横轴，以总体平均发生数为λ，计算出相应的$P（x）$并作为纵轴，绘制成图，就是λ为定值时的泊松分布图。图9-3为不同λ值的泊松分布图。

由图9-3可见，泊松分布图也是离散型分布，图形取决于λ。高峰在$x＝\lambda$和$\lambda-1$处，λ值小时为偏态分布，λ越小分布越偏，随着λ值增大分布趋向于对称。$\lambda＝10$时已接近对称的正态分布。一般认为$\lambda＝50$时与正态分布的近似性已很好，可将正态分布作为泊松分布的近似。

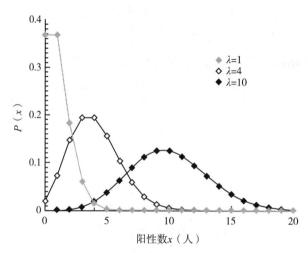

图9-3 不同λ时泊松分布图形的变化

（四）泊松分布的特性

泊松分布有以下特性，卫生统计中可利用这些特性对泊松分布数据作统计推断，以简化计算。

1. 泊松分布的总体均数λ是决定泊松分布图形的唯一参数。λ是泊松分布的高峰所在位置，统计习惯上当$\lambda \geq 20$时，可用正态近似法处理泊松分布问题。λ越大，正态近似性越好。

2. 泊松分布单位时间（空间）发生数的方差等于其均数，即：$\sigma^2＝\lambda$，或$\sigma＝\sqrt{\lambda}$。因而对样本而言，若单位时间（空间）发生数为x，就有$s＝\sqrt{\lambda}$。若将单位时间（空间）看作$n＝1$，则样本均数$\bar{x}＝\dfrac{x}{n}＝x$，标准误$s_{\bar{x}}＝\dfrac{x}{\sqrt{n}}＝\dfrac{x}{1}＝\sqrt{x}$。因而若只观察一个单位时，可以说单位时间（空间）发生数的均数为x，其标准误为$\sqrt{\lambda}$。这一点对简化标准误的计算很有用。

3. 泊松分布的观察结果有可加性。若x_1、x_2、$\cdots$、x_k是从泊松分布总体中随机抽出的k个独立样本的发生次数，它们的合计发生数$T＝\sum x_k$，则T也是泊松分布。如已知细菌在水中呈泊松分布，每次取水样1ml培养计算细菌菌落数，共做5次。每个平皿的菌落数分别为12个、14个、10个、18个、15个，合计为69个，就可以认为以5ml作观察单位时，其菌落数也是泊松分布，该分布的均数为69，标准误为$\sqrt{69}$。医学研究中常利用其可加性，将小的观察单位合并，来增大发生次数x，以便用正态近似法作统计推断。

二、总体均数估计

已知稀有事件单位时间（空间）的发生次数x时，可以估计其总体的单位时间（空间）的平均发生次数（泊松分布的总体均数λ）。与数值变量总体均数μ的估计类似，有点估计与区间估计两种方法。常用的95%可信区间表示用该区间作为λ的可能范围时，估计正确的可能性为95%。区间估计的方法有两种，视样本量的大小而定，当$x \leqslant 50$时用查表法；x较大时用正态近似法。

（一）查表法

统计学家根据泊松分布的概率函数计算了泊松分布λ的可信区间表（附录K）。当$x \leqslant 50$时，用x值查表，可查到总体均数λ的95%和99%的可信区间。

【例9-9】为了解空气消毒情况，在某病室放置面积为$100cm^2$的培养皿，共生长18个菌落。试计算该病室每$100cm^2$上沉降细菌数的95%可信区间。

本例$x = 18$，查附录K中$x = 18$的所在行，95%可信区间为（10.7，28.4），即可估计该病室平均$100cm^2$上沉降细菌数的95%可信区间为$10.7 \sim 28.4$个。

（二）正态近似法

当样本的某种结果发生数较大时（如$x > 50$），可以利用泊松分布的正态近似性来估计总体均数λ的$1-\alpha$可信区间，见公式9-18。

$$(x - u_\alpha \sqrt{x}, \ x + u_\alpha \sqrt{x}) \qquad （公式9-18）$$

【例9-10】空气消毒检测时，某病室5个采样点的培养皿上共生长细菌菌落数64个，每个培养皿面积为$100cm^2$。试估计该病室空气平均沉降细菌数。

本例观察单位面积为$5 \times 100cm^2 = 500cm^2$，细菌数$x = 64 > 50$，可以用公式9-18进行估计。

95%的可信度$\alpha = 0.05$，$u_{0.05} = 1.96$，病室平均每$500cm^2$上沉降细菌数的95%可信区间为：

$$(64 - 1.96 \times \sqrt{64}, \ 64 + 1.96 \times \sqrt{64}) = (48.32, 79.68)$$

可以估计该病室空气平均沉降细菌数的95%可信区间为$48.32 \sim 79.68$个/$500cm^2$。

注意：本例中利用了泊松分布的可加性，由5个培养皿的合计菌落数的泊松分布已近似正态分布而用公式9-18来估计。若按每个培养皿$64/5 \approx 13$个菌落数来估计时，只能用查表法，查到95%的可信区间为$6.9 \sim 22.3$个/$100cm^2$，大于正态近似法计算结果。这样人为地将样本的观察单位缩小到1个培养皿，从而增大了抽样误差，所得可信区间的精度就差了，故不宜采用。

三、均数的假设检验

当稀有事件的样本发生次数很大时（$x \geqslant 20$），可以利用泊松分布的正态近似性，用u检验，因泊松分布标准误的计算较为简便。但若发生次数$x < 20$时，不宜用u检验。

（一）样本均数与已知总体均数的比较

比较的目的是推测该样本代表的总体发生数λ是否等于已知的λ_0，λ_0一般取标准值或大量观察取得的稳定值。当$\lambda_0 \geqslant 20$时，可用公式9-19计算u值，再由u分布的界值表来估计P值。

$$u = \frac{|x - \lambda_0|}{\sqrt{\lambda_0}}$$

（公式9-19）

公式9-19中，x 是样本的发生次数，λ_0 为已知总体平均发生数，$\sqrt{\lambda_0}$ 是发生数的标准误。计算时样本与总体的观察单位（如时间、空间）应相同。

【例9-11】 根据临床试验报告，某复合疫苗接种后局部疼痛发生率为3.5%。用某一批号疫苗接种2000人，接种后局部疼痛者90人，试问能否认为该批疫苗的局部疼痛发生率与临床试验报告不符。

本例以发生率3.5%作标准，2000人中应有70人（＝2000×3.5%）发生局部疼痛，即 $\lambda_0 = 70$。而样本 $x = 90$。其总体均数 λ 与 λ_0 是否不同，要作假设检验。因 $\lambda_0 > 20$，可用 u 检验。

1. 建立假设，确定检验水准

H_0：$\lambda = \lambda_0 = 70$，即该批疫苗的总体发生数均数与标准值相同。

H_0：$\lambda \neq \lambda_0$，即该批疫苗的总体发生数均数与标准值不一致。

双侧检验，$\alpha = 0.05$。

2. 在 H_0 成立的前提下，计算 u 值

本例 $x = 90$，$\lambda_0 = 70$。代入公式9-19，得：

$$u = \frac{|90 - 70|}{\sqrt{70}} = 2.3905$$

3. 确定 P 值

$u_{0.05} = 1.96$

∵ 2.3905 > 1.96

∴ $P < 0.05$

4. 判断结果

∵ $P < 0.05$

∴按 $\alpha = 0.05$ 的检验水准，拒绝 H_0，接受 H_1，两总体发生数的差别有统计意义。可以认为本批疫苗接种后局部疼痛发生率高于临床试验报告。

（二）两组样本发生数均数的比较

两组泊松分布事件的样本发生数不同时，要推论相应的两个总体均数也不同，应先做假设检验。当样本平均发生数 > 20时，可用 u 检验。u 值用公式9-20计算。

$$u = \frac{|\bar{x}_1 - \bar{x}_2|}{\sqrt{\dfrac{\bar{x}_1}{n_1} + \dfrac{\bar{x}_2}{n_2}}}$$

（公式9-20）

式中，$\bar{x}_1$，$\bar{x}_2$ 分别为两样本的单位时间（空间）平均发生数；n_1 与 n_2 分别为两样本的观察单位数。若两样本的观察单位容量相同，可看作 $n_1 = n_2 = 1$，以每组的发生数 x_1、x_2 作均数，计算更简化。若两样本的观察单位容量不同，只能取容量小的作为观察单位，将容量大的单位化为小容量的单位，而不能将小容量的化为大的。例如，样本A以1ml作观察单位，而样本B以10ml作为观察单位，计算时应将每1ml作一个观察单位，取 $n_A = 1$，$n_B = 10$，而不能以10ml作观察单位。因为若取 $n_A = 0.1$，$n_B = 1$ 时，$\bar{x}_A = x_A / n_A = x_A / 0.1 = 10x_A$，就会虚假地扩大样本均数，其标准误就不真实了。

【例9-12】毒理试验中比较除草剂2-4D和阴性对照组的微核试验结果。两组各观察10 000个细胞，计算其中微核细胞数，2-4D组35个，阴性对照组30个。能否认为2-4D组细胞微核率高于阴性对照组。

本例两组观察单位容量相同，都是10 000个细胞，可以视作$n_1 = n_2 = 1$，则两组的样本均数就是微核细胞数，$\bar{x}_1 = 35$，$\bar{x}_2 = 30$。$\bar{x}_1$和$\bar{x}_2$均较大，可用公式9-20进行u检验。

1. 建立假设，确定检验水准

$H_0: \lambda_1 = \lambda_2$，即两组总体观察单位的平均微核细胞数相同。

$H_0: \lambda_1 \neq \lambda_2$，即两组总体观察单位的平均微核细胞数不同。

双侧检验，$\alpha = 0.05$。

2. 在H_0成立的前提下，计算u值

本例$\bar{x}_1 = 35$，$\bar{x}_2 = 30$，$n_1 = n_2 = 1$。代入公式9-20，得：

$$u = \frac{|35-30|}{\sqrt{35+30}} = 0.6202$$

3. 确定P值

$u_{0.05} = 1.96$

$\because 0.6202 < 1.96$

$\therefore P > 0.05$

4. 判断结果

$\because P > 0.05$

$\therefore$按$\alpha = 0.05$的检验水准，不拒绝H_0，两组总体观察单位的平均微核细胞数的差别无统计意义。尚不能推论2-4D除草剂组与阴性对照组的细胞微核率有差别。

【例9-13】某地住院患者疾病统计中，1992—1994年交通事故所致损伤共930例，而1995—1996年两年合计达1150例，能否认为1995年后该地交通事故损伤发生程度与1995年以前不同？

交通事故损伤住院在人群中发生率较低，是稀有事件，且其分母应为可能发生交通事故的人数，这是难以确定的，只能以时间长度（如年、月）作为观察单位，可用泊松分布作统计推断。本例两个时期的长度不等，分别为3年和2年，因而可以用1年作为观察单位。则：

$x_1 = 930$，$n_1 = 3$，$\bar{x}_1 = x_1/n_1 = 930/3 = 310$（例/年）。

$x_2 = 1150$，$n_2 = 2$，$\bar{x}_2 = x_2/n_2 = 1150/2 = 575$（例/年）。

两组样本均数很大，可以用公式9-20进行u检验。

1. 建立假设，确定检验水准

$H_0: \lambda_1 = \lambda_2$，即两个时期总体的年交通事故损伤均数相同。

$H_0: \lambda_1 \neq \lambda_2$，即两个时期总体的年交通事故损伤均数不同。

双侧检验，$\alpha = 0.05$。

2. 在H_0成立的前提下，计算u值

本例$\bar{x}_1 = 310$，$\bar{x}_2 = 575$，$n_1 = 3$，$n_2 = 2$。代入公式9-20，得：

$$u = \frac{|310-575|}{\sqrt{\dfrac{310}{3} + \dfrac{575}{2}}} = 13.4045$$

3. 确定P值

$u_{0.05} = 1.96$

$\because 13.4045 > 1.96$

$\therefore P < 0.05$

4．判断结果

$\because P < 0.05$

$\therefore$ 按 $\alpha = 0.05$ 的检验水准，拒绝 H_0，接受 H_1，两个时期的总体均数差别有统计意义。可以认为1995年以后该地交通事故所致损伤的年发生数高于1995年以前。

进行婴儿死亡情况比较时，若几个人群的出生率接近，也可以用单位时间人口数作为观察单位（例如每年每10万人口作为一个观察单位），用泊松分布法来比较单位时间人口的婴儿死亡数的差别是否有意义。

知识拓展

二项分布与泊松分布的关系

二项分布和泊松分布是概率论中两个重要的离散概率分布。它们在实际问题中经常被用来描述随机事件的发生情况，尤其是在计算事件发生次数的概率时。二者的关系阐述如下。

1．特点对比

（1）参数不同：二项分布的参数是试验次数 n 和成功概率 P，而泊松分布的参数是事件发生的平均次数 λ。

（2）取值范围不同：二项分布的取值范围是0到 n，表示成功事件发生的次数；泊松分布的取值范围是 n 到无穷大，表示事件发生的次数。

（3）分布形态不同：二项分布呈现明显的对称性，随着试验次数的增加，其形态逐渐趋于正态分布；泊松分布呈现右偏的形态，随着参数 λ 的增大，其形态逐渐趋于对称。

2．关系解释

（1）二项分布是泊松分布的一个特例：当试验次数 n 趋于无穷大，成功概率 P 趋于0，使得 $\lambda = nP$ 保持不变时，二项分布近似于泊松分布。这是因为在大量独立重复试验中，每次试验成功的概率很小，但整体成功的次数还是有一定规律可循的，符合泊松分布的特点。

（2）泊松分布是二项分布的极限情况：泊松分布是用来描述单位时间或单位空间内事件发生次数的概率，当试验次数趋于无穷大时，单位时间或单位空间内事件发生次数也趋于无穷大，符合泊松分布的特点。

3．应用场景

（1）二项分布的应用场景：二项分布常用于描述离散的二元事件，比如抛硬币的结果、赌博中的输赢、商品的合格率等。通过计算二项分布的概率，可以对这些事件发生的次数进行预测和评估。

（2）泊松分布的应用场景：泊松分布常用于描述单位时间或单位空间内的事件发生次数，比如电话交换机接到的呼叫次数、单位时间内的交通事故发生次数、单位空间内的病例发生次数等。通过计算泊松分布的概率，可以对这些事件的发生概率和频率进行分析和预测。

本章小结

教学课件

执考知识点总结

本章涉及的2019版及2024版公共卫生执业助理医师资格考试考点对比见表9-3。

表9-3　2019版及2024版公共卫生执业助理医师资格考试考点对比

单元	细目	知识点	2024版	2019版
率的抽样误差与Z检验	率的标准误	（1）率的抽样误差	√	√
		（2）率的标准误的计算	√	√
	总体率的参数估计	总体率的点估计与区间估计	√	√
	率的Z检验	（1）样本率与总体率的比较	√	√
		（2）两个样本率的比较	√	√

拓展练习及参考答案

（黎逢保）

第十章 卡方检验

学 习 目 标

素质目标： 培养学生正确运用统计学方法论，分析解决实际问题的科学素养。

知识目标： 掌握卡方检验的用途，四格表卡方检验、配对资料卡方检验和行×列表卡方检验的应用条件；熟悉卡方检验的步骤；了解频数分布拟合优度卡方检验。

能力目标： 能够根据不同的统计资料选择合适的卡方检验方法进行处理。

案例导入

【案例】

小卫所在的辖区内有甲乙两家医院，甲医院收治、随访宫颈癌患者560人，五年生存者320人；乙医院收治、随访宫颈癌患者630人，五年生存者375人。

【问题】

如果要比较两医院宫颈癌五年生存率有无差别，该怎样处理？

核心知识拆解

卡方检验，是用途非常广的一种假设检验方法，适用于分类资料的统计推断，包括两个率或两个构成比比较的卡方检验、多个率或多个构成比比较的卡方检验以及分类资料的相关分析等。

卡方（χ^2）检验实际上是反映统计样本的实际观测值与理论推断值之间的偏离程度。实际观测值与理论推断值之间的偏离程度就决定卡方值的大小，如果卡方值越大，二者偏差程度越大；反之，二者偏差越小；若两个值完全相等，卡方值就为0，表明实际值与理论值完全符合。

卡方检验统计量χ^2值（也称Pearson χ^2值）的基本计算公式见公式10-1、公式10-2、公式10-3。

$$\chi^2 = \sum \frac{(A-T)^2}{T}$$ （公式10-1）

$$v = (R-1) \times (C-1)$$ （公式10-2）

$$T_{RC} = \frac{n_R n_c}{n}$$ （公式10-3）

上述公式中，χ^2 为检验统计量，A 为实际观察到的频数，T 为根据检验假设 $\pi_1 = \pi_2$ 确定的理论频数；v 是自由度，R 为行数，C 为列数；T_{RC} 为第 R 行第 C 列的理论频数，n_R 为相应行的合计数，n_c 为相应列的合计数，n 为总例数。从公式 10-1 可以看出 χ^2 值实际上反映了样本实际频数与理论频数的吻合程度。

χ^2 检验的基本思想是：如果检验假设 H_0 成立，则实际频数与相应的理论频数应比较接近，其差值会小，则 χ^2 值也会小；反之，若检验假设 H_0 不成立，则实际频数与相应的理论频数应比较悬殊，其差值会大，则 χ^2 值也会大。由公式 10-1 还可以看出：χ^2 值的大小还取决于 $\frac{(A-T)^2}{T}$ 个数的多少（严格地说是自由度的大小）。由于各 $\frac{(A-T)^2}{T}$ 皆是正值，故自由度 v 越大，其 χ^2 也会越大；所以只有考虑了自由度 v 的影响，χ^2 值才能正确地反映实际频数 A 与理论频数 T 的吻合程度。

数理统计证明：χ^2 值服从于 χ^2 分布，图 10-1 显示，不同自由度的 χ^2 分布不同，相应的界值可查 χ^2 分布界值表（附录 L）得到。进行 χ^2 检验时，要根据自由度 v 查 χ^2 界值表，当自由度 v 确定后，χ^2 分布曲线下右侧尾部的面积为 a 时，横轴上相应的 χ^2 值记作 $\chi^2_{a,v}$，即 χ^2 分布的分位数，χ^2 值与 P 值的对应关系见附录 L。由附录 L 可知，在自由度确定后，χ^2 值越大，P 值越小；反之，χ^2 值越小，P 值越大。如果确定检验水准为 α，当 $\chi^2 \geq \chi^2_{a,v}$ 时，$P \leq \alpha$，拒绝 H_0；当 $\chi^2 < \chi^2_{a,v}$ 时，$P > \alpha$，尚没有理由拒绝 H_0。

按照设计类型不同，可将 χ^2 检验分为四格表 χ^2 检验、配对资料 χ^2 检验、行×列表资料 χ^2 检验等。

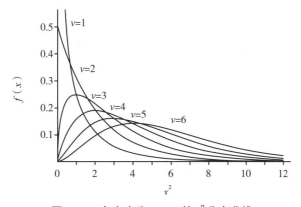

图 10-1　自由度为 1～6 的 χ^2 分布曲线

第一节　四格表卡方检验

比较两个样本率之间差别有无统计学意义，可用率的 u 检验完成，具体步骤见第九章，也可用四格表资料的卡方检验完成。

一、四格表卡方检验的基本步骤

【例 10-1】请回答本章案例导入中两医院宫颈癌五年生存率差别的问题。

案例导入中的数据可整理成表 10-1。

表10-1　某地两医院宫颈癌患者收治随访五年生存率比较

医院	生存人数	死亡人数	合计	生存率（%）
甲医院	320（a, 327）	240（b, 233）	560（$a+b$）	57.14
乙医院	375（c, 368）	255（d, 262）	630（$c+d$）	59.52
合计	695（$a+c$）	495（$b+d$）	1190（$a+b+c+d$）	58.40

表10-1中，数据 a，b，c，d 是4个基本数据，按两行两列排列，占四格，其他周边的数据都是由这4个数据推算出来的，统计学上将这种资料类型称为四格表资料，也称为2×2表。下面介绍四格表卡方检验的基本步骤。

1. 建立检验假设，确定检验水准

H_0：$\pi_1 = \pi_2$，即两医院宫颈癌五年生存率相等。

H_1：$\pi_1 \neq \pi_2$，即两医院宫颈癌五年生存率不相等。

$\alpha = 0.05$。

2. 在 H_0 成立的前提下，计算检验统计量

先要确定各格子的理论频数 T_{RC}。理论频数 T 是根据检验假设 H_0：$\pi_1 = \pi_2$ 确定的。检验假设是两医院宫颈癌五年总体生存率相等，均等于58.40%。则理论上，甲医院560例患者的五年生存数应为 $560 \times \dfrac{695}{1190} \approx 327$，死亡数应为 $560 \times \dfrac{495}{1190} \approx 233$；同理，乙医院630例患者的五年生存数应为 $630 \times \dfrac{695}{1190} \approx 368$，死亡数应为 $630 \times \dfrac{495}{1190} \approx 262$。由于四格表资料的自由度 $v = (R-1) \times (C-1) = (2-1) \times (2-1) = 1$，意味着在四格表周边合计数固定不变的情况下，4个基本数据当中只有一个可以自由取值。因此，对于四格表资料在根据公式10-3推算出一个格子的理论数 T_{RC} 后，相邻的其他格子的理论数可以用周边合计数减去已经计算出来的理论数即可得出。见表10-1，括号内为理论频数。

按照公式10-1计算，得：

$$\chi^2 = \sum \frac{(A-T)^2}{T} = \frac{(320-327)^2}{327} + \frac{(240-233)^2}{233} + \frac{(375-368)^2}{368} + \frac{(255-262)^2}{262} = 0.6803$$

按照公式10-2计算，得：

$$v = (R-1) \times (C-1) = (2-1) \times (2-1) = 1$$

3. 确定 P 值

以 $v = 1$ 查附录L的 χ^2 界值表，$\chi^2_{0.05, 1} = 3.84$。

$\because 0.6803 < 3.84$

$\therefore P > 0.05$

4. 判断结果

$\because P > 0.05$

$\therefore$ 按照 $\alpha = 0.05$ 水准，不拒绝 H_0，差异无统计学意义；可以认为两医院宫颈癌五年生存率相等。

在实际应用过程中，为了省去理论频数的步骤，简化计算公式，常用四格表资料的 χ^2 检验专用公式10-4来计算统计量 χ^2 值。

$$\chi^2 = \frac{(ad-bc)^2 n}{(a+b)(a+c)(b+d)(c+d)} \qquad （公式10-4）$$

式中，a，b，c，d是四格表的实际频数；$(a+b)$、$(a+c)$、$(b+d)$、$(c+d)$是周边合计的数，n为总例数，$n=a+b+c+d$。

现以上例为例，用公式10-4计算χ^2值。

$$\chi^2 = \frac{(320 \times 255 - 240 \times 375)^2 \times 1190}{695 \times 495 \times 560 \times 630} = 0.6918$$

计算结果与公式10-1的一致。

二、四格表卡方检验的校正

由于χ^2界值表是由一个连续型分布χ^2分布计算出来的，但四格表中的数据属分类资料，是离散的，由此计算出来的χ^2值也是离散的，为此，英国统计学家叶茨（Yates）于1934年提出，当四格表资料例数较少时，需要作连续性校正，否则所求χ^2值偏大，所得概率P值偏小。当$n>40$，且$T>5$时，不需要校正，直接用式（10-1）或式（10-4）计算χ^2值；当$n>40$，且有任一理论频数$1<T\leqslant5$时，需要对基本公式或专用公式校正，如公式10-5和公式10-6。

$$\chi^2 = \sum \frac{(|A-T|-0.5)^2}{T} \qquad （公式10-5）$$

$$\chi^2 = \frac{\left(|ad-bc|-\dfrac{n}{2}\right)^2 n}{(a+b)(a+c)(b+d)(c+d)} \qquad （公式10-6）$$

【例10-2】为了提高静脉穿刺成功率，某医院抽取58名成年男性，随机分成两组，实验组采用负压进针法穿刺，对照组采用常规进针法穿刺，结果见表10-2。问两种进针法成功率是否相同？

表10-2　负压进针法与常规进针法静脉穿刺结果比较

组别	一次成功例数	一次未成功例数	例数
实验组	29（25.93）	3（6.07）	32
对照组	18（21.07）	8（4.93）	26
合计	47	11	58

1. 建立检验假设，确定检验水准

H_0：$\pi_1=\pi_2$，即两种进针法成功率相同。

H_1：$\pi_1\neq\pi_2$，即两种进针法成功率不同。

$\alpha=0.05$。

2. 在H_0成立的前提下，计算检验统计量

先按公式10-3计算各格子的理论频数，本例$T_{11}=32\times47/58=25.93$，$T_{12}=6.07$，$T_{21}=21.07$，$T_{22}=4.93$，$n=58$。将4个格子的实际频数与理论频数列表，表10-2括号内为理论频数。由于本资料的$n>40$，

但有一个格子的理论频数 $1 \leqslant T < 5$，需改用四格表资料 χ^2 检验的校正公式10-5或校正公式10-6。

用基本公式的校正公式10-5计算，得：

$$\chi^2 = \frac{(|29-25.93|-0.5)^2}{25.93} + \frac{(|3-6.07|-0.5)^2}{6.07} + \frac{(|18-21.07|-0.5)^2}{21.07} + \frac{(|8-4.93|-0.5)^2}{4.93} = 2.99$$

用专用公式的校正公式10-6计算，得：

$$\chi^2 = \frac{\left(|29 \times 8 - 3 \times 18| - \frac{58}{2}\right)^2 \times 58}{32 \times 26 \times 47 \times 11} = 2.99$$

3. 确定 P 值

以 $v=1$ 查附录L的 χ^2 界值表，$\chi^2_{0.05,\ 1} = 3.84$，$\chi^2_{0.10,\ 1} = 2.71$。

∵ $2.71 < 2.99 < 3.84$

∴ $0.10 > P > 0.05$

4. 作出推断结论

∵ $P > 0.05$

∴按照 $\alpha = 0.05$ 水准，不拒绝 H_0，差异无统计学意义，尚不能认为两种进针方法静脉穿刺成功率有所不同。

若本例未经校正，$\chi^2 = 4.27 > \chi^2_{0.05,\ 1} = 3.84$，$P < 0.05$，可见校正与否，结论截然不同。

三、费希尔（Fisher）确切概率法

当四格表资料中出现 $n \leqslant 40$ 或 $T \leqslant 1$，或者计算出来的 P 值与 α 非常接近时，需改用四格表资料的 Fisher确切概率法。

该法是一种直接计算概率的假设检验方法，其理论依据是超几何分布。四格表的确切概率法不属于 χ^2 检验的范畴，但常作为四格表资料假设检验的补充。

Fisher确切概率法的基本思想是：在四格表周边合计数固定不变的条件下，利用公式直接计算表内四个格子数据的各种组合的概率 P，然后计算单侧或双侧累计概率 P，并与检验水准 α 比较，作出是否拒绝 H_0 的结论。

【例10-3】为比较用两种方法治疗黑色素瘤的疗效，收集了患者治疗后的缓解与未缓解数，结果如表10-3所示。问两种疗法治疗该病的疗效是否相同？

表10-3　两种方法治疗黑色素瘤的疗效比较

方法	缓解数	未缓解数	合计	缓解率（%）
A	13	1	14	92.9
B	7	3	10	70.0
合计	20	4	24	83.3

1. 建立建设，确立检验水准

$H_0: \pi_1 = \pi_2$，两法缓解率相等。

$H_1: \pi_1 \neq \pi_2$，两法缓解率不等。

$\alpha = 0.05$。

2. 在H_0成立的前提下，计算P值

计算每种情况下的阳性率P_1，P_2，$|P_1-P_2|$和概率P_i值，P_i值按公式10-7来计算。

$$P_i = \frac{(a+b)!\,(a+c)!\,(b+d)!\,(c+d)!}{a!b!c!d!n!}$$ （公式10-7）

式中，！为阶乘符号，0！＝1，$\sum P_i = 1$。

本例$n = 24 < 40$，宜用Fisher确切概率法。

具体计算方法如下：在原四格表的行与列和保持不变的条件下，变动四格表中的数字（必须是非负整数），得到各种不同的情况，如表10-4所示。

表10-4　Fisher确切概率的计算

序号	缓解数	未缓解数	缓解率 P_1与P_2	$|P_1-P_2|$	概率P_i
1	14	0	1.000	0.400	0.0198
	6	4	0.600		
2*	13	1	0.929	0.229*	0.1581
	7	3	0.700		
3	12	2	0.857	0.057	—
	8	2	0.800		
4	11	3	0.786	0.114	—
	9	1	0.900		
5	10	4	0.714	0.286	0.0942
	10	0	1.000		

注：*原来四格表序号及其$|P_1-P_2|$的值。

精确概率P为各组中$|P_1-P_2|$大于等于原来四格表$|P_1-P_2|$值（0.229）的情况下的几组P_i的和，本例精确概率P为：

$$P = P_{(1)} + P_{(2)} + P_{(5)} = 0.0198 + 0.1581 + 0.0942 = 0.2721$$

3. 作出统计推断

∵ $P = 0.2721 > 0.05$

∴按照$\alpha = 0.05$的检验水准，不拒绝H_0，差别无统计学意义，尚不能认为两法疗效不等。

需要注意的是，χ^2检验本质是将连续型变量的分布用于分类变量的推断，所以四格表卡方检验的基本公式和专用公式均有着较为严格的适用条件。通常有如下规定。

1. 当四格表资料$n > 40$，且任意一个格子的理论频数$T > 5$时，可直接使用公式10-1或公式10-4计算χ^2值。

2. 当四格表资料$n > 40$，但出现一个格子的理论频数$1 < T \leq 5$时，需要计算校正χ^2值，按公式

10-5或公式10-6计算。

3. 当四格表资料$n\leq40$，或任意一个格子的理论频数$T\leq1$时，卡方检验已不再适用，宜采用Fisher确切概率法进行处理。

第二节　配对资料卡方检验

四格表卡方检验中，两样本是相互独立的。但实际研究中也存在交叉表的行、列变量是相互关联的，甚至反映的是某一事物的同一属性。这种情形，常见于配对或配伍组设计。例如，将每个待测试剂一分为二，分别采取两种不同的方法检测，比较这两种检测方法有无差别；为评价某种处理是否产生作用，测定同一批患者受试前后某项指标的阳性反应等。此时，配对资料的卡方检验尤为适用。

【例10-4】为了考察两种试剂（A和B试剂）对一项临床指标的检验效果，进行了一次随机配对实验，一共有60份血清，每一份都用A试剂和B试剂进行测试，结果A试剂检验阳性血清有20份，B试剂检验阳性血清有25份，而两种试剂检验均为阳性血清有15份，见表10-5。请问两种试剂的检验效果是否有差别？

表10-5　两种试剂对一项临床指标的检验效果的比较

A试剂	B试剂		合计
	阳性	阴性	
阳性	15 (a)	5 (b)	20
阴性	10 (c)	30 (d)	40
合计	25	35	60 (n)

在这一实验中，样本并没有随机分组，而是全部用两种试剂进行了测试。每种试剂的观察结果只有两种，阳性和阴性，则每份标本有四种可能：两种试剂都阳性、A试剂阳性B试剂阴性、A试剂阴性B试剂阳性、两种试剂都阴性。

配对实验设计同样可以检验两种处理方法的总体阳性率π_1与π_2是否有差别，但与成组设计四格表不同的是，样本阳性率的计算方法不一样。配对设计两样本阳性率为$P_A=\dfrac{a+b}{n}$，$P_B=\dfrac{a+c}{n}$，则$P_A-P_B=\dfrac{b-c}{n}$，由此可见，两样本率的差别完全与b和c有关，而与a和d无关，所以计算检验统计量时只考虑b和c两个格子的频数，这是配对设计四格表χ^2检验的原理，此方法又称为McNemar检验。

专用公式见公式10-8。

$$\chi^2=\frac{(b-c)^2}{b+c},\ v=1\quad(b+c>40)\qquad（公式10-8）$$

校正公式见公式10-9。

$$\chi^2=\frac{(|b-c|-1)^2}{b+c},\ v=1\quad(b+c\leq40)\qquad（公式10-9）$$

【例10-4】的具体检验过程如下。

1. 建立检验假设，确定检验水准

H_0：$B = C$ 或 $\pi_1 = \pi_2$，即两种试剂检验的阳性率相等。

H_1：$B \neq C$ 或 $\pi_1 \neq \pi_2$，即两种试剂检验的阳性率不相等。

$\alpha = 0.05$。

2. 在 H_0 成立的前提下，计算检验统计量

本例 $b + c = 15 < 40$，用校正公式10-9计算，得：

$$\chi^2 = \frac{(|5-10|-1)^2}{5+10} = 1.07, \quad v = 1$$

3. 确定 P 值

以 $v = 1$ 查附录L的 χ^2 界值表，$\chi^2_{0.05, 1} = 3.84$

$\because 1.07 < 3.84$

$\therefore P > 0.05$。

4. 作出推断结论

$\because P > 0.05$

$\therefore$ 按照 $\alpha = 0.05$ 水准，不拒绝 H_0，差异无统计学意义，尚不能认为两种试剂的检验效果不同。

第三节　行×列表资料卡方检验

前面介绍的四格表只有2行2列，只能对2个率作出比较。在医学研究中有时要比较多个率，如要比较某市城区、城郊接合部和农村三个地区的出生婴儿的致畸率，有时要分析几组多类构成的构成比是否相同，如以母乳、牛乳、混合三种不同方式喂养的新生儿体重增长的构成是否一致。多组率或构成比比较时，由于行数或列数超出了2，因此统一将这样的资料称为行×列表资料，四格表是最简单的行×列表。

行×列表资料 χ^2 检验统计量由公式10-10计算。

$$\chi^2 = n\left(\sum \frac{A^2}{n_R n_C} - 1\right), \quad v = (R-1)(C-1) \qquad \text{（公式10-10）}$$

一、多个样本率的比较

当需要比较多个独立样本的某一属性（如患病率、有效率等）时，可以使用多个样本率的比较。这种方法通常用于检验多个样本之间是否存在显著差异。

【例10-5】某县防疫站观察三种药物驱钩虫的疗效，在服药后7天得粪检钩虫卵阴转率（％），见表10-6。问三种药物疗效是否不同？

表10-6　使用三种药物钩虫卵阴转率的比较

药物	阴转例数	未阴转例数	合计	阴转率（%）
复方敌百虫片	28	9	37	75.7
纯敌百虫片	18	20	38	47.4
灭虫灵	10	24	34	29.4
合计	56	53	109	51.4

1．建立建设，确立检验水准

H_0：三种药物的虫卵阴转率相同，即 $\pi_1 = \pi_2 = \pi_3$。

H_1：三种药物的虫卵阴转率不同或不全同。

$\alpha = 0.05$。

2．在 H_0 成立的前提下，计算 χ^2 值

$$\chi^2 = 109 \times \left(\frac{28^2}{37 \times 56} + \frac{9^2}{37 \times 53} + \frac{18^2}{38 \times 56} + \frac{20^2}{38 \times 53} + \frac{10^2}{34 \times 56} + \frac{24^2}{34 \times 53} - 1 \right) = 15.556$$

$$\upsilon = (R-1)(C-1) = (3-1) \times (2-1) = 2$$

3．确定 P 值

查 χ^2 界值表，$\chi^2_{0.005,\ 2} = 10.60$

$\because 15.556 > 10.60$

$\therefore P < 0.005$

4．作出推断结论

$\because P < 0.005$

$\therefore$ 按 $\alpha = 0.05$ 的检验水准拒绝 H_0，接受 H_1，可以认为三种药物的钩虫卵阴转率不相同或不全相同。

二、多组样本构成比的比较

多组样本构成比的比较，是检验不同分类变量的构成比是否存在显著差异，常用于评估不同条件或因素下的分布差异。

【例10-6】某医院研究鼻咽癌患者与眼科患者的血型构成情况有无不同，收集到资料如表10-7所示。问两组患者血型构成比有无差别？

表10-7　鼻咽癌患者与眼科患者的血型构成比较

分组	A	B	O	AB	合计
鼻咽癌患者	33	6	56	5	100
眼科患者	54	14	52	5	125
合计	87	20	108	10	225

1. 建立建设，确立检验水准

H_0：两组患者中血型构成比相同。

H_1：两组患者中血型构成比不同或不全同。

$\alpha = 0.05$。

2. 在 H_0 成立的前提下，计算 χ^2 值

$$\chi^2 = 225 \times \left(\frac{33^2}{100 \times 87} + \frac{6^2}{100 \times 20} + \frac{56^2}{100 \times 108} + \frac{5^2}{100 \times 10} + \frac{54^2}{125 \times 87} + \right.$$

$$\left. \frac{14^2}{125 \times 20} + \frac{52^2}{125 \times 108} + \frac{5^2}{125 \times 10} - 1 \right)$$

$$= 5.710$$

$$v = (4-1) \times (2-1) = 3$$

3. 确定 P 值，作出统计推断

查 χ^2 界值表，$\chi^2_{0.05,\ 3} = 7.81$

$\because 5.710 < 7.81$

$\therefore P > 0.05$

因此，按 $\alpha = 0.05$ 的检验水准不拒绝 H_0，差别无统计学意义，故尚且不能认为两组患者中血型的构成比不相同。

三、行×列表 χ^2 检验的注意事项

1. 行×列表的 χ^2 检验要求理论频数不宜太小，一般不宜有理论频数小于等于 1 的格子，且 $1 < T < 5$ 的格子数不宜超过总格子数的 1/5。

2. 如果以上条件不能满足时，不能直接作 χ^2 检验，此时可以采用以下方法。

（1）增加样本含量，当样本含量增加时必然会引起理论频数的变化，此时可能会使得数据满足 χ^2 检验的条件。

（2）删去某行或某列，删去理论频数较小的行或列使得资料满足 χ^2 检验的条件，但删去某行或某列往往会减少收集到的数据信息。

（3）合理地合并部分行或列。

（4）用 Fisher 确切概率法计算。

3. 多个率或构成比比较的 χ^2 检验，结论为拒绝 H_0 时，仅表示几组之间有差别，并非任两组之间都有差别。若要进一步进行两两比较，可进行行×列表的分割或用区间估计法计算，具体请参阅相关统计书籍。

第四节　拟合优度卡方检验

前面学习的假设检验，大多是通过抽样来对总体参数进行的假设检验，且是集中在正态总体下的参数假设检验。但在实际问题中，我们可能并不知晓要研究的总体是什么分布，解决未知总体服从什

么分布，这就是拟合优度卡方检验要解决的问题。

拟合优度卡方检验用于判断某一变量观察值是否服从某一既定的理论分布，如正态分布、二项分布、泊松分布等。

实际操作中，我们先对未知总体的分布提出一个假设，例如，假设该总体服从正态分布，根据样本获得的信息，检验假设是否成立；若检验下来原假设成立，则我们没有理由拒绝该未知总体服从正态分布；反之，我们可以拒绝该总体服从正态分布。

但需注意，拟合优度卡方检验要求足够的样本含量。若样本含量不够大（如频数表有1/5以上组的理论频数 $1 < T < 5$），可以通过连续性校正 χ^2 检验公式进行统计样本量的估算。若样本量仍然很小，可人为进行适当的合并。具体检验方法请参阅相关统计书籍。

知识拓展

皮尔逊与卡方检验

皮尔逊认为，理论分布与实际分布之间总存在或多或少的差异。这些差异是观察次数不充分、随机误差太大引入的，还是由于所选配的理论分布本身就与实际分布有实质性差异，还需要用一种方法来检验。1900年，皮尔逊发表了一个著名的统计量，称为卡方（χ^2），用来检验实际分布数列与理论分布数列是否在合理范围内相符合，即用以测定观察值与期望值之间的差异显著性。卡方检验提出后得到了广泛的应用，在现代统计理论中占有重要地位。

实训　分类资料的假设检验

一、实训目的

1. 能够根据资料特点正确选择比较方法。
2. 能够使用SPSS软件完成卡方检验等统计分析。

二、实训时长

2小时。

三、实训内容

1. 对某疾病采用常规治疗，其治愈率为45%。现随机抽取180名该疾病患者改用新疗法治疗，治愈117人。问新治疗方法是否比常规疗法的效果好？

2. 某医师欲比较胞磷胆碱与神经节苷脂治疗脑血管疾病的疗效，将78例脑血管疾病患者随机分为两组，结果见表10-8。问两种药物治疗脑血管疾病的有效率是否相等？

表10-8　两种药物治疗脑血管疾病有效率的比较

组别	有效（人）	无效（人）	合计（人）	有效率（%）
胞磷胆碱	46	6	52	88.46
经节苷脂	18	8	26	69.23
合计	64	14	78	82.03

3．研究使君子驱肠虫的临床疗效：治疗蛔虫与蛲虫混合感染者184人，同时排出蛔虫与蛲虫者16人，只排出蛔虫者56人，只排出蛲虫者36人，两虫均未排出者76人。问使君子对何种肠虫的驱除效果较好？

4．某两个地区献血人员的血型记录见表10-9，问两地的血型分布有无差别？

表10-9　两地献血人员的血型分布　　　　　　　　　　　　　　　　　　　　　单位：人

地区	血　型				合计
	A	B	O	AB	
甲地	33	6	56	5	100
乙地	54	14	52	5	125
合计	87	20	108	10	225

本章小结

教学课件

执考知识点总结

本章涉及的2019版及2024版公共卫生执业助理医师资格考试考点对比见表10-10。

表10-10　2019版及2024版公共卫生执业助理医师资格考试考点对比

单元	细目	知识点	2024版	2019版
χ^2检验	四格表资料的χ^2检验	（1）完全随机设计四格表资料χ^2检验计算及应用条件	√	√
		（2）配对设计四格表资料χ^2检验	√	√
	行×列表资料χ^2检验	（1）行×列表资料χ^2检验	√	√
		（2）行×列表资料χ^2检验应注意的问题	√	√

拓展练习及参考答案

（王　洁）

第十一章 相关与回归分析

学习目标

素质目标: 培养求真务实的工作态度; 养成关联性统计学思维习惯。

知识目标: 掌握直线相关与回归的基本概念, 相关系数与回归系数的意义及计算, 相关系数与回归系数相互的区别与联系; 熟悉相关系数与回归系数的假设检验, 直线回归方程的应用; 了解等级相关分析。

能力目标: 能够进行直线相关和回归分析。

案例导入

【案例】

小卫是某社区卫生服务中心的公共卫生专干, 负责辖区内居民的基本公共卫生服务。在一次辖区所在大学生体检时得到一组大二学生体检结果, 其中10名男生的身高与前臂长的资料见表11-1。

表11-1 10名大二男生的身高与前臂长资料 单位: cm

编号	身高值x	前臂长y
1	175	47
2	173	45
3	168	46
4	169	47
5	179	48
6	188	50
7	178	47
8	183	46
9	180	49
10	165	43

【问题】

1. 该校二年级男生的身高与前臂长之间是否有关联?

2. 如有, 是什么样的关联? 如何进行分析和判断?

核心知识拆解

在医学科学研究中，常要分析同一观察单位两个变量间的关系，如年龄与血压、药物剂量与动物死亡率、环境介质中污染物浓度与污染源的距离等，相关与回归就是研究这种关系的统计方法。相关分析和回归分析是统计学中两种常见的统计分析方法，它们可以帮助我们更好地理解数据并从中提取出有用的信息。

第一节　直线相关分析

如果两变量之间的关系是既存在密切的数量关系，但又不能像函数一样以一个变量精确计算另一个变量，这种关系就称为相关关系。直线相关分析是分析两个定量变量之间最简单的统计分析方法。

> **知识拓展**
>
> **两个变量之间的关系**
>
> 两个变量之间存在的关系可分为无关系和有关系，再根据两个变量之间是否为一对一的对应而将有关系分为确定性关系和非确定性关系。
>
> 一一对应的关系即确定性关系，就是数学上的函数关系，它可以用一个已知的变量值精确地求出另一个变量的值；如当一辆汽车的行驶速度为V，要行驶的路程为S，若需要行驶的时间为T，则必有$T = S/V$。
>
> 非一一对应的关系即非确定性关系，根据两个变量之间情况的不同可将其分为相关关系和回归关系。如果两个变量之间存在密切的数量关系，但又不能像函数一样以一个变量精确计算另一变量的关系称为相关关系，如果两个变量之间存在线性依存关系则称为回归关系。

一、概述

分析两个变量x与y之间的关系时，可把两个变量的每对值(x_i, y_i)视为直角坐标系的一个点，绘制散点图。根据本章案例导入中的资料绘制的散点图如图11-1所示。

由图11-1可见，虽然两变量所有的散点分布不在一条直线上，但其形状大致呈直线趋势，其数量变化的方向相同。这表明某大二男生的身高越高，其前臂长就有越长的趋势，身高与前臂长之间有相关关系。

（一）直线相关的概念

直线相关又称简单相关，统计学上将两个随机变量之间呈直线趋势的关系称为直线相关。它是用来说明两个变量间是否有直线相关关系，描述具有直线关系的两变量间的相互关系，用于双变量正态分布资料。常用相关系数来表示直线相关关系的相关方向以及密切程度，总体相关系数的统计学符号为ρ，样本相关系数的统计学符号为r，相关系数的取值为$[-1, 1]$。

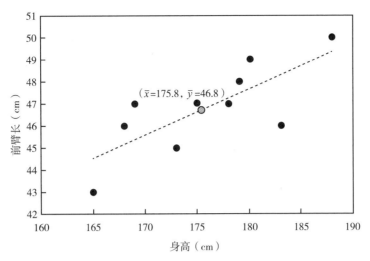

图11-1 10名大二男生的身高与前臂长散点图

（二）直线相关的种类

1. 正相关 当$0 < r \leqslant 1$时，说明两个变量x、y呈同向变化，即x增大，y也有增大的趋势；当$r = 1$时，为完全正相关，说明两个变量x、y呈同向变化且散点在一条直线上，如图11-2（a）和（b）所示。

2. 负相关 当$-1 \leqslant r < 0$时，说明两个变量x、y呈反向变化，即x增大，y有减小的趋势；当$r = -1$时，为完全负相关，说明两个变量x、y呈反向变化且散点基本在一条直线上。如图11-2（c）和（d）所示。

3. 无关或非线性相关 当$r = 0$时，为无相关关系或为非线性相关，如图11-2（e）和（f）所示。

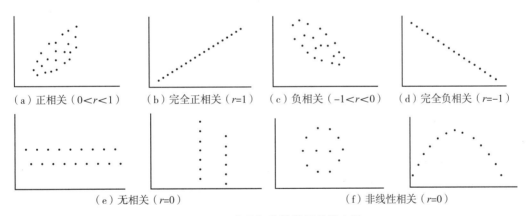

（a）正相关（$0 < r < 1$）　（b）完全正相关（$r = 1$）　（c）负相关（$-1 < r < 0$）　（d）完全负相关（$r = -1$）

（e）无相关（$r = 0$）　　　　　（f）非线性相关（$r = 0$）

图11-2 两变量相关性常见的散点图

二、相关系数

直线相关系数又称为Pearson积矩相关系数，用以说明具有直线相关关系的两个变量间的密切程度与相关方向的指标。相关系数没有单位，其取值的范围为$-1 \leqslant r \leqslant 1$。

（一）相关系数的意义

相关系数的正负号表示两变量间直线相关的方向，正号表示正相关；负号表示负相关；为0表示无关或非线性相关，即无直线相关关系。相关系数绝对值的大小则表示两组变量相关的密切程度，绝对值越接近1，说明两变量的相关密切程度越高；绝对值越接近0，说明两变量的相关密切程度越低；等于1为完全相关。如两相关系数的绝对值相等、符号相反，则表示两组变量的密切程度相同，方向相反。相关系数的取值与相关类型之间的关系见图11-2。

（二）相关系数的计算

1. 直接法 适用于样本含量较小的双变量正态分布资料。其计算步骤如下。

（1）作散点图：通过绘制散点图初步判断两变量间是否有直线趋势，如有则继续进行第二步。

（2）计算$\sum x$、$\sum x^2$、$\sum y$、$\sum y^2$、$\sum xy$的值：分别计算两变量的和、两变量的平方和、两变量对应值乘积之和。

（3）计算$\sum (x-\bar{x})^2$、$\sum (y-\bar{y})^2$和$\sum (x-\bar{x})(y-\bar{y})$：分别计算$x$、$y$离均差平方和及离均差积之和。

（4）代入公式11-1、公式11-2、公式11-3、公式11-4计算r值。

$$r = \frac{l_{xy}}{\sqrt{l_{xx}l_{yy}}} \qquad \text{（公式11-1）}$$

$$l_{xy} = \sum (x-\bar{x})(y-\bar{y}) = \sum xy - \frac{\sum x \sum y}{n} \qquad \text{（公式11-2）}$$

$$l_{xx} = \sum (x-\bar{x})^2 = \sum x^2 - \frac{(\sum x)^2}{n} \qquad \text{（公式11-3）}$$

$$l_{yy} = \sum (y-\bar{y})^2 = \sum y^2 - \frac{(\sum y)^2}{n} \qquad \text{（公式11-4）}$$

【例11-1】 请回答本章案例导入中的问题1。

根据资料计算相关系数，步骤如下。

（1）根据原始数据作散点图（图11-1），可以看出身高x与前臂长y的散点呈直线趋势。

（2）分别计算身高值x和前臂长y的总和、平方和及x与y对应值的乘积之和。可在表11-1的基础上增加x^2、y^2、xy三列，编制表11-2。

表11-2 10名大二男生的身高与前臂长相关系数的计算

编号	身高值x（cm）（1）	前臂长y（cm）（2）	x^2（3）	y^2（4）	xy（5）
1	175	47	30 625	2209	8225
2	173	45	29 929	2025	7785
3	168	46	28 224	2116	7728
4	169	47	28 561	2209	7943
5	179	48	32 041	2304	8592
6	188	50	35 344	2500	9400
7	178	47	31 684	2209	8366
8	183	46	33 489	2116	8418
9	180	49	32 400	2401	8820
10	165	43	27 225	1849	7095
合计	1758（$\sum x$）	468（$\sum y$）	309 522（$\sum x^2$）	21 938（$\sum y^2$）	82 372（$\sum xy$）

根据表11-2资料可计算$\bar{x}$、$\bar{y}$：

$$\bar{x}=\frac{\sum x}{n}=\frac{1758}{10}=175.8\ (\text{cm})$$

$$\bar{y}=\frac{\sum y}{n}=\frac{468}{10}=46.8\ (\text{cm})$$

（3）分别将上述相应值代入公式11-2、公式11-3和公式11-4，计算两变量离均差平方和及离均差积之和。

$$l_{xy}=\sum xy-\frac{\sum x\sum y}{n}=82\ 372-1757\times468/10=97.6$$

$$l_{xx}=\sum x^2-\frac{(\sum x)^2}{n}=309\ 522-1758^2/10=465.6$$

$$l_{yy}=\sum y^2-\frac{(\sum y)^2}{n}=21\ 938-468^2/10=35.6$$

（4）将相应数值代入公式11-1，求出r值。

$$r=\frac{l_{xy}}{\sqrt{l_{xx}l_{yy}}}=\frac{97.6}{\sqrt{465.6\times35.6}}=0.7581$$

计算出的r值为正值，表示前臂长与身高呈正相关关系。但由于是样本统计量，对于两者之间是否存在正相关关系还需进行相关系数的假设检验。

2. 加权法 适用于样本含量较大、编制为频数表的双变量正态分布资料。

【**例11-2**】某单位调查不同地区大气中苯并［a］芘［BaP，μg/100m³］含量与肺癌死亡率的关系，调查结果如表11-3，试求两者之间的相关系数。

表11-3　大气中BaP含量与肺癌死亡率之间的关系

BaP	肺癌死亡率（1/10万）							组中值 X	合计 (f_x)	$\sum f_x X$	$\sum f_x X^2$
	32 ~	30 ~	28 ~	26 ~	24 ~	22 ~	20 ~ 18				
2.0 ~	0	0	0	0	0	0	1	2.25	1	2.25	5.06
2.5 ~	0	0	0	0	0	1	1	2.75	2	5.50	15.12
3.0 ~	0	0	0	0	1	1	0	3.25	2	6.50	21.13
3.5 ~	0	0	0	1	2	2	0	3.75	5	18.75	70.31
4.0 ~	0	0	1	2	3	2	0	4.25	8	34.00	144.50
4.5 ~	0	0	1	4	3	1	0	4.75	9	42.75	203.06
5.0 ~	0	0	2	3	2	0	0	5.25	7	36.25	192.94
5.5 ~	0	0	2	3	1	0	0	5.75	6	34.50	198.38
6.0 ~	0	0	0	2	2	0	0	6.25	5	31.25	195.31
6.5 ~	0	1	0	1	1	0	0	6.75	3	20.25	136.69
7.0 ~	1	0	0	0	0	0	0	7.25	1	7.25	52.56

续 表

BaP	肺癌死亡率（1/10万）							组中值X	合计 (f_x)	$\sum f_x X$	$\sum f_x X^2$
	32 ~	30 ~	28 ~	26 ~	24 ~	22 ~	20 ~ 18				
7.5 ~ 8.0	0	1	0	0	0	0	0	7.75	1	7.75	60.06
合计（f_y）	1	2	7	16	15	7	2	—	50	247.5	1295.13
组中值Y	33	31	29	27	25	23	21	—	—	—	—
$\sum f_y Y$	1	62	203	432	375	161	42	—	1308	—	—
$\sum f_y Y^2$	33	1922	5887	11 664	9375	3703	882	—	34 522	—	—

相关系数的计算步骤如下。

（1）列出频数表：将收集的原始数据整理为一个双变量频数分布表，见表11-3。从表的分布可见两变量之间有直线趋势。

（2）计算 $\sum f_x X$、$\sum f_y Y$、$\sum f_x X^2$、$\sum f_y Y^2$、$\sum f XY$。

从表中可知：$\sum f_x X = 247.5$、$\sum f_y Y = 1308$、$\sum f_x X^2 = 1295.13$、$\sum f_y Y^2 = 34\ 522$。

$$\sum f XY = 2.25 \times 21 \times 1 + 2.75 \times 21 \times 1 + 2.75 \times 23 \times 1 + \cdots + 7.75 \times 31 \times 1 = 6575$$

（3）分别计算x和y离均差平方和及离均差积之和，计算见公式11-5、公式11-6、公式11-7。

$$l_{xy} = \sum f XY - \frac{\left(\sum f_x X\right)\left(\sum f_y Y\right)}{\sum f} \qquad (公式11-5)$$

$$l_{xx} = \sum f_x X^2 - \frac{\left(\sum f_x X\right)^2}{\sum f} \qquad (公式11-6)$$

$$l_{yy} = \sum f_y Y^2 - \frac{\left(\sum f_y Y\right)^2}{\sum f} \qquad (公式11-7)$$

将有关数据代入上述公式，得：

$$l_{xy} = 6575 - 247.5 \times 1308/50 = 100.40$$

$$l_{xx} = 1295.13 - 247.5^2/50 = 70.00$$

$$l_{yy} = 34\ 522 - 1308^2/50 = 304.72$$

（4）计算相关系数：

$$r = \frac{l_{xy}}{\sqrt{l_{xx} l_{yy}}} = \frac{100.40}{\sqrt{70.00 \times 304.72}} = 0.6874$$

r值大于零，表示苯并［a］芘与肺癌死亡率呈正相关关系；对于两者之间是否确实存在正相关关系还需进行相关系数的假设检验。

三、相关系数的假设检验

由【例11-1】、【例11-2】计算所得的统计量r是样本相关系数，它是总体相关系数ρ的估计值。由于存在抽样误差，因此要判断两个变量 x、y 之间是否有相关关系，就需要检验 r 是否来自总体相关系数 ρ 为 0 的总体。因为即使从 $\rho = 0$ 的总体进行随机抽样，也会因为抽样误差的存在，使得 r 值常常也不等于 0。因此，在计算出 r 值后，应作 $\rho = 0$ 的假设检验。

常用的直线相关系数假设检验有查表法和 t 检验两种方法。

（一）查表法

根据自由度 $v = n-2$，查附录 M，比较 $|r|$ 与界值，统计量绝对值越大，概率 P 值越小；统计量绝对值越小，概率 P 值越大。

【例11-3】 结合【例11-1】的计算结果回答本章案例导入中的问题2（用查表法）

检验步骤如下。

1. 建立假设，确定检验水准 α

H_0：$\rho = 0$，即大二男生的身高与前臂长之间无线性相关关系。

H_0：$\rho \neq 0$，即大二男生的身高与前臂长之间有线性相关关系。

$\alpha = 0.05$。

2. 确定概率 P 值，作出统计推断

本例中 $n = 10$，$v = n-2$，$r = 0.7581$，查 r 界值表（附录 M）：$r_{0.02,\ 8} = 0.715$，$r_{0.01,\ 8} = 0.765$，故 $0.01 < P < 0.02$。按 $\alpha = 0.05$ 的水准，拒绝 H_0，接受 H_1。可认为大二男生的身高与前臂长之间存在线性相关关系。

（二）t 检验

当 x 与 y 非线性相关，即 H_0 成立时，t_r 服从自由度 $v = n-2$ 的 t 分布。按公式 11-8 计算 t 值。

$$t_r = \frac{|r-0|}{s_r} \qquad （公式11\text{-}8）$$

公式 11-8 中，s_r 为样本相关系数 r 的标准误，其计算见公式 11-9。

$$s_r = \sqrt{\frac{1-r^2}{n-2}} \qquad （公式11\text{-}9）$$

【例11-4】 结合【例11-1】的计算结果回答本章案例导入中的问题2（用 t 检验）。

检验步骤如下。

1. 建立假设，确定检验水准 α

H_0：$\rho = 0$，即大二男生的身高与前臂长之间无线性相关关系。

H_0：$\rho \neq 0$，即大二男生的身高与前臂长之间有线性相关关系。

$\alpha = 0.05$。

2. 计算统计量 t_r 值

本例中 $n = 10$，$r = 0.7581$，按公式 11-8 和公式 11-9 计算，得：

$$t_r = \frac{|r-0|}{s_r} = \frac{0.7581}{\sqrt{(1-0.7581^2)/(10-2)}} = 3.288$$

3. 确定概率 P 值

按 $v=n-2=10-2=8$，查 t 界值表（附录 B），得：$t_{0.02, 8}=2.896$，$t_{0.01, 8}=3.355$。

∵ $2.896 < 3.288 < 3.355$

∴ $0.01 < P < 0.02$

4. 判断结果

∵ $0.01 < P < 0.02$

∴ 按 $\alpha=0.05$ 的水准拒绝 H_0，接受 H_1；可认为大二男生的身高与前臂长之间存在线性相关关系。

第二节　直线回归分析

实际工作中，研究者常常需要通过可测或易测的变量来对难测或未知的变量进行估计，如用患儿的月龄预测其体重，用身高、体重估计体表面积，用腰围、臀围估计腹腔内脂肪的含量，这需采用以一个变量值来粗略地计算另一个变量的估计值的统计分析方法，即回归分析。分析两个连续型变量之间的线性依存变化的统计方法，简称线性回归，又称为直线回归，它是最简单的线性回归分析方法。

一、直线回归分析的概念

统计学上将定量描述与分析某一变量随另一变量变化线性依存关系的方法称为直线回归分析。它是通过拟合线性方程来描述两变量间的回归关系。直线回归分析是以类似函数形式（直线方程）描述两个变量间的线性依存关系，其表达式称直线回归方程，也称为直线回归模型。它与直线方程不同之处在于应（因）变量 y 不是一个确定的值而是一个估计值。直线回归方程的一般表达式见公式 11-10。

$$\hat{y}=a+bx \tag{公式 11-10}$$

式中，x 为自变量；$\hat{y}$ 是 x 取某一确定值时，总体均数 $\mu_{\hat{y}/x}$ 的一个估计值，也称为回归方程的预测值，即 $\hat{y}$ 是与 x 相对应的 y 的平均值的估计值。当 $x=\bar{x}$ 时，$y=\bar{y}$。

式中，a 为回归直线在纵轴上的截距或常数项。表示当 $x=0$ 时，因变量 y 的平均估计值；其单位与因变量 y 的单位相同，只有当自变量 x 有可能取 0 时，a 才有实际意义。

式中，b 为回归直线的斜率，也称为回归系数。表示自变量 x 每改变一个单位时，因变量 y 平均变化 b 个单位数；b 是有单位的，其单位为 y 的单位 $/x$ 的单位。

二、直线回归方程的求法与图示

（一）a、b 的取值范围及意义

1. **a 的取值范围及意义**　$a>0$，表示回归直线与纵轴的交点在原点的上方；$a<0$，则表示回归直线与纵轴的交点在原点的下方；$a=0$，则回归直线通过原点。a 的取值与回归直线之间的关系见图 11-3。

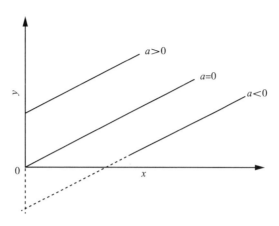

图11-3 *a*取不同值的回归直线

2. *b*的取值范围及意义 *b*>0，表示*y*随*x*增大而增大；*b*<0，表示*y*随*x*增大而减小；*b*=0，表示直线与*x*或*y*轴平行，即*y*与*x*无直线相关关系。*b*的取值与回归直线之间的关系见图11-4。

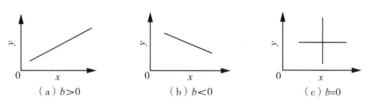

图11-4 *b*取不同值的回归直线

（二）$y-\bar{y}$、$\sum (y-\bar{y})^2$、$y-\bar{y}$、$\sum (y-\bar{y})^2$表示的意义

首先以自变量*x*为横坐标，因变量*y*为纵坐标绘制散点图。回归直线上各点的纵坐标常用$\hat{y}$来表示，其数值是当自变量*x*取某一值时因变量*y*的平均估计值；$\bar{y}$为因变量*y*的平均值。任意一点$P(x, y)$的纵坐标*y*被回归直线与均数$\bar{y}$截成三段，如图11-5所示。

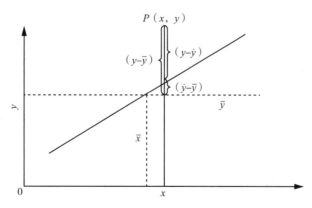

图11-5 因变量*y*的离均差平方和分解示意图

图11-5中，*P*点的纵坐标*y*被截成的三段，且有：$y-\bar{y}=(\hat{y}-\bar{y})+(y-\hat{y})$。

*P*点是散点图中任取的一点，若将全部数据点都按上法处理，并将等式两端平方后求和可按公式11-11计算。

$$\sum (y-\bar{y})^2 = \sum (\hat{y}-\bar{y})^2 + \sum (y-\hat{y})^2 \qquad （公式11-11）$$

公式11-11也可表示为公式11-12。

$$SS_{总} = SS_{回} + SS_{残} \qquad （公式11-12）$$

1. $y-\bar{y}$ 即离均差，表示因变量的某一实测值与因变量的平均值之差。

2. $SS_{总} = \sum (y-\bar{y})^2$，称为总离均差平方和，即不考虑 y 与 x 的回归关系时的总变异。

3. $SS_{回} = \sum (\hat{y}-\bar{y})^2 = bl_{xy}$，称为回归平方和，反映在 y 的总变异中可以用 y 与 x 的回归关系所解释的部分，也即在 y 的总变异中由于 y 与 x 的回归关系而使 y 的总变异减少的部分。$SS_{回}$ 越大，说明回归效果越好。

4. $y-\hat{y}$ 即实测点到回归直线的纵向距离，由直线回归方程 $\hat{y}=a+bx$ 知，当自变量取某值 x 时，应变量为 $\hat{y}$，而实际观察值却时 y，两者之差称为残差。

5. $SS_{残} = \sum (y-\hat{y})^2$，称为残差平方和，表示各个散点距回归直线的纵向距离的平方和，它反映除 x 对 y 的回归关系影响之外的一切因素对 y 的变异的作用。在散点图中，各实测点离回归直线越近，$SS_{残}$ 越小，说明直线回归的估计误差越小。

6. R^2 即决定系数，是回归平方和与总离均差平方和之比。它反映了回归贡献的相对程度，即在因变量 y 的总变异中 x 对 y 的回归关系所能解释的比例。可以证明，回归平方和与总离均差平方和之比恰好等于相关系数的平方。R^2 的计算见公式11-13。

$$R^2 = \frac{SS_{回}}{SS_{总}} \qquad （公式11-13）$$

决定系数 R^2 的取值在0到1之间，且无单位。在应用中，通过决定系数来反映回归的实际效果。

（三）直线回归方程的建立

1. **回归方程估计的最小二乘法原则**　根据直线回归方程的一般表达式，只要知道 a 和 b 的值就可建立直线回归方程。从图11-3和图11-4可知，不同的 a 和 b 对应于不同的直线；从图11-1中样本数据的散点图可知，求解 a、b 实际上就是如何能"合理地"找到一条最好地代表数据点分布趋势的直线，使得每个实测值 y_i 与"理想"的回归直线的估计值 $\bar{y}$ 最接近。一个直观的做法是把每个实测值 y_i 与这条"理想"直线上 $\hat{y}_i$（对应于 x_i 的 y_i 的估计值）的纵向距离（$y_i-\hat{y}_i$）作为衡量指标，使得所有点的（$y_i-\hat{y}_i$）尽可能地小。由于各点的（$y_i-\hat{y}_i$）有正有负，所以通常取各点的（$y_i-\hat{y}_i$）平方和，即 $\sum (y-\hat{y})^2$ 最小，这就是统计学上的最小二乘法原则，即各散点距回归直线的纵向距离平方和最小，也称为"残差平方和最小"。

2. **回归方程估计的方法**　按照最小二乘法原则，当 $\sum (y-\hat{y})^2$ 取得最小值时所对应 a 和 b 的计算公式见公式11-14、公式11-15。

$$b = \frac{l_{xy}}{l_{xx}} = \frac{\sum (x-\bar{x})(y-\bar{y})}{\sum (x-\bar{x})^2} \qquad （公式11-14）$$

$$a = \bar{y} - b\bar{x} \qquad （公式11-15）$$

公式11-14中，l_{xy} 和 l_{xx} 的意义和计算公式与前面的相关系数一致。

【**例11-5**】根据本章案例导入资料，建立大二男生身高与前臂长的直线回归方程。

建立直线回归方程的具体步骤如下。

1. 绘制两变量之间的散点图

如图11-1所示，观察到两变量之间存在直线趋势，可进行直线回归分析。

2. 由样本数据计算如下统计量

在【例11-1】中已经计算得到：$\bar{x} = 175.8$、$\bar{y} = 46.8$、$l_{xy} = 97.6$、$l_{xx} = 465.6$。

3. 计算回归系数b及截距a

由公式11-14可得：

$$b = \frac{l_{xy}}{l_{xx}} = \frac{97.6}{465.6} = 0.209\,62$$

由公式11-15可得：

$$a = 46.8 - 0.209\,62 \times 175.8 = 9.948\,80$$

4. 建立回归方程

将计算得到的a、b值代入直线回归方程一般表达式公式11-10，即得：

$$\hat{y} = 9.948\,80 + 0.209\,62x$$

此方程表示的意义是：在大二男生身高的取值范围内，当身高每增加或减少1cm，则其前臂长平均增加或减少0.209 62cm。

5. 绘制回归直线

在x的实际取值范围内任取相距较远且容易读数的两x值，即x_1和x_2，代入直线回归方程得相应的$\hat{y}$值，即（x_1, $\hat{y}_1$）、（x_2, $\hat{y}_2$），相连即得回归直线。

绘制本章案例导入资料所得的回归直线。在自变量x的实测范围内取相距较远的两个x值代入方程求出相应的$\hat{y}$值，如$x_1 = 165$，得$\hat{y}_1 = 44.5361$；$x_2 = 185$，$\hat{y}_2 = 48.7285$。在直角坐标系中绘制出点（165, 44.5361）与（185, 48.7285）并连接两点，即可得到直线回归方程$\hat{y} = 9.948\,80 + 0.209\,62x$的图形，如图11-6所示。

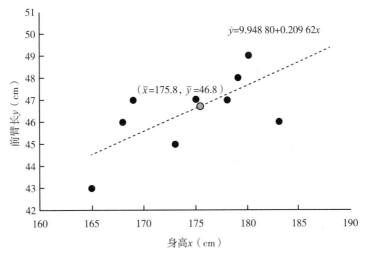

图11-6 10名大二男生的身高与前臂长的回归直线

注意：回归直线的适用范围一般以样本数据中的自变量x取值范围为限，若无充分理由证明超过自变量的取值范围还是直线，应避免外延。同时，所绘制的回归直线必然通过点 $(\bar{x}, \bar{y})$；若纵坐标、横坐标无折断号，将此线延长与纵轴相交，交点的纵坐标必等于截距 a。

三、回归系数的假设检验

（一）t 检验

基本思想：以样本回归系数 b 与总体回归系数 $\beta = 0$ 作比较，检验统计量 t_b 的计算见公式 11-16、公式 11-17、公式 11-18。

$$t_b = \frac{|b-0|}{s_b}, \quad v = n-2 \qquad （公式11-16）$$

$$s_b = \frac{s_{y.x}}{\sqrt{l_{xx}}} \qquad （公式11-17）$$

$$s_{y.x} = \sqrt{\frac{SS_{残}}{n-2}} = \sqrt{\frac{\sum (y-\hat{y})^2}{n-2}} \qquad （公式11-18）$$

式中，s_b 为样本回归系数的标准误；$s_{y.x}$ 为残差标准差，它是指剔除了 x 对 y 的线性影响后，y 的变异，可用以说明估计值 $\hat{y}$ 的精确性，$s_{y.x}$ 越小，表示回归方程的估计精度越高。

【例11-6】 试用 t 检验对【例11-5】中的样本回归方程作假设检验。

检验步骤如下。

1. 建立假设，确定检验水准 α

$H_0: \beta = 0$，即大二男生的身高与前臂长之间无线性回归关系。

$H_1: \beta \neq 0$，即大二男生的身高与前臂长之间有线性回归关系。

$\alpha = 0.05$。

2. 计算统计量 t_b 值

本例中 $n = 10$，$b = 0.209\,62$，计算得到 $s_b = 0.064\,35$。

代入公式11-16，得：

$$t_b = \frac{0.209\,62}{0.064\,35} = 3.2878$$

3. 确定概率 P 值，作出统计推断

按 $v = n-2 = 8$，查 t 界值表（附录B），得 $0.01 < P < 0.02$。按 $\alpha = 0.05$ 的水准拒绝 H_0，接受 H_1；可认为大二男生的身高与前臂长之间存在线性回归关系。

由此可见，对同一双变量正态分布资料的回归系数的假设检验与相关系数的假设检验是等效的，即 $t_r = t_b$。鉴于相关系数的假设检验的简便性，可以用相关系数的假设检验来回答回归系数的假设检验的问题。

（二）方差分析

基本思想：将 $SS_{总}$ 分解为 $SS_{回}$ 和 $SS_{残}$ 两部分。由图11-5和公式11-12对离均差平方和的分解可见，

当β接近于0时，更有可能出现较小的$SS_{回}$和较大的$SS_{残}$（极端情况$SS_{回}=0$，而$SS_{残}=SS_{总}$，回归直线与横坐标平行）；而当β远离0时，更有可能得到较大的$SS_{回}$和较小的$SS_{残}$（极端情况$SS_{回}=SS_{总}$，而$SS_{残}=0$，所有散点都在回归直线上）。故相对于随机误差$SS_{残}$而言，回归的变异$SS_{回}$越大，越有理由认为$\beta\neq0$，或者可认为不考虑回归时，随机误差是y的总变异$SS_{总}$，而考虑回归后，由于回归的贡献使原有的随机误差减少为$SS_{残}$。如果两变量间的总体回归关系确实存在，回归的贡献应大于随机误差，大到何种程度时可以认为具有统计学意义，可根据$SS_{回}$与$SS_{残}$的关系构造F统计量，对回归系数进行假设检验。F值和自由度的计算见公式11-19、公式11-20。

$$F=\frac{MS_{回}}{MS_{残}}=\frac{SS_{回}/v_{回}}{SS_{残}/v_{残}} \qquad （公式11-19）$$

$$v_{总}=v_{回}+v_{残}$$

$$v_{总}=n-1,\ v_{回}=1,\ v_{残}=n-2 \qquad （公式11-20）$$

式中，$MS_{回}$为回归均方，$MS_{残}$为残差均方。在H_0为$\beta=0$的假设下，统计量F服从自由度$v_{回}$、$v_{残}$的F分布。

【例11-7】试用方差分析对【例11-5】中建立的样本回归方程作假设检验。
检验步骤如下。

1. 建立假设，确定检验水准α
$H_0:\beta=0$，即大二男生的身高与前臂长之间无线性回归关系。
$H_1:\beta\neq0$，即大二男生的身高与前臂长之间有线性回归关系。
$\alpha=0.05$。

2. 计算检验统计量F值
$SS_{总}=l_{yy}=35.6$
$SS_{回}=bl_{xy}=0.209\,62\times97.6=20.4589$
$SS_{残}=SS_{总}-SS_{回}=15.141\,09$
其他数据见表11-4。

表11-4　直线回归的方差分析数据

变异来源	SS	v	MS	F	$<P$
总变异	20.458 912	9			
回归	20.458 912	1	20.4589	10.8099	$0.01<P<0.05$
残差	15.141 088	8	1.8926		

3. 确定概率P值，作出统计推断
按$v_1=v_{回}=1$，$v_2=v_{残}=n-2=8$，$F=10.8099$，查F界值表（附录D）得$0.01<P<0.05$。
按$\alpha=0.05$的水准拒绝H_0，接受H_1，回归方程有统计学意义；可认为大二男生的身高与前臂长之间存在线性回归关系。

由此可见，在直线回归中，对同一资料作总体回归系数β是否为0的假设检验，方差分析和t检验的结果是一致的，而且 $t_b = \sqrt{F}$。

知识拓展

回归概念的提出

　　"回归"是由英国著名生物学家兼统计学家弗朗西斯·高尔顿（Francis Galton，1822—1911年）（生物学家达尔文的表弟）在研究人类遗传问题时提出来的。为了研究父代与子代身高的关系，高尔顿搜集了1078对父亲及其儿子的身高数据。他发现这些数据的散点图大致呈直线状态，也就是说，总的趋势是父亲的身高增加时，儿子的身高也倾向于增加。但是，高尔顿对试验数据进行了深入的分析，发现了一个很有趣的现象——回归效应。因为当父亲高于平均身高时，儿子身高比父亲更高的概率要小于比他更矮的概率；父亲矮于平均身高时，儿子身高比父亲更矮的概率要小于比他更高的概率。它反映了一个规律，即有这两种身高父亲的儿子的身高，有向他们父辈的平均身高回归的趋势。对于这个一般结论的解释是：大自然具有一种约束力，使人类身高的分布相对稳定而不产生两极分化，这就是所谓的回归效应。高尔顿认真仔细的观察、科学的分析和严谨的工作作风在统计学中尤为重要。

四、直线回归分析的应用

　　1. 描述两变量间的数量依存关系　这是直线回归分析最主要的应用之一。经回归系数的假设检验后，如有统计学意义，认为两变量间线性依存关系存在时，可用直线回归方程来描述两变量间依存变化的数量关系。

　　2. 利用直线回归方程进行统计预测　这是回归分析最重要的应用。所谓预测就是将自变量 x 即预报因子，代入回归方程对因变量 y 即预报量进行估计。当 $x = x_0$ 时，预报量 y 的样本均数（也称为条件均数）对应的总体均数 $\mu_{\hat{y}}$ 的可信区间可用公式11-21估计。

$$\hat{y} \pm t_{\alpha, (n-2)} s_{\hat{y}} \qquad\qquad （公式11-21）$$

式中，$s_{\hat{y}}$ 是条件均数 $\hat{y}$ 的标准误，其计算见公式11-22。

$$s_{\hat{y}} = s_{y \cdot x} \sqrt{\frac{1}{n} + \frac{(x_0 - \bar{x})^2}{l_{xx}}} \qquad\qquad （公式11-22）$$

　　当同时考虑所有 x 的可能取值时，可信区间形成一个弧形区带，称为回归直线的置信带。其意义为在满足线性回归的条件下，总体回归直线落在置信带内的概率为（$1-\alpha$）。

　　而预测值 $\hat{y}$ 的波动范围又称为个体值的容许区间，相当于参考值范围的估计。其计算见公式11-23。

$$\hat{y} \pm t_{\alpha, (n-2)} s_y \qquad\qquad （公式11-23）$$

式中，s_y 是 $x = x_0$ 时样本 $\hat{y}$ 的标准差，它与样本观察值 y 的标准差是不同的。其计算见公式11-24。

$$s_y = s_{y \cdot x} \sqrt{1 + \frac{1}{n} + \frac{(x_0 - \bar{x})^2}{l_{xx}}} \qquad\qquad （公式11-24）$$

　　同样，当同时考虑所有 x 的可能取值时，容许区间也会形成一个弧形区带，称为个体值的预测带，较回归直线的置信带宽。

3. 利用直线回归方程进行统计控制　统计控制是利用回归方程进行逆估计，即若要求应变量y在一定数值范围内变化，可以通过控制自变量的取值来实现。

此外，还可利用回归方程来获得精度更高的医学参考值范围和用容易测量的指标估计不易测量的指标。

五、直线回归分析需注意的问题

1. 直线回归分析前应绘制散点图　除从专业的角度考虑两变量之间的可能关系外，观察散点图也能得到很重要的提示，因此回归分析的第一步就是绘制散点图。只有当观察到散点的分布有直线趋势时，才适宜作直线回归分析。

2. 分析的资料应满足直线回归分析的应用条件　考虑建立线性回归模型的基本假定，从理论上来讲，按照最小二乘法估计回归模型应满足：线性、独立、正态和方差齐性等条件。所谓线性是指自变量x与应变量y间的关系是线性的，否则不能采用线性回归分析，它可以通过分析散点图加以判断。独立是指容量为n的样本相互独立。正态是指自变量x取不同值时，应变量y的估计值服从正态分布。方差齐性是指自变量x取不同值时，应变量y的条件方差相等。

3. 作直线回归分析要有实际意义　进行直线回归分析时，不能把毫无关联的两种事物、现象任意取n对数据建立回归方程并进行解释。应从专业知识的角度，对确实具有关联的两个变量、指标进行分析。

此外，还应注意两变量间的直线相关关系不一定是因果关系，也可能是伴随关系；不能随意延长回归直线。

六、直线相关与直线回归分析的区别和联系

直线相关与直线回归分析均是用于双变量定量资料的参数统计分析方法，两者之间既存在区别也存在联系。

（一）区别

1. 对资料的要求不同　在资料的要求上，直线相关分析要求两变量均为随机变量并服从双变量正态分布；而直线回归分析只要求应变量y服从正态分布，对自变量x可以是正态分布的随机变量，也可以是人为控制大小的变量。

2. 两者的应用不同　如两变量间的关系是平等的，要说明两变量间的相互关系，判断两变量的密切程度和方向，则应用直线相关分析；如两变量间的关系是依存关系，说明其中一个变量依赖另一个变量变化的数量关系，则应用直线回归分析。

3. 相关系数与回归系数表达的意义不同　直线相关分析用相关系数r来表明具有直线相关关系的两变量间相互关系的方向和密切程度，r的正负号表示方向、绝对值的大小表示密切程度；而直线回归分析则用回归方程式来表达因变量随自变量变化的数量关系，回归系数b表示自变量x每改变一个单位所引起的y的平均改变量。

4. 相关系数与回归系数计算的公式不同　直线相关分析中相关系数的计算公式为：$r=\dfrac{l_{xy}}{\sqrt{l_{xx}l_{yy}}}$，直线回归分析中回归系数的计算公式为：$b=\dfrac{l_{xy}}{l_{xx}}$；计算两者的分子虽然相同，但分母不同。

5. 相关系数与回归系数取值的范围不同　直线相关分析中相关系数的取值范围为：$-1 \leqslant r \leqslant 1$，而直线回归分析中回归系数的取值范围为：$-\infty < b < \infty$。

6. 相关系数与回归系数的单位不同 相关系数 r 没有单位；而回归系数 b 是有单位的，其单位是因变量 y 的单位比自变量 x 的单位。

（二）联系

对于服从双变量正态分布的同一组数据，既可作直线相关分析又可作直线回归分析的资料具有以下关系。

1. r 与 b 的正负号相同 对能进行直线相关分析的同一组数据，计算出的相关系数 r 和回归系数 b 的正负号一致，即有 $r>0$，则 $b>0$；$r<0$，则 $b<0$。

2. r 与 b 的假设检验等价 即对同一资料而言，相关系数 r 和回归系数 b 的假设检验有 $t_r = t_b = \sqrt{F}$，两者的假设检验的结论相同，由于相关系数的假设检验可以方便地得到 P 值，所以可用相关系数的假设检验来回答回归系数的假设检验的问题。

3. r 与 b 可以相互换算 对于服从双变量正态分布的同一组资料，其相关系数 r 和回归系数 b 可以按公式 $b = r\sqrt{\dfrac{l_{yy}}{l_{xx}}}$ 进行换算。

4. 用回归可以解释相关 决定系数 $R^2 = \dfrac{SS_{回}}{SS_{总}}$，为相关系数的平方。它反映了回归贡献的相对程度，即在 y 的总变异中用 y 与 x 的回归关系所能解释的比例。所以当 $SS_{总}$ 固定时，$SS_{回}$ 的大小决定了相关的密切程度。$SS_{回}$ 越接近 $SS_{总}$，则相关系数和决定系数都越接近 1，说明引入回归效果越好。

第三节 等级相关

一、等级相关的意义

等级相关（rank correlation）是根据等级资料来研究变量之间相互关系的方法，是一种非参数统计方法。等级资料主要源于研究中所收集的数据，其本身就是等级评定的资料，研究中所收集的数据原本为等距或比率变量的资料，适用于资料不是正态双变量或总体分布未知，以及数据一端或两端有不确定值的资料或等级资料。等级相关分析的方法有多种，此处介绍两种。

二、等级相关的计算方法

（一）斯皮尔曼等级相关

斯皮尔曼等级相关（Spearman's rank correlation）是根据两列变量的成对等级差数计算相关系数，它是由英国统计学家和心理学家斯皮尔曼创立的，用于分析两列变量相互关系，它是用等级相关系数 r_s 来说明两个变量间相关关系的密切程度与相关方向的。其计算见公式 11-25。

$$r_s = 1 - \frac{6\sum d^2}{n(n^2-1)} \tag{公式 11-25}$$

式中，d 为每对观察值所对应的秩次之差；n 为对子数。r_s 值界于 −1 与 1 之间，其意义同积差相关系数 r。

当 x 或 y 中相同秩次较多时，宜用 r_s 的校正值 r_s'，见公式11-26。

$$r_s' = \frac{(n^3-n)/6-(T_x+T_y)-\sum d^2}{\sqrt{(n^3-n)/6-2T_y}\sqrt{(n^3-n)/6-2T_y}}$$ （公式11-26）

式中，T_x（或 T_y）$= \dfrac{\sum(t_j^3-t_j)}{12}$，$t_j$ 为 x（或 y）中相同秩次的个数。当 $T_x = T_y = 0$ 时，公式11-25与公式11-26相同。

r_s 是总体等级相关系数 ρ_s 的估计值，存在着抽样误差，故计算出 r_s 后，需作 $\rho_s = 0$ 的假设检验。当 $n \leqslant 50$ 时，可通过查 r_s 界值表（附录N）实现 $\rho_s = 0$ 的假设检验；当 $n > 50$ 时，可通过 u 检验进行 $\rho_s = 0$ 的假设检验，统计量 u 值的计算见公式11-27。

$$u = r_s\sqrt{n-1}$$ （公式11-27）

【例11-8】在肝癌病因研究中，某地调查了10个乡的肝癌死亡率（1/10万）与食物中黄曲霉毒素相对含量（最高含量为10），见表11-5。试作直线相关分析。

表11-5　肝癌死亡率与黄曲霉毒素相对含量

乡编号 （1）	黄曲霉毒素相对含量		肝癌死亡率		d （6）=（3）-（5）	d^2 （7）
	x （2）	秩次 （3）	y（1/10万） （4）	秩次 （5）		
1	0.7	1	21.5	3	2	4
2	1.0	2	18.9	2	0	0
3	1.7	3	14.4	1	2	4
4	3.7	4	46.5	7	-3	9
5	4.0	5	27.3	4	1	1
6	5.1	6	64.6	9	-3	9
7	5.5	7	46.3	6	1	1
8	5.7	8	34.2	5	3	9
9	5.9	9	77.6	10	1	1
10	10.0	10	55.1	8	2	4
合计	—	—	—	—	6	42

1. 建立假设，确定检验水准

H_0：$\rho_s = 0$，即肝癌死亡率与食物中黄曲霉毒素相对含量不存在直线相关关系。

H_1：$\rho_s \neq 0$，即肝癌死亡率与食物中黄曲霉毒素相对含量存在直线相关关系。

$\alpha = 0.05$。

2. 计算 r_s

将两个变量的观察值分别从小到大编秩，若同一变量有相同观察值，则取平均秩次，见表11-5第（3）、（5）列。已知 $n = 10$，$d^2 = 42$ 代入公式11-25，得：

$$r_s = 1 - \frac{6 \times 42}{10 \times (10^2-1)} = 0.746$$

3. 确定P值，作出统计推断

查 r_s 界值表，$r_{s0.02(10)}=0.745$，得 $P<0.02$，按 $\alpha=0.05$ 水准拒绝 H_0，接受 H_1，故可以认为黄曲霉毒素与肝癌死亡率间存在正相关关系。

若上例中10个乡的黄曲霉毒素含量为：1.0、1.0、1.0、1.0、1.0、5.0、5.0、5.0、10.0、10.0。则其秩次依次为：3、3、3、3、3、7、7、7、10.5、10.5。因相同秩次的个数较多，此时宜计算 r'_s。如果其他数据不变，则 T_x 为：

$$T_x=[(5^3-5)+(3^3-3)+(2^3-2)]/12=12.5，T_x=0，\sum d^2=33.5$$

$$r'_s=\frac{(10^3-10)/6-(12.5+0)-33.5}{\sqrt{(10^3-10)/6-2\times12.5}\sqrt{(10^3-10)/6-0}}=0.783$$

查 r_s 界值表，$r_{s0.02(10)}=0.745$，得 $P<0.02$，按 $\alpha=0.05$ 水准拒绝 H_0，接受 H_1，故可以认为黄曲霉毒素与肝癌死亡率间存在正相关关系。

（二）肯德尔和谐系数

肯德尔和谐系数（the Kendall Coefficient of Concordance）又称肯德尔一致性系数或肯德尔相关系数，它是由统计学家肯德尔提出的肯德尔交错系数、相容性系数和一致性系数三种等级相关系数的总称。其中肯德尔交错系数、相容性系数主要用于描述两列变量的一致性程度，作用与斯皮尔曼等级相关系数相似。

肯德尔一致性系数是用于描述多列等级变量相关程度或一致性程度的相关方法，其中又有肯德尔 W 系数和肯德尔 U 系数，分别用于不同的资料形式。

肯德尔 W 系数用于一般等级评定的资料，具体来说用于两种情况。一是 k 个评分人评价 N 个被评价人或 N 件作品，以分析和评价 k 个评分人的评价是否一致。二是同一个人先后 k 次评价 N 个被评人或 N 件作品，以分析其前后评价是否一致。通过肯德尔 W 系数可以较为客观地选择好的作品、公正的评分者，并可了解 k 个评分人意见的一致性情况，或一个评分人前后评定结果的一致性情况。

实训　直线相关和回归分析

一、实训目标

1. 能够正确绘制散点图。
2. 能够根据数据正确进行直线相关和回归的假设检验。
3. 熟练使用SPSS统计软件求解相关系数和回归方程。

二、实训时长

2学时。

三、实训内容

1. 10名20岁男青年的身高与前臂长度资料见表11-6，根据资料回答以下问题。

（1）绘制散点图，判断男青年身高与前臂长是否具有直线趋势。

（2）如有直线趋势，试求10名男青年身高与前臂长的相关系数。

（3）判断男青年身高与前臂长度之间有无相关关系。

表11-6 10名男青年的身高与前臂长度 单位：cm

编号	1	2	3	4	5	6	7	8	9	10
身高	170	173	160	155	173	188	178	183	180	165
前臂长	47	42	44	41	47	50	47	46	49	43

2. 某单位研究代乳粉营养价值时，用大白鼠作实验，得到大白鼠进食量和增加体重的数据见表11-7。根据资料回答以下问题。

（1）绘制散点图，判断大白鼠进食量和增加体重是否具有直线趋势。

（2）求直线回归方程并对回归系数作假设检验。

（3）试估计进食量为900g时，大白鼠的体重平均增加多少。

表11-7 8只大白鼠的进食量和体重增加量 单位：g

鼠号	1	2	3	4	5	6	7	8
进食量	800	780	720	867	690	787	934	750
增量	185	158	130	180	134	167	186	133

本章小结

教学课件

执考知识点总结

本章涉及的2019版及2024版公共卫生执业助理医师资格考试考点对比见表11-8。

表11-8　2019版及2024版公共卫生执业助理医师资格考试考点对比

单元	细目	知识点	2024版	2019版
回归与相关	直线相关	（1）直线相关系数的含义与计算	√	√
		（2）直线相关系数的假设检验	√	√
	直线回归	（1）直线回归方程的建立	√	√
		（2）直线回归系数的含义	√	√
		（3）直线回归系数的假设检验	√	√
	直线回归与相关的区别和联系	（1）区别	√	√
		（2）联系	√	√
	等级相关	（1）等级相关的适用范围	√	√
		（2）等级相关系数的假设检验	√	√

拓展练习及参考答案

（张　远）

第十二章 研究设计

素质目标： 培养方案设计的工作思维；培养求真务实的工作态度。

知识目标： 掌握调查设计的类型，常用的抽样方法，实验设计的基本要素与基本原则；熟悉研究设计的内容，调查表的设计方法；了解实验设计的步骤与方法，样本量的确定方法。

能力目标： 能够根据研究目的设计合适的研究方案，并编制调查表。

案例导入

【案例】

随着我国工业化、城镇化的发展，人口老龄化程度的加深，以及生态环境、生活行为方式的改变，中国居民疾病谱发生重大变化，慢性疾病如脑卒中、缺血性心脏病、肺癌等，现已成为中国居民过早死亡的主要原因。小卫所在的辖区为迎接省级慢性病综合防控示范区的复检，需开展慢性病防控社会因素调查工作，以全面了解辖区内慢性病流行现状，掌握居民健康问题，为政府制订慢性病综合防控工作计划，指引、评估慢性病综合防控示范区建设工作提供数据支持。

【问题】

1. 小卫应该如何选择调查对象？

2. 如果小卫要根据青年、中年、老年三个年龄阶段进行调查分析，应该选择哪种抽样方式？

核心知识拆解

在绪论中已经介绍过，统计研究可分为四个步骤，即统计设计、搜集资料、整理资料和分析资料。而统计设计是影响研究成功与否的最关键一环，设计是提高实验质量的重要保证，因此，如何进行统计设计是卫生医师应当具备的一项基本功。研究设计可按照在研究过程中对研究对象是否进行干预分为调查设计和实验设计。在调查研究中，研究者只是被动地调查客观实际情况，而没有施加任何处理因素。这种研究因素是客观存在的，无法通过随机化的方法来平衡各研究组之间的混杂因素。而在实验研究中，研究者能够人为地设置处理因素，研究对象接受何种处理因素也是随机分配的。

第一节 调 查 设 计

一、调查设计概述

（一）调查设计的意义

调查是指在研究工作中不施加任何干预措施，只对研究对象进行客观观察和结果记录的研究方法。调查设计是根据研究的目的，采用科学的方法，有组织、有计划地搜集资料并进行统计分析的全过程。它是调查研究的总体计划和安排，既是调查研究顺利进行的基础，也是统计分析的前提。

从内容上讲调查设计分为专业设计和统计设计两部分。专业设计是运用本专业的理论知识而进行的设计，指完成课题的专业思路、技术路线和具体的方法，主要解决调查结果的创新性、先进性和实用性。它决定科研的水平高低和研究成果的大小。统计设计是根据数理统计的原理和方法而进行的设计，主要确保调查结果的科学性、有效性和可重复性。它决定了调查研究效率的高低和采用的统计方法。

比如，要比较甲、乙两地环境条件对某恶性肿瘤死亡率水平的影响，事先要根据两地的常住人口制定调查方法，选择抽样调查或普查。需要考虑的是：调查范围如何选定？搜集资料的方式是什么？若是抽样研究，需抽取多少个样本？采用何种抽样方法？调查员如何培训？调查资料的管理、校对方法是什么？资料的统计分析方法是什么？指标是什么？调查如何组织实施？有哪些可能的误差及控制误差的方法？调查表如何制定？有哪些分析项目、备查项目？调查研究只有通过严密的设计，才能排除混杂因素的干扰，探讨事物间的内部联系。调查研究的应用领域十分广阔，主要有以下几方面的意义。

1. 了解分析人群健康状况 通过调查研究，可以了解某地区人群的营养状况、卫生状况、生活行为状况、描述某种疾病的流行强度及其规律等。了解影响居民健康水平及危害健康的主要问题，可以为指导疾病防治和科研重点提供一定的依据。

2. 探讨疾病的病因及危险因素 调查研究是探讨疾病的病因及危险因素的一个重要手段，是病因学研究中的定向性依据。例如，现况调查可以为病因学研究提供线索；病例对照研究不但可以探索疾病的病因，也可以检验病因假设；前瞻性调查则是在病例对照研究的基础上，深入验证病因假设等。

3. 评价卫生学及干预效果 对某地区的卫生状况进行科学的评价可以采用调查研究，如某工程项目实施前后的环境卫生学以及人群健康水平的评价等。也可以对疾病的某项预防措施的实施效应进行定性或定量分析，如调查某地区的低盐饮食对高血压的干预效果。

4. 制定预防医学卫生标准 部分卫生学标准也需要调查研究才能制定，如职业有害物及环境卫生标准制定等。

（二）调查设计的类型

按调查时间的顺序可将调查设计分为现况调查、病例对照研究、队列研究等类型。

1. 现况调查 现况调查指在某一特定时间内，对一定范围内的人群，以个人为单位收集和描述人群的特征以及疾病的分布。由于所获得的描述性资料是在某一时点或在一个短暂时间内收集的，客观地反映了这一时点的疾病分布以及人们的某些特征与疾病之间的关联，好似时间上的一个横断面，因此现况调查亦称横断面研究；此外，由于研究所用的指标主要是患病率，故又称患病率调查。需要注意的是，进行现况调查时，疾病或健康状态及其相关因素或特征是在同一时间内的状况，即因果并存，所以在病因分析时只能为病因学研究提出初步线索，并不能得出有关病因因果联系的结论。

现况调查主要用于描述疾病或健康状态的分布特征。例如，进行高血压调查可了解不同年龄、性别、地区、职业和民族人群的患病率，调查疟疾、日本血吸虫病等寄生虫病的分布以掌握疫情等。同时，描述疾病或健康状态的相关因素，可以逐步建立病因假说。此外，现况研究也可用于初步评价疾病防治措施的效果、为疾病防治科研重点提供决策依据，以及为疾病监测或其他类型流行病学研究提供本底信息。

2. 病例对照研究　根据是否患有所研究的疾病，将研究对象分为病例组与对照组；通过询问、实验室检测等方法，搜集病例组与对照组既往的暴露因素信息；测量并比较两组中各种暴露因素的暴露比例，并判断暴露因素与疾病的关联强度，以达到探索与验证疾病病因假说的目的。

3. 队列研究　队列研究将研究对象按暴露因素的有无或多少分成暴露组和对照组，前瞻性地观察疾病的发生状况，以判断暴露因素与疾病的发生是否有关联，以及关联强度的大小。作为观察性研究，队列研究并不进行研究对象的随机分组，其观察的是研究对象自身自然存在的暴露状况。队列研究在性质上（方向上）是前瞻性的，从因果关系推断上来说，是由"因"及"果"的研究。队列研究作为流行病学研究方法中的分析性研究，主要用于验证病因假设，它与病例对照研究相比，能够更直接、更有力地检验因果关系假说。

知识拓展

网络调查法

网络调查是指在互联网上针对特定的问题进行的调查。基于互联网的开放性、自由性、平等性、广泛性和直接性的特点，网络调查具有传统调查所不能比拟的成本低、速度快、隐匿性好、互动性好等优势。网络调查法可以分为定量研究和定性研究。网络定量研究方法主要有网站/网页问卷调查、电子邮件调查、弹出式调查、网络固定样本等几种。网络定性研究方法主要有一对一网络深层访谈、小组座谈、观察法等几种。上述调查研究的目的与一般的市场调查和民意调查原则上基本相同，不同的只是利用计算机网络作为传播手段代替传统的面对面访问等手段，以研究人类的一般行为或研究特定群体的行为。

二、调查设计的内容与步骤

制订调查计划的思维顺序是先将要证实的研究假设转化为分析指标，然后将分析指标转化为调查项目，再根据调查项目设计合适的调查表；同时要制订组织实施计划、数据管理与分析总结方案等内容。在制订调查计划时，还要明确总体范围并确定调查方法，确保调查过程高效、有序。

1. 明确调查目的与方法　调查目的是选定调查指标的依据，而调查指标则是调查目的的具体体现。调查方法需要根据调查目的确定，按调查的范围，可分为普查与非全面调查，后者又以抽样调查和典型调查最为常用，详见本节调查方法部分。

2. 选定调查指标　调查指标是调查内容和项目的指标化，是统计分析的依据。制定调查指标时，要坚持少而精的原则。尽量选定客观性强、灵敏度与特异度高的指标。调查指标的选定应依据专业知识，并参考大量文献，应具有可操作性及定量化。选定调查指标时应注意以下几点。

（1）指标的概念要明确：指标的概念包括指标的名称及数量等，明确概念就是界定指标的内涵和外延。还要规定指标的含义、范围、计算方法、适用条件和测量时间等，例如测定血液中某些激素的水平，就要规定抽血时间是早晨还是夜间，以及是否空腹等。只有指标的概念明确，调查才能达到统一化、标准化，以减少系统误差。

（2）指标尽可能客观：主观指标反映研究对象的主观意识感知，客观指标的收集则通过客观方法如用仪器测量。由于主观指标的个体差异大，结果可靠性偏低，因此应尽可能选择客观指标，或将主观指标客观化。例如，调查饮食习惯，在询问口味淡咸（主观指标）时，不同人对"咸"的感受不同。为使调查结果客观，可将食盐从低到高配制成不同浓度的食盐溶液，让调查对象从低到高依次尝试，直到感觉有"咸"味为止，即盐味阈测定。类似这种主观指标客观化的方法正不断被研究、发展和普及，如疲劳评分表、痛觉感受仪等。

（3）指标尽可能量化：调查研究中，指标能定量的就不要定性。例如，调查"你常吃水果吗？"答案有"经常吃、不常吃、偶尔吃"，这是定性调查；不如改成定量调查，问"你每周吃多少水果？"答案有"0克、250克、500克、750克、1000克及以上"。这种定量观测比定性回答要好，而且容易理解，便于分析。

（4）指标观测应可行：可行性包括技术上可行、经济费用可行及实施可行。例如，一些要求高精度的指标必须配有相应高精密度、高分辨力的仪器设备，若这种仪器设备不便取得，此类指标则尽可能用其他同类指标代替。另外设置指标必须考虑经济费用，以及研究对象是否能配合或接受，研究者和/或研究对象不能承受的研究指标都是不可行的。

3. 确定观察对象和数量　根据调查目的，确定调查总体的同质范围。总体由研究对象的各个单位组成，称观察单位，它可以是一个人、一个家庭、一个集体或采样点等。确定观察对象后，应根据调查目的、调查方法和调查指标的要求，确定观察对象的数量。详见本节样本含量估计部分。

4. 设计调查表　把调查项目按调查时提问的逻辑顺序列成表格就是调查表。调查表的设计是调查工作中关键的一环。调查表设计得是否合理，直接关系到调查资料是否准确、完整、科学。制定调查表时，指标要精选而周密，项目要具体、明确、无主观偏性，并且要便于填写、整理和分析。详见本节调查表设计部分。

5. 制订组织计划　组织计划是保证调查研究得以顺利进行的重要环节。其中包括：组织领导、宣传动员、时间进度、调查员培训、任务分工与协调、经费预算、调查表设计、宣传资料的准备以及调查的质量控制措施等。在正式调查之前，应先做小范围的预调查，以便检验调查表的设计质量，并做必要的修改。

调查设计时应明确规定资料收集的核查制度，并严格执行。确保原始资料的完整（观察单位无遗漏、无重复、项目填写无空缺）、正确（调查项目填写无错误）。资料的检查一般从两方面考虑：①逻辑检查，即根据项目性质及其相互关系，检查填写内容有无矛盾。如"出生日期"不应迟于"调查日期"。②计算检查，即验算计算项目有无错误。如"调查日期"减去"出生日期"应符合"实足年龄"。现场调查中，应及时检查、核对；及时纠错、补漏，确认无误后统一编号保存。

质量控制是整个调查研究过程中的重要一环，设计、实施、评价各个阶段均应有专人负责。调查方案的设计必须经过专家论证，并进行预试验。现场调查前要进行人员的培训，应明确调查的目的及意义；了解调查设计的原则和方法；统一指标的含义；明确调查人员工作职责、调查的方法和技巧；在调查过程中要建立质量核查制度、规定调查人员职责等。资料收集后，进行整理、归类、编码，双重录入计算机，并设置逻辑纠错，分析时采用分层分析及多因素数学模型等方法控制偏倚。

6. 确定分析与总结方案　数据的管理与分析是对调查研究所收集到的大量数据资料进行科学的管理，正确应用统计学方法，对收集的资料进行统计描述与统计推断。合适的统计方法和统计软件对结果的判断非常重要。在对数据资料的整理中，应当就各种偏倚对研究结果的影响作出统计学的估计，可采用分层分析、多元协方差分析或 Logistic 回归分析，以尽量减少混杂偏倚，必要时补充进行部分实验和观察。

总结是调查研究的最后一环，就是根据观察事实与统计处理的结果，运用分析、综合、归纳与演绎方法，把感性材料上升为理性概念。总结归纳的基本形式是撰写科研论文或撰写结题报告等。

三、调查设计的常用方法

每种调查方法有其各自的优缺点，需要根据调查目的来确定。

1. 普查　普查也称全面调查，是指一定时间内对一定范围内的所有观察对象进行调查。如人口普查、食道癌普查、血吸虫病普查等。调查对象可以是某居民点的全部居民、某个单位几个年龄段或从事某项工作的每个人，也可以是某地区或某城市一年所发生的所有交通事故等。

普查有时间要求，"一定时间"是指调查时间，一般不宜太长，可以是某时点，也可以是某时段如 1～2 天或 1～2 周，规模很大的普查也应在 3 个月内完成；否则，时间太长，研究对象本身的消长变更会影响普查的质量。

普查的目的在于了解人群中某种疾病或流行因素的分布情况、人群的健康水平，或者制订某一项生理、生化指标的参考值。例如，调查某人群中高血压的患病率、某种抗体的水平，以及儿童的身高、体重和发育状况等。也可以用于早期发现、早期诊断和早期治疗某些疾病，如对已婚育龄妇女进行阴道涂片检查，以早期发现宫颈癌，检测血清中抗 EB 病毒 IgG、IgA 抗体水平，以早期发现鼻咽癌等。

实施普查的原则有：①明确普查的主要目的是早期发现病例，并给予及时治疗。②所普查的疾病应是患病率较高的。③普查中应采用灵敏度和特异度较高，且现场操作技术不是很复杂的检验方法。④有足够的人力、物资和设备以早期发现病例和及时治疗。

普查的优点是：①确定调查对象的方法简单易行。②能发现人群中的全部病例，以实施早期治疗。③便于普及医学保健知识。④普查结果能较全面地描述疾病的分布特征，可为病因学研究提供线索。但普查亦具有一定的局限性：①普查不适用于患病率很低且无简单易行的筛检方法的疾病。②由于普查对象多，工作量大，同时调查期限短暂，因此调查质量难以控制，易漏查，影响调查结果的真实性和可靠性。③再者，普查消耗的人力、物力大，成本－效益比往往较高。

2. 抽样调查　抽样调查是一种非全面调查，即从总体人群中随机抽取一部分研究对象组成样本，对样本进行调查，由样本结果推论总体人群的特征。

抽样调查是调查研究中最常用的调查方法，可节省人力、物力、时间和费用，具有调查范围小、观察单位少、易组织实施、调查质量易控制的特点。一般情况下，抽样调查主要应用于人力、物力及经济条件有限，所要调查总体的变异不大，疾病发生率较高或小样本能够供给所需资料的情况，以及不可能或不适用于普查的调查研究。抽样调查的不足之处是，其设计、实施和资料分析较为复杂，重复和漏查不易发现，不适用于变异过大的样本等。常用的抽样方法有以下几种。

（1）单纯随机抽样：单纯随机抽样是总体中每个观察对象都有相同的机会被选入样本，亦称简单随机抽样或抽签法。如果从 N 个观察对象中抽取 n 个样本，先将全部 N 个调查对象编号并赋一个随机数，然后确定样本对象。

【例12-1】抽样调查学生的卫生习惯。某班有学生 100 人，欲抽取 10 人参与学校卫生习惯调查，如何抽样？

方法一：抽签或者抓阄。先将 100 名学生编号，如 1～100 号，将号码写在 100 张小纸条上，放在暗盒里并充分搅乱，然后任意取出 10 张纸条，上面号码所对应的学生入选；或将 100 张纸条中任意 10

张做特殊标记，搅乱顺序后，每个同学抽取1张纸条，抽到有特殊标记者即入选。

方法二：随机数字表法。先将100个学生编号为0～99号，然后用随机数字表（附录O），从任意一个随机数字开始（比如第21行第1列的两位数53开始），横向（或者纵向）依次读取10个随机数字（每个都是两位数，有相同者跳过）：53、44、09、42、72、00、41、86、79、79、68（有两个79，故向后顺延取68）。于是编号为这10个数字的学生即被抽中。

单纯随机抽样是最基本的抽样方法，抽样误差计算方便。但是，在大规模的调查中，由于对总体中的所有个体进行编号很困难，而且抽取的个体可能很分散，因此，抽样和现场调查都会相当困难。一般单纯随机抽样适用于小型调查。

（2）系统抽样：系统抽样是按照一定顺序，每隔若干个观察对象抽取一个观察对象组成的样本，又称等距抽样或机械抽样。先将总体 N 中的全部个体按与研究现象无关的特征编号排序，并根据样本含量大小，规定抽样间隔 k，然后从随机选定的第 i（$<k$）号个体开始，每间隔一个 k，抽取一个个体组成样本。抽取的样本编号为：i，$i+k$，$i+2k$，$i+3k$，$\cdots$，$i+(n-1)k$。其中，n 为样本含量，k 为抽样间隔：$k=N/n$。

【例12-2】欲从1000户居民中随机抽取100户参加社区慢性病危险因素调查，如何抽样？

先将1000户居民从1～1000编号，抽样间隔为 $k=1000/100=10$，再在编号1～10号之间随机抽取1户（或在附录O中，从任意一个随机数字开始，得到第一个01～10间的随机数字），如 $i=7$号住户，然后每间隔10号抽取1户，即抽取7、17、27、$\cdots$、997号住户，共100户组成样本。

系统抽样是一种简单直观的抽样方法，仅需按照事先设定的规则从总体中抽取样本，易于理解和操作。因为是通过一定的规则选择样本，能够使得样本在总体中分布较为均匀，故相比于单纯随机抽样，系统抽样的抽样误差通常较小。但是，当总体中观察单位按顺序有周期趋势或单调增加（减小）趋势时，系统抽样容易产生偏倚，影响样本的代表性。由于系统抽样是按照一定的规则选择样本，因此可能导致样本单位在地理位置或时间顺序上较为分散，增加了组织调查的难度。

（3）分层抽样：分层抽样就是先按照某些人口学特征或某些标志（如年龄、性别、住址、教育程度、民族等）将研究人群分为若干组（统计学上称为层），然后从每层抽取一个随机样本。分层的原则是层间差别越大越好，层内差别越小越好。

（4）整群抽样：整群抽样是先将总体划分为若干个群组成群集，每个群包括若干个观察对象，再从群集中随机抽取一定数量的群，并将被抽取群中的全部观察对象组成样本。例如，作计划生育调查时，抽查城市里几个居民委员会的全部居民。整群抽样的特点是抽样和调查都很方便，可以省时、省力和省成本。缺点是可能抽样误差较大，特别是群间差别较大时。

（5）多阶段抽样：多阶段抽样是把整个抽样过程分为若干个阶段，逐级抽出调查对象。多阶段抽样调查都是针对大的总体进行的，例如在全国范围进行的抽样调查，所面对的总体是十几亿人。在这种情况下，可以先抽取若干省，然后在被抽的省内抽选县市，再在县市中随机抽取受访者。

（6）非概率抽样：是指每个个体被抽样抽中的概率是未知的和无法计算的，主要依据研究者的意愿、判断或方便程度等条件来抽取调查对象，不考虑随机抽样中的等概率原则，往往产生较大的抽样误差，难以保证样本的代表性。因此在大规模的证实调查研究中一般很少用非概率抽样，常常在探索研究或在研究初期采用。常用的非概率抽样方法有立意抽样、偶遇抽样、雪球抽样、配额抽样等，具体请参阅相关书籍。

3. 典型调查 典型调查又称案例调查。即在对事物作全面分析的基础上，有目的地选定典型的观察单位或群体而进行的调查。例如，急性传染病的病例调查就是典型调查，通过这种典型病例调查可了解该传染病的"来龙去脉"，包括传染源、传播途径及可能的传播机制等。

由于典型多半是同类事物特征的集中表现，故抓住典型有利于对事物特征作深入的了解。所以，典型调查与普查相结合，有助于从广度和深度全面阐述事物的本质规律。典型调查简便、易行且费用低、时间短，研究者可以直接接触、集中精力对典型进行分析，可以获得真实可靠的第一手资料，因而在临床上广为应用，特别适宜于罕见病的观察和治疗。但典型调查也有一定的局限性，研究者在选择典型时，往往受到主观因素的影响，故对于典型调查资料的代表性和结论的适用程度，目前还难以用科学的方法界定。

四、调查表设计

调查表又称调查问卷或询问表，是以问题的形式系统地记载调查内容的一种文件。

（一）调查表的一般结构

一份规范的调查表通常包括：标题和编码、说明部分、核查项目、调查项目等内容。其中调查项目多以问题的形式出现。表12-1为常用调查表格式。

表12-1 调查表示例（新型冠状病毒感染调查表摘录）

编号□□□□□

A.一般情况		
A1.姓名	A1	
A2.年龄	A2	□□
A3.性别：男＝1 女＝2	A3	□
A4.住址_____街_____居委会_____号		
A5.文化程度：大学＝1 中学＝2 小学＝3 文盲＝4	A5	□
A6.职业：待业＝1 经商＝2 企事业单位＝3 学生＝4	A6	□
B.患病情况		
B1.是否为境外输入病例：是＝1 否＝2	B1	□
B2.影像学检查是否有新冠病毒感染影像学特征：是＝1 否＝2	B2	□
B3.治疗情况：未治＝1 门诊＝2 住院＝3	B3	□
B4.新冠病毒灭活疫苗接种史：有＝1 无＝2	B4	□
B5.有无并发症：有＝1 无＝2	B5	□

调查员签名：_____

调查时间：_____

1. 标题 通常以"×××调查表"显示，概括调查的主题或目的。要求简明扼要，浅显易懂，且用词准确。一个好的标题能够让被调查者迅速了解这份调查的大致内容和目的，从而提高他们的参与意愿。

2. 编码 编码是指用一个数字代表一个答案选项，这是整理资料的重要环节，以便进一步处理和分析。

封闭式问题答案容易编码，便于用计算机作统计分析；开放式问题往往不能用统计方法分析，如确需编码和统计分析，往往需要事先条理化、概念化，但这容易丢失部分信息。

编码有预编码和后编码两种方式，在建立调查表时即可建立编码，称预编码，也可在调查表已回收后根据具体情况再进行编码，即后编码，提倡尽量使用后编码。预编码的优点是：①应答者在回答问题时即提供了数字编码，编码者不必阅读全部问卷内容并为每一个答案编码，可以减少工作量。②调查表本身就可以作为编码册，不必另外再做编码册。预编码的缺点是不适用于不能预测答案类型和数目的问题。后编码的优点是：①编码者在编码前确知应答者作出了哪些回答，可使资料处理简单化。例如，如果在提供的10个选择答案中应答者仅用了3个，那么就只需编制3个编码。②允许研究者用单个变量代表复合答案，因为可以用不同数字表示各种答案的组合。后编码的缺点是需阅读所有调查表内容，再给答案编码，需另做编码册，工作量较大。

3. 说明部分　根据情况设置。此部分主要说明调查目的，以取得调查对象的合作。可包括研究目的与重要性、回答问题的必要性、对调查内容保密及填写说明等内容。

其中填写说明是为了保证所有调查员和调查对象均能对调查项目及填写方法正确理解、统一认识而编写的。它可使调查员掌握统一的提问和填写标准，提示调查对象如何理解与回答问题。这一部分在调查表或问卷中的适当位置统一给出，也可穿插在相应问题的后面。

4. 核查项目　此部分是与调查目的无关、不向调查对象询问的质量控制项目，如调查员姓名、调查日期、复核结果、未调查原因等。它是为了便于核查和更正错误而设置的，旨在保证调查项目填写的完整和准确，通常不直接用于分析。

5. 调查项目　以人为观察对象的调查研究一般包括以下内容。

（1）背景资料：调查对象姓名、住址、单位、电话等。

（2）人口学项目：年龄、性别、民族、婚姻状况、文化程度、职业等。

（3）研究项目：这部分项目是调查的核心内容。它是根据研究目的和调查指标所确定的必须进行调查的项目，资料分析时据此计算分析指标，以及调整各种混杂因素对研究结果的影响。人口学项目和研究项目均为分析项目。

分析项目是计算调查指标所必须的内容，设计时一定要周密考虑。制定分析项目时要遵循以下原则：①调查项目要满足调查目的的需要。②选择特异性高、针对性强的项目作为分析项目。③项目的提法要明确，使人一看就懂，不要模棱两可。④要考虑分析项目如何进行分析，即可行性。

（二）问题的形式

问题的基本形式有提问和陈述两种。提问即直接提出问题并由调查对象回答；陈述即陈述某一观点，由调查对象表达对这一陈述的态度。根据问题答案的形式，问题设计可分为开放式和封闭式两种。

1. 开放式问题　对问题答案不加任何限制，由调查对象对问题自由回答，适于调查者不清楚答案如何以及答案很多的情况，或事先不能确定回答的范围以及预调查。开放式问题的优点是有利于调动调查对象的主观能动性，获得较丰富的信息；缺点是容易离题、容易被拒绝、调查时间花费较多、不易整理与分析、难以相互比较等。

2. 封闭式问题　根据问题可能的答案，提出两个或多个固定答案供调查对象选填，即将调查对象的回答限制在问题后面所列答案中，常用"是与否"或多项选择的形式。封闭式问题的优点是答案标准化、易于回答、节约时间，一般拒答率低，记录汇总方便，可以进行定量分析；缺点是调查对象容易随便选答而丧失准确性，也难以得到答案以外的其他信息。对于封闭式问题，备选答案应包括所有可能的答案，防止出现调查对象找不到适合自己答案的情况。为保证这一点，常在多种选择后加上"其他"一栏；此外，供选择的答案不能有重叠的情况，即相互不包含，防止出现调查对象认为有不止一个答案适合自己的情况。一般而言，调查对象只能选择一个答案，有时，在有几个答案可以选择时，可要求调查对象在多个可能的答案中选择一个最佳答案。

封闭式问题只能得到分类资料或等级资料，而开放式问题有时可得到数值变量资料。例如，"您的年龄是__岁"属开放式问题，而"您的年龄是：①小于15岁。②15～19岁。③20～39岁。④大于40岁"则属于封闭式问题。设计时可根据具体情况加以选择。

（三）调查表设计的基本原则

1. 目标明确，有的放矢　调查表不要包罗万象，不需要的项目一个不要，需要的项目一个不少。随意增加不必要的调查项目，不仅增加工作量，更严重还会影响调查质量。

2. 尽可能使用标准问题　为便于科研成果的相互交流，往往需要在问题的设计上统一标准。如对于肺结核知晓率的调查，目前已明确的有肺结核一般知识、传播途径、预防控制措施方面的核心问题。

3. 尊重被访者的尊严和隐私　调查成功与否很大程度上取决于被访者的信任和友善。信任和友善是建立在尊重被访者的尊严和隐私基础上的，研究者应该从调查表的设计、调查实施及资料的引用和发布上切实尊重被访者的尊严和隐私。

4. 进行专家咨询预调查　初步设计好的调查表，都或多或少地存在一些不足或缺陷，甚至是遗漏或错误，通过专家咨询或预调查能够及时发现并修正，从而避免后续的重大缺陷或损失。

5. 便于计算机处理　在编制调查表时，尽量采取能适应电子计算机录入、整理分析的调查表。

（四）调查问题设计的一般原则

1. 尽量避免术语　所提的问题不能引起被访者的反感，避免使用专业术语、俚语、缩（简）写。一般采用对调查对象"就低不就高"的原则，即考虑到受众的多样性，采用通俗易懂的语言，确保问题表述简单明确，最大限度地提高受访者的参与度和回答的准确性。

2. 避免混淆　对于语义较为模糊的词语如经常、偶尔、普遍、大概等应给出本次调查的定义或标准。例如，"您是否经常去医院看病？①极少（每半年一次或更少）。②很少（每三个月一次或更少）。③有时（每月一次到三次）。④经常（每周一次或更多）"。

3. 避免双重问题　所谓双重问题是指一个问题中实际上包含两个问题，如"您抽烟喝酒吗？"即为双重问题。又如要求调查对象对以下陈述发表意见："目前应减少用于城市大医院的卫生资源，将其用于农村医疗卫生保健"，亦属双重问题。显然，对双重问题调查对象是无所适从的。

4. 避免诱导或强制　所谓诱导或强制是指研究者有意或无意引导调查对象向某一方向回答问题，在问题的设计中应尽力加以避免。否定形式的提问容易引起误解，有诱导之嫌，一般应加以避免，如"您不抽烟，是吗？"。此外，调查对象往往会向着"社会期望"的方向回答问题，尤其在面对面调查的情况下更是如此，故在问题设计时应加以注意。例如，"娱乐场所推广100%安全套使用，是预防艾滋病的一项重要策略，您赞成还是反对？"这一问题和提问方式就很容易产生"社会期望"偏倚。此外，为了防止由于调查员诱导性询问所造成的偏倚，应制定统一的指导语或询问语，要求调查员严格按此提问，不得随意改动。

5. 问题应适合全部调查对象并符合逻辑　如"您的孩子几岁了？"这一问题不一定适合全部调查对象。在设计时，一般按逻辑顺序分别设置如下三个问题，并采用指导语指导回答："10.您是否结婚了？1.是2.否（若回答1.是，请继续回答第11问；若回答2.否，请继续回答第13问）""11.您有没有孩子？1.有2.无（若回答1.有，请继续回答第12问；若回答2.无，请继续回答第13问）""12.您的孩子几岁了？"。

6. 敏感问题谨慎处理　敏感问题包括对国家政策、社会规范、伦理道德的态度，以及经济收入、生活行为等个人隐私问题等。可采用以下两种方法处理。①对象转移法：如可将"您对别人婚姻中出现的第三者如何看？"这一问题，改为"对于介入别人婚姻中的第三者，有些人认为这种行为不好，也有人认为无所谓，您同意哪种观点？"。②假定法：如"假如您不幸感染了艾滋病，您愿意将检测结果告知您的配偶吗？"。这两种方法都是对敏感问题采取了减轻调查对象心理负担的提问方式，有利于调查对象如实回答。也可采用调查敏感问题的随机应答技术进行调查，具体请参阅相关书籍。

7. 调查项目排好顺序　调查项目顺序的安排需遵循以下原则：①符合逻辑，同类组合，把相同主题的问题放在一起，让应答者系统回答，避免思维跳跃。②一般问题在前，特殊问题在后。③先易后难，容易回答和应答者感兴趣的问题放在前面，难以回答的问题放在后面。④敏感问题一般放在最后。如果敏感问题较多，为了降低其敏感性，亦可分散在问卷之中。⑤先大后小，先问较大方面问题，后问具体的细节问题。⑥先封闭后开放，先问封闭式的容易回答的问题，再问需要思考的开放式问题。

【例12-3】 请回答本章案例导入中的问题。

针对问题1：小卫可以选择辖区内居住6个月以上的年满15周岁的常住人口作为调查对象。如果辖区人口基数不大，时间不紧，可以进行普查；如果辖区内人口基数较大，则需要用抽样调查。

针对问题2：小卫可以先按青年、中年、老年分三个阶段，然后按性别、年龄进行分层抽样。

五、样本含量估计

抽样调查的目的是利用样本来推测总体，要求样本对总体有足够的代表性。样本例数过少，所得指标不够稳定，用于推断总体的精度差，检验效能低；样本例数过多，不但造成浪费，也给调查的质量控制带来更多的困难。估计样本含量是调查研究设计的重要内容之一。

估计样本含量的基本条件如下。①允许误差（δ）：即预计样本统计量与相应总体参数的误差，用δ表示，$\delta = |\bar{x}-\mu|$或$\delta = |P-\pi|$。δ的大小可以用专业上认为有意义的差值代替，如平均舒张期血压的差值≥5.025mmHg，白细胞计数的平均差值为0.5×10^9/L等。②所调查总体的标准差（σ）：其往往是未知的，可通过预调查、过去的经验或有关资料来估计。③Ⅰ类错误的概率（α）：即将抽样误差控制在允许范围内的可能性（$1-\alpha$）。α通常取0.05，α越小，则所需样本例数越多。④单、双侧检验：检验的单、双侧对样本含量估计有一定的影响，可根据指标的实际情况及专业设计的要求，决定取单侧或双侧检验。

抽样方法不同，估计样本例数的方法也不同。本节重点讲述单纯随机抽样时，估计总体均数（或率）所需样本例数的方法。

1. 均数的抽样　从无限总体抽样时，按公式12-1求n；从有限总体抽样时，须将求得的n代入公式12-2进行校正，求n_c，当$n/N < 0.05$时，也可以不校正。

$$n = \frac{u_\alpha^2 \sigma^2}{\delta^2}$$
（公式12-1）

$$n_c = \frac{n}{1 + \frac{n}{N}}$$
（公式12-2）

公式12-1中，u_α为确定的双侧u值，σ为总体标准差。若σ同时有几个估计值可供参考，应取其较大者。

【例12-4】某单位有员工8000人，拟用单纯随机抽样调查该单位正常成人白细胞计数的平均水平。据文献所载，正常成人白细胞计数的标准差为1×10^9/L，若允许误差不超过0.1×10^9/L，α取0.05，需要调查多少人？

已知$\delta = 0.1$，$\sigma = 1$，$N = 8000$，$\alpha = 0.05$，$u_\alpha = 1.96$。

代入公式12-1，得：

$$n = \frac{1.96^2 \times 1^2}{0.1^2} = 384.16 \approx 385 \text{（人）}$$

$n/N = 385/8000 = 0.0481$，故可以不校正。

2. 率的抽样 从无限总体抽样时，按公式12-3求n；从有限总体抽样时，若$n/N > 0.05$，也需按公式12-4进行校正，求n_c。

$$n = \frac{u_\alpha^2 \cdot \pi \, (1-\pi)}{\delta^2} \qquad \text{（公式12-3）}$$

$$n_c = \frac{n}{1 + (n-1)/N} \approx \frac{n}{1 + \dfrac{n}{N}} \qquad \text{（公式12-4）}$$

式中，π为总体率，π未知时，可以采用估计σ的方法来估计。当有几个估计值可供参考时，应取其中最接近0.5者；也可直接取$\pi = 0.5$。

【例12-5】某区有103所小学，50 000名学生，某防治机构欲开展龋齿防治工作，需先对儿童的龋齿患病率有较准确的估计，决定用单纯随机的抽样方法进行抽样调查。根据以往的经验和其他学校的调查结果，儿童龋齿的患病率为60%～70%（本例取60%），其允许误差为3%，$\alpha = 0.05$。问需要调查多少人？

已知$\delta = 0.03$，$\pi = 0.60$，$\alpha = 0.05$，$u_\alpha = 1.96$。

代入公式12-3，得：

$$n = \frac{1.96^2 \times 0.60 \times (1-0.60)}{0.03^2} \approx 1024 \text{（人）}$$

故需要调查1024人。

其他抽样方法的样本含量估计可用上述单纯抽样计算样本含量的方法做粗略估计。但有时误差较大，因为不同的抽样方法，其抽样误差也不同。抽样误差较大时，要保证同样的精度，则需要的样本例数较多。其他抽样方法的样本含量估计可参阅有关书籍。

第二节　实验设计

一、实验设计概述

（一）实验设计的特点和分类

实验研究是指研究者根据研究目的（或研究假设），主动施加干预措施，并观察总结其结果，回答研究假设所提出的问题,例如,研究脂健乳是否有降血脂的作用,首先假设脂健乳可以降低血脂,再将条件相近的20只大鼠先用高脂饲料喂养做成高脂血症的模型,然后将动物随机分入实验组和对照组,实验组服用脂健乳加豆奶,对照组单纯服用豆奶,喂养1个月后观察比较两组之间各项血脂指标的差别有无统计学意义,进而得出脂健乳是否具有降低血脂的保健作用的结论。从该例中可以看出研究者施加了干预措施,使实验分为了服用脂健乳和未服用脂健乳(单纯服用豆奶)两组,经过观察总结,验证提出的假设是否正确。

根据研究目的和研究对象的不同,将实验研究分为动物实验和临床试验两类。

动物实验设计是以动物或标本(如血、痰、尿等)为研究对象,因此在研究过程中研究者可以主动地施加干预措施,如根据研究假设规定动物摄入某种特殊膳食,让动物在某种有毒环境下生活等,各种标本也可规定在特定温度、湿度的条件下进行实验等。

临床试验设计是以人为研究对象,因而不可能像动物一样任意采取严格的控制措施,而且人是有思想的,存在心理活动和社会活动,研究者必须周密考虑,认真仔细地设计,采取相应的措施控制误差和偏倚,以保证研究结果不受干扰。

从统计学的角度出发,只要是以人为研究对象并采取了干预措施的研究,统称为临床试验,它的研究范围不仅可以是临床医学中患者疗效的研究,还包括社区中进行的干预试验,如服用胡萝卜素预防矿工职业肺癌的研究,对特定的人群注射已经为动物实验和预实验肯定的某种疫苗,旨在预防某种疾病例如艾滋病的社区干预试验,以及北美做过的在基层的诊疗所配置大学本科护士还是专科医师的研究,都已成为公认的临床试验的典型例子。随着我国法制建设的完善,所有新药必须经过药学、药理和临床试验三个方面的验证,其间有许多试验设计和统计分析的问题需要我们去解决,因此,掌握临床试验设计及其相应的统计分析方法,也是我国当今社会对预防医学专业学生的要求。

随着各学科的发展,又出现了分类上的变化,如流行病学和健康教育等学科,将以人为研究对象的试验分为临床疗效试验和社区干预试验,它的特点是在社区人群中施加干预措施,如在小学中让儿童形成正确的刷牙习惯和方式以预防龋齿和牙龈病等。但是,从统计研究设计的角度出发,其基本原理是一致的,因此本书仍按统计学的惯例以临床试验统称,动物实验设计和临床试验设计的基本原理和步骤都有共同之处,但由于临床试验的对象是人,人具有社会性和复杂的心理因素,因此,在设计中应充分考虑其影响,认真采取措施加以防范。

(二)实验设计的基本原则

任何实验设计必须遵循以下原则,以便有效地控制非处理因素,保证研究工作的顺利进行。

1. 随机化原则 实验设计中必须贯彻随机化原则,因为在实验过程中的许多非实验因素是研究者在设计时并不完全知道的,随机误差的干扰在所难免,有必要采用随机化的办法抵消这些干扰因素的影响,要做到真正随机化就必须遵循随机化原则。随机不等于随便,研究者只有做到真正随机才能达到预期的目的,它包含如下两层含义。①随机抽样:是指在根据研究假设的要求所规定的纳入标准(总体)中,每一观察对象都有相等的机会被抽出。②随机分配:是指样本中的每一个研究对象都有完全相等的机会被分配到某处理组。通过随机抽样和随机分配,可以避免研究者对研究结果的主观影响,使抽取的样本能代表总体;可以平衡实验中的非处理因素,使各组的条件均衡可比,从而得出可靠的实验结果。同时,随机化原则也是对研究数据进行统计推断的前提。常用的随机化方法如下。

(1)摸球法:如果受试对象不多,可以采用摸球法达到随机化分组的目的。例如,要将50个受试对象随机分为3组,用一定数量的红、黄、蓝三色小球(各种颜色小球数量相等),分别代表甲、乙、丙组，将数量相等的不同颜色小球放入一个袋中，从中随机抽取将受试对象分入各组（每次抽出的小球必须随时放入袋中才能进行下一次抽球）。

（2）随机数字表法：在医学科学研究中，广泛应用随机数字表进行抽样或分组。随机数字表（见附录O）中的所有数字都是互相独立的，而且无论是横行、纵列、斜向，各种顺序均呈随机状态。

（3）随机排列表法：当样本含量较少时，应用随机数字表分组往往会遇到奇数和偶数出现机会不等的现象，致使分到两组中的受试对象数量出现较大偏差。应用随机排列表（附录P）可避免这种现象，简捷地实施随机化分组。

2. 对照原则　有比较才有鉴别。实验研究的目的是验证研究假设是否正确，只有经过比较才能鉴别其真伪，设立对照是比较的基础，没有对照很难说明研究假设是否正确；设立对照也是控制实验过程中非实验因素的影响和偏倚的一种有力措施。其正确的方法是将适宜纳入的研究对象随机地分入实验组和对照组，并保证受试对象间具有可比性，即对照组中的观察对象除了实验因素不同以外，实验过程中的实验条件和辅助措施都应相同，这样有利于反映所比较的总体之间存在的真实差异，研究者可以根据上述设立对照的原则和实验的需要，设立多种对照。

（1）常见的对照如下。

1）空白对照：对照组不施加任何处理措施。例如，观察维生素A预防肺癌的作用，实验组的石棉矿工每天口服一定剂量的维生素A，对照组的石棉矿工不服用维生素A，处理因素完全空白。追踪观察一定时期后，比较两组工人肺癌的发生率。空白对照虽简单易行，但容易引起实验组与对照组在心理上的差异，从而影响实验结果的真实性。

2）安慰剂对照：对照组采用一种外形与试验药物一样，内容为毫无治疗作用的糖丸，称安慰剂，所谓外形相同，是指形状、颜色、气味、味道都应相同。使用安慰剂有助于避免对照组患者产生与实验组患者不同的心理作用，条件允许的情况下，在临床试验中应尽可能应用。

3）实验对照：对照组和实验组处理措施的区别在于实验组加入有效成分，而对照组则无。如赖氨酸添加实验中，实验组儿童的课间餐为加赖氨酸的面包，对照组为不加赖氨酸的面包。这里，面包是与处理有关的实验因素。两组儿童除是否添加赖氨酸外，其他条件一致，这样才能显示和分析赖氨酸的作用。

4）标准对照：用公认的有效药物、现有的标准方法或常规方法做对照。这种对照在实验室研究中用得较多，如某种新的检验方法是否能代替传统方法的研究等，此外，在新药的临床试验中也常用已知效果的药物作为标准对照。

5）历史对照：历史对照是将以往的研究结果作为对照。由于历史对照是对在不同时间或不同条件下研究结果的比较，所以，设置历史对照时一定要注意比较资料的可比性，否则易导致错误的结果、结论。

6）自身对照：自身对照是指对照和实验措施在同一实验对象身上进行。自身对照可节省样本例数，并避免个体差异所引起的误差。在具体实施中，自身对照包括处理前后对照、交叉实验对照等。

（2）研究设计中，设置对照组时常见有如下问题。

1）组间不一致：实验组与对照组除处理因素外，其余条件都应尽可能一致，若组间不一致，易得出不科学的结论。

2）对照组例数不足：在有些临床研究中，虽然设有对照，且实验组与对照组条件基本相近，但是实验组与对照组例数相差很大，往往是对照组例数明显少于实验组。将几组样本含量差别悬殊的科学数据进行统计学处理，研究设计的检验效率会降低。

3）对照组数不足：有些实验设计中，设置对照的组数不足，使研究结果难以说明研究者要探讨的问题。

4）对照多余：有些对照组的设置是不必要的。例如，已知两种药物都对治疗某疾病有效，但不了解它们的疗效程度、治愈平均天数等有何不同。对于这类临床疗效研究，只需在相同的条件下将两种药物的治疗结果互相比较即可，若再设空白对照则属多余。

3. 重复原则　重复是指在相同实验条件下进行多次实验或多次观察，以提高实验的可靠性和科学性。在医学科学研究中，由于生物个体的差异以及各种偶然因素和混杂因素的影响，往往不能仅凭一次或两次实验的结果得出结论，必须进行多次重复实验，以验证实验结果是否确实可信。广义来讲，重复包括如下三种情形。

（1）整个实验的重复：它确保了实验的重现性，从而提高了实验的可靠性。不可重复的研究是没有科学性的。

（2）用多个受试对象进行重复：它避免了把个别情况误认为普遍情况，把偶然或巧合的现象当成必然的规律，从而将实验结果错误地推广到群体。通过一定数量的重复，使结论可信，换言之，要有足够的样本含量。

（3）同一受试对象的重复观察：它保证了观察结果的精密度。例如，血压可连续测3次，以3次的平均数作为最终结果。

就统计学观点而言，重复最主要的作用是估计变异的大小。变异是客观存在的，只有重复实验才能估计多次实验结果之间的变异性（精密度），只有重复观察多个受试对象才能估计群体中个体之间的变异性（个体差异），只有在同一实验条件下对同一观测指标进行重复测定，才能估计测量值的变异性（随机误差）。重复的另一作用就是降低变异的大小，以便在随机变异的背景中凸显实质性差异。

4. 均衡原则　均衡原则也称为齐同原则，即要求在实验中，除处理因素外，还要尽可能控制非处理因素对实验结果的影响。也就是说，实验组和对照组中的非处理因素应该均衡一致。非处理因素控制得好，就能有效地反映处理因素的实验效应。实现均衡原则的方法主要有以下两种。

（1）交叉均衡：交叉均衡是指交叉地设置实验组和对照组，以使两组的非处理因素均衡一致。如为了比较两种药物对高血压患者的治疗效果，在甲医院选取100例高血压患者接受某种药物治疗，而在乙医院选取100例高血压患者接受另一种药物治疗，然后比较两组患者的有效率。这一实验设计存在一定的缺陷。因为，两个医院的环境因素、居住条件、饮食情况等是不可能相同的。这些混杂因素得不到有效控制，就会对研究结果产生较大影响。正确的研究方法应该是：在甲、乙两个医院各选取50例高血压患者接受一种药物治疗，并各选取另50例病情相近的高血压患者接受另一种药物治疗，然后比较两组患者的总有效率。

（2）分层均衡：分层均衡是指使用分层的方法消除各比较组中的混杂因素。例如，某疗养院拟研究不同温度的矿泉浴对健康人周围血液循环的影响。原设计是观察30名健康青年，采用的指标为皮肤温度、血管容积、血流速度等，将受试对象分成3组，每组10人分别接受不同温度的矿泉浴。第一组于某月上旬观察，水温36℃；第二组于中旬观察，水温38℃；第三组于下旬观察，水温40℃。如果浴室的温度不是恒定的，上述实验设计是不合理的。因为浴室内温度的变化可以对周围血液循环产生影响。在这种情况下，混杂因素与处理因素交织在一起，将使试验结果受到干扰。合理的实验设计是按混杂因素的水平分成若干区组，然后在每个区组内安排处理因素，即在第一天有3名受试对象分别接受36℃、38℃、40℃的矿泉浴；第二天安排另3名受试对象；以此类推，使3名受试者于同一天在浴室内温度相同的情况下分别接受3种不同温度的矿泉浴。通过以上设计，可使室温变化这一混杂因素均衡分布。

随机化的结果使研究对象达到均衡的可能性较大，但有时仅随机化并不能使研究对象达到均衡。因此实验设计时，一定要考虑研究对象的均衡性。

二、实验设计的基本内容和步骤

（一）实验设计的基本要素

实验设计的基本要素包括研究对象、处理因素和实验效应。例如，用葛根素滴眼液治疗青光眼患者，观察葛根素滴眼前后患者的眼压变化。在此临床试验中，青光眼患者是研究对象，治疗用药物葛根素滴眼液是处理因素，眼压的变化是实验的效应指标。

1. 研究对象 研究对象也称为实验对象、观察对象或受试对象，可以是人，也可以是动物。研究对象的选择，对实验结果有着极为重要的影响。不同的研究类型常选择不同的研究对象。选择研究对象应满足以下基本条件。

（1）敏感性：研究对象应对施加的处理因素比较敏感，容易显示处理因素所引起的实验效应。

（2）特异性：研究对象对处理因素有较强的特异性，便于排除非处理因素的干扰和影响。

（3）稳定性：研究对象对施加的处理因素的反应有较好的稳定性，以便有效地控制实验误差。

（4）可行性：在动物实验和临床试验中，应考虑在一定的时间内是否能够得到足够的、符合条件的研究对象。

以患者作研究对象时，应明确疾病诊断标准，且患者应具有较好的依从性。依从性是指研究对象在实验过程中对处理因素的服从程度，如患者是否能够按时按量服药等。另外应了解患者的症状、体征、实验室及辅助检查资料，必要时还要考虑患者的病情、病型、病期、病程及有无并发症等。如果以健康人作为研究对象，应考虑研究对象的性别、年龄、种族、职业、嗜好、生活习惯、经济状况、居住条件、心理状态等。如果以动物作为研究对象，应明确动物的名称、性别、年龄、品系、体重和营养状况等指标。

研究对象的来源、组成、标准、条件及选择方法确定后，在整个研究过程中不要轻易更改，即要求研究对象尽可能标准化。

2. 处理因素 处理因素也叫实验因素或被试因素，它是指给研究对象施加的不同的处理内容（包括物理、化学、生物等处理因素），以观察研究对象所产生的效应。以往的实验设计主张处理因素尽量少，最好每项科研设计只有一个处理因素，即所谓单因素设计。随着电子计算机的广泛应用，近年主张采用多因素设计，因为多数疾病并非单一因素所致，而是多种因素共同作用的结果。单因素设计便于比较分析，但对多因素引起的疾病难以获得理想效果，且效率较低；多因素设计则考虑了多种因素的共同作用，虽然计算复杂，但效率较高。确定处理因素时应注意以下几个问题。

（1）明确处理因素，控制非处理因素：研究者应根据研究目的确定实验中的处理因素和非处理因素，并严格控制各种可能影响实验效应的非处理因素；实验设计中的处理因素一般包括物理因素（如温度、湿度、噪声、氧含量、电磁场、放射线、机械刺激）、化学因素（如药物、毒物、营养物质）、生物因素（如细菌、真菌、病毒、寄生虫），以及研究对象的某些特征（如年龄、性别、健康状况）。

（2）确定处理因素的数量和水平：在实验设计中必须确定处理因素的数量和水平（如温度的高低、药物剂量、激素含量）。研究者应在众多处理因素中选定一个或几个主要因素，并确定各因素所需的水平。一般来讲，不要在同一实验研究中确定太多的处理因素。

（3）处理因素必须标准化：研究者在研究前应明确规定处理因素的性质、强度、施加方法等，并在整个实验过程中采用统一标准进行实施。

3. 实验效应 实验效应是指处理因素作用于研究对象而产生的各种反应。反映实验效应的指标可分为定性指标和定量指标两大类，如是否痊愈、有无血尿等为定性指标，而血压的高低、心率的快慢、身高、体重、激素含量等为定量指标。一段来说，在样本含量一定的情况下，定量指标优于定性指标。凡是能用定量指标反映的实验效应，最好用定量指标来反映。

实验效应指标是保证实验结果科学性的重要条件，因此，选择实验效应指标时应注意以下几个方面。

（1）指标的客观性：选用的指标有客观指标和主观指标两种。客观指标是测量和检验的结果，是借助仪器来完成的。主观指标则是由受试者回答或医生自己判断得出的。应尽可能选用客观指标，避免一些笼统的、不确切的指标。

（2）指标的精确性：指标要尽量精确。精确性包括准确度和精密度两层意思。准确度是指观察值（或其平均数）与真值的接近程度，主要受系统误差的影响。精密度是指重复观察时，观察值与其平均数的接近程度，其差值属于随机误差。评价指标，首先是准确度，准确度差则不可取。精密度差，准确度也不会高，好的实验效应指标应当是既准确又精密，至少应在专业规定的容许范围内。

（3）指标的灵敏性：提高指标的灵敏性是增强实验效应的一个重要方法。如选用的指标对处理因素灵敏性较高，就能使处理的效应较好地显示出来。因此，受试者、测量仪器和方法都应是灵敏的。

（4）指标的特异性：为了更好地揭示研究问题的本质，指标应当具有一定的特异性。

（二）实验设计的主要内容

一般而言，在制定实验设计时，应明确以下主要内容，从而有效控制非处理因素对实验结果的影响，得出比较科学的结论。

（1）重点考虑哪些处理因素以及各因素应取哪些水平。

（2）选用什么样的设计方案来控制非处理因素的影响，以便有效地控制和估计实验误差。

（3）选用什么研究对象及确定所需要的样本含量。

（4）通过观察哪些指标来体现实验效应。

（5）如何根据指标的性质合理地收集实验数据。

（6）处理数据要用的统计分析方法。

（三）实验设计的基本步骤

虽然实验设计可有多种分类，但其设计的基本步骤大体相近。

1. 建立研究假设　选准研究题目是进行实验的重要前提。在决定课题时应当考虑如下内容。①题目的科学性。研究者可以通过查阅文献等方法找到所研究题目的生物学、临床医学或社会科学的依据，同时还应当注意题目的新颖性。②所选的课题应当是当前社会需要解决的主要问题。如对某些严重危害人群健康的疾病的致病机制和防治方法的研究等。③可行性。特别应考虑当前我国的国情和研究者所拥有的人力与物力能否满足研究工作的要求等。

在研究题目确定以后，应当根据研究目的确定研究假设。一般来说，应表达为问题的形式，而且分清研究的主要问题和辅助问题。实际上，主要问题就是本次研究的研究假设。辅助问题是进一步补充说明和完善本次研究的假设。

例如，在"口服某种药物预防绝经期妇女骨质疏松症的研究"课题中，主要问题是口服该药延缓绝经期妇女骨质疏松症是否有效（发病率是否低于对照组）？辅助问题是：①该药有无副作用（肝、肾功能损害的情况）？②绝经后2年以内和5年以上的妇女服用该药后，骨质疏松症的发病率是否不同？

由此可见，主要研究问题十分重要，实验的结果应对此作出确切的回答。因而在设计的各个环节中，研究者都应围绕此问题进行周密的安排，采取有效的措施，控制各种非实验因素的干扰，保证本次研究取得满意的结果。辅助问题是对主要研究问题的补充说明，必须紧紧围绕主题进行安排，不宜将与此无关的问题列为该实验的内容，作为本次实验的副产品。若要对辅助问题进行深入研究，需要更大的样本含量，将会耗费更多的人力物力。研究者必须充分考虑这些因素，估计其可行性。

2. 明确研究范围 根据研究目的建立研究假设之后，应当抓住实验中的三个基本要素，即处理因素、实验效应和实验对象。基本要素的确定正确与否直接影响到实验的结果。首先应当明确实验对象所组成的研究总体，例如，研究某药对高血压患者的疗效时，应意识到，每一个高血压患者都应当是实验对象，但实际上，在实验中所采用的处理措施，往往具有特定的限制条件，如任何一种手术和特殊检查都有特定的适应证，任何一种药物也只对某些类型的患者最为敏感，某些患者则不适宜选用。因此，必须明确规定本次实际研究的总体范围，如研究某药对高血压患者的降压作用，研究者首先应当确定原发性高血压的诊断标准以及检查方法。如规定每日清晨经同一血压计进行三次测量，血压平均在140/90mmHg以上的患者，方能作为实验对象；根据研究目的，规定排除有心、肾、脑血管等脏器损害的高血压患者，以便集中观察该药对高血压的降压效果。可见，研究者可以通过规定适宜进入实验的患者（或对象）的标准（简称适宜选入标准），确定研究总体，此标准又可分为纳入标准和排除标准，并用这些标准选择适宜本次实验的对象。适宜选入的标准可繁可简，例如动物实验，其纳入标准主要是控制实验组和对照组之间非实验对象的基本条件，如动物的体重和年龄（天、周、月、年）应相同等，在社区实验中则要认真规定。在确定适宜选入标准的时候应当注意以下问题。

（1）纳入标准：在某些实验中应注意纳入那些对处理因素的效应反应灵敏的患者作为研究对象，避免无反应对象的干扰。如研究某药纠正冠心病患者心率失常的疗效，则应选择经常发作心率失常的冠心病患者，排除那些几天或几个月发作一次短暂心律失常的患者作为研究对象，因为他们在观察时期内很可能因未发作心律失常而无法反映该药的治疗效果。

（2）排除标准：某些处理措施对一些特殊的人群将会产生有害的作用，也应排除在实验之外。如许多药物对妊娠有影响，孕妇即应排除在实验之外。一些特殊的检查如食管镜、胃镜等，伴有禁忌证的患者应排除在外。

（3）明确规定：纳入标准和排除标准应当用条文明确规定成为书面形式，让所有参与研究的医务人员都知道，以便认真执行。在总结研究成果时，也应说明本次研究的纳入和排除标准，以便他人引用时参考，并为今后的研究对比提供条件。

3. 确定处理因素 实验中的处理因素是根据研究目的而施加的特定实验措施（如实验中给予的某种实验药物、实行某种手术），为了增强可比性，实验通常设立对照措施，如用安慰剂或者用标准药物，应当强调对照也是一种处理措施。在确定处理因素时应当注意以下几点。

（1）分清处理因素和非处理因素：例如，对研究综合防治高血压的效果来说，处理因素为药物治疗加体育锻炼及单纯药物治疗，虽然合理调配饮食结构和其他的辅助治疗措施也能缓解症状，有助于康复，但这不是本次研究的处理因素。研究者应采取各种措施，尽可能使某些非处理因素在所比较的各组中基本相同，以便充分显示处理因素的作用。

（2）处理因素应当标准化：一般应当使处理因素在整个实验过程中始终如一，保持不变。如在实验过程中实验药物的批号、剂量应当一致，手术和操作的熟练程度也都应当从始至终保持恒定，否则将会影响实验结果的准确性。

4. 明确观察指标 实验中的实验效应主要指处理因素作用于实验对象的反应，这种效应将通过实验中的观察指标显示出来，因而指标的选择也是实验设计时应当认真对待的问题，主要从指标的客观性、精确性和灵敏性等方面进行考虑。所确定的指标应当灵敏准确地反映处理因素的效应，经过对观察指标的比较分析，能够较为圆满地回答研究假设中提出的问题。观察指标应当精选，与研究目的无关的指标不宜列入，否则将会冲淡主题，影响研究的结果。

5. 控制误差和偏倚 实验研究的结果可能受到以下三方面因素的影响：①真正受实验中采用的处

理因素作用的影响，这是研究者所期望的实验结果。②受到偏倚（或称偏性）的干扰所致。③受到各种误差的干扰。实验设计的重要任务之一就是采取各种有效措施控制误差和偏倚，使处理措施的效果能够真正地体现出来。关于误差和偏倚及主要控制措施的相关内容可参阅相关书籍。

三、常用的实验设计方法

根据实验设计的基本原理，研究者可根据研究目的，处理因素的多少，并结合专业要求选择适合的设计方案。若考察单个处理因素的效应，可选用完全随机设计、配对设计、交叉设计和随机区组设计；若考察多个处理因素的效应，可考虑析因设计等方案。

1. 完全随机设计 完全随机设计又称简单随机设计，是最为常见的一种考察单因素两水平或多水平效应的实验设计方法。它是采用完全随机分组的方法将同质的实验对象分配到各处理组，观察其实验效应，图12-1为将实验对象随机分为两组的示意图。各组样本含量相等时，称为平衡设计；样本量不等时，称非平衡设计。平衡设计效率较高，故推荐采用。

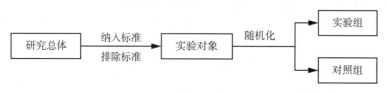

图12-1 完全随机设计方案示意图

由于该设计方案既贯彻了随机化原则，又设有对照，因此具有以下优点。

（1）采用随机分配原则能有效地避免某些非实验因素的影响，使实验因素能充分地显示出来。

（2）由于贯彻了随机化原则，对照组和实验组间除实验因素不同外，其他条件基本相同，增强了各比较组间的可比性，使研究结论更为可靠。

（3）通过设立对照组，能够更好地控制非实验因素对实验因素的影响，有利于反映所比较总体间存在的真实差异，有效地控制了偏倚和误差。

（4）满足了统计学假设检验中关于"所处理的资料必须贯彻随机化原则"的要求，使检验结果更能反映它们之间存在的真实差异。

随机双盲对照实验是在前设计方案的基础上再采用双盲法，因而进一步避免了人为心理因素和精神状态的影响，有利于克服沾染、干扰等偏倚，提高依从性，更能真实地反映实验的效应，是目前国际上认为值得提倡的实验设计方案，特别适用于治疗效果、疾病的愈后和诊断实验的研究。但是并非每一个实验都可以采用盲法，有些处理措施十分明显，不可能贯彻盲法，勉强应用只会造成浪费，研究者必须实事求是地加以选择。

随机分配时可以利用随机排列表将实验对象随机分配到实验组和对照组，采取不同处理措施进行比较。

【**例12-6**】现有10例实验对象（可以是动物，也可以是人），请将他们按照完全随机设计的要求随机地分配到甲（实验组）、乙（对照组）两组。

首先将实验对象编号，然后随机指定随机排列表（附录P）的第4行，舍掉10～19的双位数字后将0～9按编号顺序排列（表12-2）。凡对应随机排列表中偶数者分入甲组，奇数者进入乙组。结果将

1、4、5、7、10号实验对象分入甲组，2、3、6、8、9号实验对象分入乙组。

表12-2　10例实验对象的随机分组

对象编号	1	2	3	4	5	6	7	8	9	10
随机数字	6	1	5	4	0	7	8	3	9	2
所属组别	甲	乙	乙	甲	甲	乙	甲	乙	乙	甲

【例12-7】 现有15例实验对象，请将他们按照完全随机设计的要求随机地分入三组（一个对照组和两个实验组）。

首先将实验对象编号，然后随机指定随机排列表（附录P）的第22行，舍去15～19，将0～14按编号顺序排列（表12-3）。与随机排列表0～4对应的入甲组，5～9入乙组，10～14入丙组。结果1、6、8、10、13号实验对象入甲组，2、4、7、11、15号实验对象入乙组，3、5、9、12、14号进入丙组。

表12-3　15例实验对象的随机分组

对象编号	1	2	3	4	5	6	7	8	9	10	11	12	13	14	15
随机数字	2	8	14	6	11	1	9	0	10	4	7	13	3	12	5
所属组别	甲	乙	丙	乙	丙	甲	乙	甲	丙	甲	乙	丙	甲	丙	乙

完全随机设计资料可用单因素的方差分析进行统计分析。

2. 配对设计　配对设计是将实验对象按一定条件配成对子，再将每对中的两个实验对象随机分配到不同处理组。据以配对的因素应为可能影响实验结果的主要混杂因素。在动物实验中，常将窝别、性别、体重等作为配对因素；在临床试验中，常将病情、性别、年龄等作为配对因素。在医学研究中，配对设计主要有以下情形。

（1）将两个条件相同或相近的实验对象配成对子，通过随机化，使对子内个体分别接受两种不同的处理。如欲研究国产禽流感疫苗在家禽体内的免疫效果，将同品种的鸡按性别相同，月龄、体重相近配成对子；将每个对子中的鸡随机分配到两处理组，分别注射国产禽流感疫苗和进口禽流感疫苗。

（2）同一实验对象（人或标本）的两个部分配成对子，分别随机地接受两种不同的处理。

（3）自身前后配对，即同一实验对象，接受某种处理之前和接受该处理之后视为配对。若仅观察一组，则要求在处理因素施加前后，重要的非处理因素（如气候、饮食、心理状态等）要相同，但常常难以做到，故存在一定缺陷，不提倡单独使用。

配对设计和完全随机设计相比，其优点在于可增强处理组间的均衡性、实验效率较高；其缺点在于配对条件不易严格控制，当配对失败或配对欠佳时，反而会降低效率。配对的过程还可能将实验时间延长。

3. 交叉设计　交叉设计是一种特殊的自身对照设计，它按事先设计好的实验次序，在各个时期对实验对象先后实施各种处理，以比较处理组间的差异。实验对象可以采用完全随机化或分层随机化的方法来安排。例如，设有两种处理A和B，首先将实验对象随机分为两组，再按随机分配的方法决定一组实验对象在阶段Ⅰ接受A处理，阶段Ⅱ接受B处理，实验顺序为AB；另一组实验对象在阶段Ⅰ接受B处理，阶段Ⅱ接受A处理，实验顺序为BA。两种处理因素在全部实验过程中"交叉"进行，该设计模式见表12-4。

表12-4　二阶段交叉设计模式

受试对象	阶段Ⅰ		清洗阶段		阶段Ⅱ
1	处理A		无处理		处理B
2	处理A		无处理		处理B
…	…	→	无处理	→	…
n_1	处理A		无处理		处理B
1	处理B		无处理		处理A
2	处理B		无处理		处理A
…	…	→	无处理	→	…
n_2	处理B		无处理		处理A

　　在上述模式中，每个实验对象都接受了A、B两种处理，同时A和B两种处理在阶段Ⅰ和阶段Ⅱ上都进行了实验，这样使处理A和B先后实验的机会均等，平衡了实验顺序的影响，而且还能够分别分析不同处理之间的差别及时间先后顺序的差别。这里处理因素（A、B）和时间因素（阶段Ⅰ、阶段Ⅱ）均为两个水平，所以称为2×2交叉设计，它是交叉设计中最为简单的形式。

　　交叉设计的基本前提是各种处理方式不能相互影响，即实验对象在接受第二种处理时，不能有前一种处理的剩余效应。因此，两次处理之间应有适当的时间间隔——清洗阶段。在药物临床试验中，该阶段的长短取决于药物在血清中的衰减程度，一般要求不小于5个半衰期。

　　同理，若要进行三种处理的比较，可采用三阶段交叉设计，即分别按照ABC、BCA和CAB的顺序进行实验；四种处理的比较可采用四阶段交叉设计，即分别按照ABCD、BCDA、CDAB和DABC的顺序进行实验。当然，两种处理的比较也可采用三阶段交叉设计，即分别按照ABA和BAB的顺序进行实验，这样的设计称为二处理、三阶段。

　　可见，交叉设计要求样本含量为偶数，并将条件相近的配对，随机分配决定进行处理方式A和B的顺序。

　　（1）交叉设计的优点

　　1）节约样本含量。

　　2）能够控制个体差异和时间对处理因素的影响，故效率较高。

　　3）在临床试验中，每个实验对象均接受了各种处理（如试验药和对照药），因此均等地考虑了每个患者的利益。

　　（2）交叉设计的缺点

　　1）每个处理时间不能太长，因在同一实验对象上作了多种处理，处理和清洗阶段过长会导致整个试验周期过长，实验对象中断试验。

　　2）当实验对象的状态发生根本变化时，如死亡、治愈等，后一阶段的处理将无法进行。

　　3）实验对象一旦在某一阶段退出试验，就会造成该阶段及其以后的数据缺失，增加统计分析的难度。

　　（3）使用交叉设计时的注意事项

　　1）该设计的基本前提是两种处理方式不能相互影响，即首先进行的处理方式不应对后者的效应产生影响。因此两次实验之间应当有必要的间隔，间隔时间的长短由药物从体内排除的时间决定。研究者可以参照药典或预备实验中药物在血清中的衰减程度，决定其间隔期限。

　　2）交叉设计不适用于病程较短的急性病治疗效果的研究，如大叶性肺炎、急性扁桃体炎等，因为在阶段Ⅰ给予实验措施该病便已治愈，阶段Ⅱ的措施则不可能反映出来。因此，交叉设计只适用于某些病程相对较长的疾病。

3）交叉设计实验应尽可能采用盲法，使研究者和患者都不知道有效药物在哪一阶段使用，以免产生偏倚。特别是容易使患者在第一阶段使用有效的药物后便退出实验，这将会严重地影响研究结果。因此应注意控制患者退出实验的比例，尽可能使其降低到最低程度。

在交叉设计中，实验对象的随机分配方法与在配对设计中是一样的，两种设计的基本原理都要求把实验对象配成对子再随机分配入实验组和对照组。

【例12-8】现有10对（20例）实验对象，请将他们按交叉设计的要求进行A、B两种处理方式的随机分配。

首先将10对实验对象依次排列并编号（第1个数字为对子号，第2个数字为该对子中的实验对象号），再任意指定随机排列表中的任一行，比如第9行，舍去10～20，将随机数排列（表12-5），规定逢单者每对中的第一号实验对象先用A法，第二号实验对象先用B法，逢双者则相反。

表12-5　10对（20例）实验对象交叉设计随机分配

| 受试者号 | 1-1 | 2-1 | 3-1 | 4-1 | 5-1 | 6-1 | 7-1 | 8-1 | 9-1 | 10-1 |
	1-2	2-2	3-2	4-2	5-2	6-2	7-2	8-2	9-2	10-2
随机数字	9	3	0	2	1	5	8	6	4	7
用药顺序	AB	AB	BA	BA	AB	AB	BA	BA	BA	AB
	BA	BA	AB	AB	BA	BA	AB	AB	AB	BA

以上分配方式也适用于配对设计，只要把用药顺序改成采用A、B两种处理方式即可，例如第一号实验对象随机数字是9，逢单则1-1进入A组。

4. 随机区组设计　随机区组设计又称单位组设计、配伍组设计。它实际上是配对设计的扩展，通常是将实验对象按性质（如动物的性别、体重，患者的病情、性别、年龄等非处理因素）相同或相近分为b个区组（或称单位组、配伍组），再将每个区组中的k个实验对象随机分配到k个处理组。设计时应遵循"区组间差别越大越好，区组内差别越小越好"的原则。此种设计增强了各组间的均衡性，可进一步控制混杂性偏倚。图12-2为随机区组设计示意图。

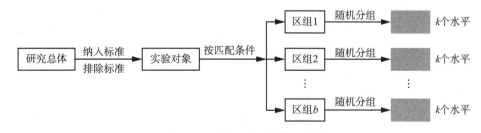

图12-2　随机区组设计示意图

随机区组设计的优点是每个区组内的k个实验对象有较好的同质性，因此处理组之间的均衡性较好；与完全随机设计相比，更容易察觉处理之间的差别，实验效率较高。

【例12-9】现有20个实验对象分成5个配伍组，即1～4号为第一配伍组，5～8号为第二配伍组，余类推，每个配伍组中的4个实验对象分别接受甲、乙、丙、丁4种处理方式，请将他们按随机区组设计的要求进行4种处理方式的分配。

查随机排列表，任意指定5行，如第9行至第13行。每行只取随机数1～4，其余数舍去。依次将随机数记录于各配伍组的编号下（表12-6），其随机数即为该实验对象应分入的处理组。

表12-6　20个实验对象的随机区组设计分组

受试者号	第一配伍组				第二配伍组				第三配伍组				第四配伍组				第五配伍组			
	1	2	3	4	5	6	7	8	9	10	11	12	13	14	15	16	17	18	19	20
随机数字	3	2	1	4	4	3	2	1	3	1	2	4	3	1	2	4	3	2	1	4
分配组别	丙	乙	甲	丁	丁	丙	乙	甲	丙	甲	乙	丁	丙	甲	乙	丁	丙	乙	甲	丁

从上表可知，第一配伍组中第1号实验对象被分入丙组，第2号分入乙组，第3号分入甲组，第4号分入丁组，余类推。

5. 析因设计　析因设计是将两个或多个处理因素的各水平进行组合，对各种可能的组合都进行实验，从而探讨各处理因素的主效应以及各处理因素间的交互作用。因为析因设计考虑各因素所有水平的全面组合，故又称完全交叉分组实验设计。所谓交互作用是指两个或多个处理因素间的效应互不独立，当某一因素取不同水平时，另一个或多个因素的效应相应地发生变化。一般认为，两因素间的交互作用为一阶交互作用，三因素间交互作用为二阶交互作用，以此类推；通常人们主要关心一阶交互作用。下面以最简单的2×2析因设计模式介绍析因设计的特点。2×2析因设计模式如表12-7所示。

表12-7　2×2析因设计

处理因素A	处理因素B	
	b_1	b_2
a_1	a_1b_1	a_1b_2
a_2	a_2b_1	a_2b_2

观察表12-7中A、B两个因素的效应，每个因素两个水平，a_1表示A因素1水平，a_2表示A因素2水平，b_1表示B因素1水平，b_2表示B因素2水平。共有2×2＝4种不同因素水平的组合，即4种处理方式，这样的设计简记为2^2或2×2析因设计。当观察k个处理因素，每个因素均有m个水平时，共有m^2种组合，简记为m^2析因设计。实践中，大多数析因设计是等水平的，即每个因素的水平数相等，但也可以不等，如3×5析因设计表示一个因素有3个水平，另一个因素有5个水平。

在析因设计中，每个因素各水平的选择取决于研究目的。如仅想了解因素的主次及两因素有无交互作用，可将因素设为有、无两个水平；如欲探讨两因素各水平的最佳组合，则以两因素的实际剂量分别作为不同的水平。

析因设计的优点在于其全面、高效性。析因设计可以均衡地对各因素的不同水平全面进行组合，分组进行实验，以最小的实验次数探讨各因素不同水平的效应，同时可获得各因素间的交互作用；通过比较还能寻求最佳组合。其缺点为工作量较大，析因设计的处理数（各水平的组合数）等于各因素水平数的乘积，如四因素三水平的析因设计，其处理数为$3^4＝81$。其统计分析不但计算复杂，而且给众多交互作用的解释带来困难。因此，含有较多因素和水平时一般不宜采用完全交叉分组的析因设计，而采用非全面交叉分组的正交设计，这样可大幅地减少实验次数。关于正交设计，可参阅相关书籍。

四、样本含量估计

样本含量即实验对象的多少，又称样本大小。只要是抽样研究，无论是实验设计还是调查设计，均应考虑样本含量的估算。样本含量过小，信息不充分，对总体推断的精密度和准确度差，从而得到不真实的结论。但样本含量也不是越大越好，过分追求数量可能会引入更多的混杂因素，增加实际工作的难度，浪费人力、物力和时间且影响数据的质量。确定样本含量的原则是在保证研究结论具有一定可靠性的前提下，估算最少需要多少实验对象。本节主要介绍几种常用实验设计的样本含量估算方法。

（一）实验研究样本含量估算的四要素

一般来说，不同的统计分析方法要求不同的样本含量，实验研究的统计分析方法主要是假设检验。假设检验所需样本含量取决于四个要素。

1. **欲比较的两总体参数的差值（δ）** 两总体均数的差值或两总体概率的差值δ越大，所需样本含量越小。若研究者无法获得δ的信息，可通过查阅文献或预实验来估计，或者用专业上认为有意义的最小差值替代。

2. **有关总体变异性的信息** 如比较均数时需了解总体标准差（σ），σ反映资料的变异性，σ越大，所需样本含量自然越多。比较概率时需了解总体概率π_1和π_2，它们决定了资料的变异性，π_1和π_2越接近50%，变异性越大，所需样本含量越多。若研究者无法获得σ或π_1和π_2的信息，也可通过查阅文献或预实验来估计。

3. **Ⅰ类错误概率（α）的大小** α又称检验水准，其大小根据研究目的而定，α越小所需样本含量越多。对于相同α，双侧检验比单侧检验所需样本含量多。α通常取0.05。

4. **Ⅱ类错误概率（β）或检验功效（1-β）的大小** Ⅱ类错误的概率越小，检验功效越大，所需样本含量越多。一般要求检验功效在0.80及以上，β通常取0.20、0.10或0.05。

（二）样本含量估算的方法

样本含量的估算公式是根据检验统计量的公式（同时考虑检验功效的大小）反推过来的。根据对变量或资料所采用检验方法的不同可分为如下几种。

1. **单样本均数检验或均数的配对检验** 其计算见公式12-5。

$$N=\left[\frac{(u_{\alpha/2}+u_\beta)\sigma}{\delta}\right]^2 \qquad （公式12-5）$$

此式适用于双侧检验，式中$u_{\alpha/2}$为标准正态分布的双侧临界值；单侧检验时，可改为单侧临界值u_α。而不论双侧还是单侧检验，均取单侧临界值u_β。若为配对比较，σ取σ_d。上述公式也适用于交叉设计的样本含量估算。

【**例12-10**】用某药治疗高胆固醇血症，已知血清胆固醇平均降低0.52mmol/L有专业意义。若$\sigma_d=$1.28mmol/L，α取单侧0.05，检验功效为0.90，需要多大样本含量？

本例$\sigma_d=1.28$mmol/L，$\delta=0.52$mmol/L；$\alpha=0.05$，$u_{0.05}=1.645$；$\beta=0.10$，$u_{0.10}=1.282$。

代入公式12-5，得：

$$N=\left[\frac{(u_{\alpha/2}+u_{\beta})\ \sigma}{\delta}\right]^2=\left[\frac{(1.645+1.282)\times1.28}{0.52}\right]^2\approx52\ (例)$$

故需52例高胆固醇血症患者。

2. 两样本均数检验 其计算见公式12-6。

$$N=\left[\frac{(u_{\alpha/2}+u_{\beta})\ \sigma}{\delta}\right]^2\left(\frac{1}{Q_1}+\frac{1}{Q_2}\right)\qquad（公式12-6）$$

式中，$u_{\alpha/2}$和u_{β}含义同上，Q_1和Q_2为样本比例，即$Q_1=n_1/N$，$Q_2=n_2/N$，$N=n_1+n_2$，因而$n_1=NQ_1$，$n_2=NQ_2$，$Q_1+Q_2=1$。若$n_1=n_2$，则$Q_1=Q_2=0.05$。

【例12-11】 某研究者欲比较A、B两种降压药降低收缩压的疗效，假设两药收缩压下降值相差5mmHg及以上有专业意义，若$\sigma=12$mmHg，α取双侧0.05，检验功效为0.90，每组例数相等，问每组需要多少病例？若B组的样本量是A组的两倍，则每组又各需多少病例？

本例$\sigma=12$mmHg，$\delta=5$mmHg，$\alpha=0.05$，$u_{0.05/2}=1.96$；$\beta=0.10$，$u_{0.10}=1.282$。

若两组样本例数相等，则$Q_1=Q_2=0.05$，代入公式12-6，得：

$$N=\left[\frac{(u_{\alpha/2}+u_{\beta})\ \sigma}{\delta}\right]^2\left(\frac{1}{Q_1}+\frac{1}{Q_2}\right)=\left[\frac{(1.96+1.282)\times12}{5}\right]^2\left(\frac{1}{0.5}+\frac{1}{0.5}\right)\approx242\ (例)$$

$n_1=n_2=N/2=242/2=121$，即每组需121例高血压患者。

若B组的样本量是A组的两倍，即$Q_1=0.333$，$Q_2=1-Q_1=0.667$，则：

$$N=\left[\frac{(u_{\alpha/2}+u_{\beta})\ \sigma}{\delta}\right]^2\left(\frac{1}{Q_1}+\frac{1}{Q_2}\right)=\left[\frac{(1.96+1.282)\times12}{5}\right]^2\left(\frac{1}{0.333}+\frac{1}{0.667}\right)\approx272\ (例)$$

故A组需$n_1=NQ_1=272\times0.333\approx91$例；B组需$n_2=NQ_2=272\times0.667\approx181$例。

可以证明，在其他条件不变的情况下，当两组样本含量的比例相同时，所需样本含量最少。

3. 单样本频率检验 其计算见公式12-7。

$$N=\left(\frac{u_{\alpha/2}+u_{\beta}}{\delta}\right)^2\pi_0\ (1-\pi_0)\qquad（公式12-7）$$

此式适用于大样本情形。$u_{\alpha/2}$和u_{β}含义同上，$\delta=|\pi-\pi_0|$，其中π_0为已知的总体概率，π为预期实验结果的总体概率。

【例12-12】 若已知对晚期胃癌患者用常规镇痛药镇痛的有效率为80%，现欲对某一新药进行试验，预计有效率为93%。若取单侧$\alpha=0.05$，$\beta=0.10$，问需多少病例？

本例$\pi_0=0.80$，$\pi=0.93$，$\delta=|0.93-0.80|=0.13$。$u_{\alpha}=1.645$，$u_{0.10}=1.282$。

代入公式12-7，得：

$$N=\left(\frac{u_{\alpha}+u_{\beta}}{\delta}\right)^2\pi_0\ (1-\pi_0)=\left(\frac{1.645+1.282}{0.13}\right)^2\times0.80\times(1-0.80)\approx81\ (例)$$

故约需观察81例晚期胃癌患者。

4. 配对二分类资料的χ^2检验 其计算见公式12-8。

$$N = \left[\frac{u_{\alpha/2}\sqrt{2\bar{\pi}} + u_\beta\sqrt{2(\pi_1-\pi)(\pi_2-\pi)/\bar{\pi}}}{\pi_1-\pi_2} \right]^2 \qquad (公式12\text{-}8)$$

式中，$u_{\alpha/2}$和u_β含义同上，π_1和π_2为两总体的阳性概率，π为两处理结果一致的总体阳性概率，$\bar{\pi}=(\pi_1+\pi_2-2\pi)/2$。

【例12-13】 拟比较甲、乙两种检测方法对腹泻婴幼儿乳糖不耐受的检出情况，初步估计甲法的阳性检出率为48%，乙法的阳性检出率为30%，两种方法一致的阳性检出率为25%。若取双侧$\alpha=0.05$，$\beta=0.10$，请估算样本含量。

本例中，$\alpha=0.05$，$u_{0.05/2}=1.96$；$\beta=0.10$，$u_{0.10}=1.282$；$\pi_1=0.48$，$\pi_2=0.30$，$\pi=0.25$，$\bar{\pi}=(0.48+0.30-2\times0.25)/2=0.14$。

代入公式12-8，得：

$$\begin{aligned}
N &= \left[\frac{u_{\alpha/2}\sqrt{2\bar{\pi}} + u_\beta\sqrt{2(\pi_1-\pi)(\pi_2-\pi)/\bar{\pi}}}{\pi_1-\pi_2} \right]^2 \\
&= \left[\frac{1.96\sqrt{2\times0.14} + 1.282\times\sqrt{2\times(0.48-0.25)\times(0.30-0.25)/0.14}}{0.48-0.30} \right]^2 \\
&\approx 75\,(例)
\end{aligned}$$

故需要约75例腹泻的婴儿。

5. 两样本频率检验 其计算见公式12-9。

$$N = \left[\frac{u_{\alpha/2}\sqrt{\pi_c(1-\pi_c)(Q_1^{-1}+Q_2^{-1})} + u_\beta\sqrt{\pi_1(1-\pi_1)/Q_1 + \pi_2(1-\pi_2)/Q_2}}{\pi_1-\pi_2} \right]^2 \qquad (公式12\text{-}9)$$

式中，π_c为两总体合计概率，$\pi_c=Q_1\pi_1+Q_2\pi_2$，其他符号同前。

【例12-14】 研究针灸配合心理疗法治疗失眠的效果。预试验中，针灸和心理联合治疗的有效率为94%，单纯应用针灸治疗的有效率为85%。若取双侧$\alpha=0.05$，$\beta=0.10$，针灸和心理联合治疗组的样本含量占60%，针灸治疗组占40%，问两组各需多少例失眠患者？

本例中$\alpha=0.05$，$u_{0.05/2}=1.96$；$\beta=0.10$，$u_{0.10}=1.282$；$\pi_1=0.94$，$\pi_2=0.85$，$Q_1=0.60$，$Q_2=0.40$，$\pi_c=0.60\times0.94+0.40\times0.85=0.904$。

代入公式12-9，得：

$$\begin{aligned}
N &= \left[\frac{u_{\alpha/2}\sqrt{\pi_c(1-\pi_c)(Q_1^{-1}+Q_2^{-1})} + u_\beta\sqrt{\pi_1(1-\pi_1)/Q_1 + \pi_2(1-\pi_2)/Q_2}}{\pi_1-\pi_2} \right]^2 \\
&= \left[\frac{1.96\times\sqrt{0.904\times(1-0.904)\times\left(\dfrac{1}{0.60}+\dfrac{1}{0.40}\right)} + 1.282\times\sqrt{\dfrac{0.94\times(1-0.94)}{0.60}+\dfrac{0.85\times(1-0.85)}{0.40}}}{0.94-0.85} \right]^2 \\
&\approx 495\,(例)
\end{aligned}$$

故针灸和心理联合治疗组需$n_1 = Q_1 N = 0.60 \times 495 = 297$例失眠患者，针灸治疗组需$n_2 = Q_2 N = 0.40 \times 495 = 198$例失眠患者。

本章小结

教学课件

执考知识点总结

本章涉及的2019版及2024版公共卫生执业助理医师资格考试考点对比见表12-8。

表12-8　2019版及2024版公共卫生执业助理医师资格考试考点对比

单元	细目	知识点	2024版	2019版
统计设计	调查设计和实验设计的区别	（1）调查研究的特点	√	√
		（2）实验研究的特点	√	√
	调查设计概述	调查设计的内容及计划的制订	√	√
	实验设计概述	（1）实验设计的基本原则	√	√
		（2）实验设计的基本要素	√	√

拓展练习及参考答案

（王　洁　黎逢保）

第十三章　医学人口统计与疾病统计

学 习 目 标

素质目标： 培养求真务实的工作态度；使用统计学思维处理问题。

知识目标： 掌握人口统计指标、出生统计指标、死亡统计指标和常用疾病统计指标的定义及意义。

能力目标： 能够根据提供的资料计算出人口统计指标、出生统计指标、死亡统计指标和常用疾病统计指标。

案例导入

【案例】

2020年我国开展了第七次全国人口普查，普查的标准时点是2020年11月1日零时，普查对象是普查标准时点在中华人民共和国境内的自然人以及在中华人民共和国境外但未定居的中国公民，不包括在中华人民共和国境内短期停留的境外人员。普查登记的主要内容包括姓名、公民身份号码、性别、年龄、民族、受教育程度、婚姻生育、死亡等方面的资料。通过调查，2020年全国人口*总数为1 411 778 724人，其中男性723 339 956人，女性688 438 768人，0～14岁人口为253 383 938人，15～59岁人口为894 376 020人，60岁及以上人口为264 018 766人，其中65岁及以上人口为190 635 280人。（全国人口指大陆31个省、自治区、直辖市和现役军人的人口，不包括居住在31个省、自治区、直辖市的港澳台居民和外籍人员）

【问题】

1. 我国2020年统计人口总数采用的是哪种方法？

2. 请计算我国2020年老年人口系数、少年儿童人口系数、负担系数、老少比和性别比，根据计算的结果，进一步了解我国是否处于老龄化社会。

核心知识拆解

医学人口统计与疾病统计是指从人类健康和卫生保健的角度去研究人口特征和疾病发生的特点，是卫生统计学的重要组成部分，其常用指标是研究疾病的流行规律，分析和评价人群健康水平的重要依据。理解和掌握这些指标的意义、计算方法和用途，对于医学研究、制订卫生工作计划、评价卫生工作效果和做好疾病预防控制工作具有重要的意义。

第一节 人口统计

一、人口数和人口构成

（一）人口数

1. 人口总数　人口总数又称人口总量，指在某个特定时点，一个地区或国家范围内所有存活人口的总和。人口数资料是人口学和许多相关学科进行科研的最基础的数据。为避免重复和遗漏，国际上规定了如下两种统计人口数采样的办法。①实际制：只统计标准时点某地实际存在的人口数（包括临时在该地的人）。②法定制：只统计某地的常住人口数。

2. 年平均人口数　一个地区或国家的人口总数，受到出生、死亡、迁入、迁出等因素的影响而变动。从医学的角度考虑，通常采用实际制统计的人口数资料。按照惯例，一般采用一年的中点，即7月1日0时为标准时点进行统计。在实际应用中，也可用某一时期的平均人口数来表示人口总数。理论上讲，平均人口的准确计算应该把一定时期内各个时点的人口数相加后除以总时点数。在实际工作中，不可能获得所有时点的人口数，一般只能计算年平均人口数的近似值。当人口数在一年当中均匀变动时，可用相邻两年年末（12月31日24时）人口数的平均值计算年平均人口数或用年中（7月1日0时）人口数代表年平均人口数。年平均人口数常用作计算出生率、死亡率、发病率等指标的分母。

（二）人口构成及其统计指标

1. 人口构成　指人口内部不同人口学特征的数量和比例关系。基本的人口学特征包括年龄、性别、文化程度、职业等。人口构成一般通过计算其构成比或相对比来表示，描述人口构成常用的指标有人口的年龄构成和性别构成。

2. 人口年龄构成　指不同年龄组的人口在总人口中所占的比重。根据国际年龄分组，0～14岁为少年儿童人口，15～64岁为劳动人口，65岁及以上为老年人口。按此计算，描述人口年龄构成的指标常用以下几种。

（1）老年人口系数：简称老年系数，指老年人口在总人口中的构成比，可反映人口老龄化的程度，在一定程度上也反映了人群的健康水平。其计算见公式13-1。

$$老年人口系数 = \frac{65岁及以上的人口数}{人口总数} \times 100\% \qquad （公式13-1）$$

老年人口系数用于表明一个地区或国家的人口老龄化程度，其大小受社会经济发展水平、生活水平、卫生保健水平等因素的影响。按照国际上通行的标准，65岁及以上人口占总人口的比重超过7%，或60岁及以上人口超过总人口的10%时，即为老年型社会。

（2）少年儿童人口系数：简称少年儿童系数，是指14岁及以下少年儿童数在总人口中的构成比。少年儿童人口系数比重越大，表明人口越年轻，其大小受到生育水平的影响。其计算见公式13-2。

$$少年儿童人口系数 = \frac{14岁及以下人口数}{人口总数} \times 100\% \qquad （公式13-2）$$

（3）负担系数：又称抚养系数或抚养比，是指人口中非劳动年龄（14岁及以下和65岁及以上）人口数与劳动年龄（15～64岁）人口数之比。负担系数分为总负担系数、少年儿童负担系数和老年负担系数，这些负担系数均为相对比指标。有以下3个常用指标，其计算见公式13-3、公式13-4、公式13-5。

$$总负担系数=\frac{14岁及以下人口数+65岁及以上人口数}{15～64岁人口数}\times100\%$$ （公式13-3）

$$少年儿童负担系数=\frac{14岁及以下人口数}{15～64岁人口数}\times100\%$$ （公式13-4）

$$老年负担系数=\frac{65岁及以上人口数}{15～64岁人口数}\times100\%$$ （公式13-5）

一般情况下，发达国家的总负担系数和少年儿童负担系数低于发展中国家，而老年负担系数要高于发展中国家。

（4）老少比：指65岁及以上老年人口数与14岁及以下少年儿童人口数之比，表示100名少年儿童对应的老年人口数，是划分人口类型的标准之一。其计算见公式13-6。

$$老少比=\frac{65岁及以上老年人口数}{14岁及以下少年儿童人口数}\times100\%$$ （公式13-6）

以上几个指标从不同角度反映了一个地区或国家人口的年龄构成，以及劳动力资源和社会负担情况。我国七次全国人口普查的几项人口构成指标（表13-1）显示，我国目前的人口年龄构成已由20世纪中期的年轻型转为老年型。

表13-1　我国七次全国人口普查数据的人口构成情况　　　　　　单位：%

年份	老年人口系数	少年儿童人口系数	总负担系数	老少比
1953	4.4	36.3	68.6	12.1
1964	3.6	40.7	79.5	8.8
1982	4.9	33.6	62.6	14.6
1990	5.6	27.7	49.9	20.1
2000	7.0	22.9	42.6	30.4
2010	8.9	16.6	34.2	53.4
2020	13.5	18.0	45.9	75.2

3. 性别构成 又称性别比，指男性人口数与女性人口数的比值，反映了一个地区或国家人口的性别构成情况。除全人口性别比之外，根据需要，还可计算某地的出生婴儿性别比、不同年龄组性别比和婚龄性别比。使用较多的是出生性别比，指某年某地区男性出生人口数（活产数）与女性出生人口数（活产数）之比。其计算见公式13-7、公式13-8。

$$性别比=\frac{男性人口数}{女性人口数}\times100$$ （公式13-7）

$$出生性别比=\frac{男性出生人口数（活产数）}{女性出生人口数（活产数）}\times100$$ （公式13-8）

大量观察表明，人类出生性别比一般在100～105，随着年龄的增长，性别比会发生变化。在青壮年时期，人口性别比在100左右；到老年时期，则下降到100以下。第七次全国人口普查资料显示，我国出生人口的性别比为111.22，出生人口性别比明显偏高，但较第六次全国人口普查资料（118.06）下降明显，说明我国人口的性别结构持续改善。

【例13-1】 请回答本章案例导入中的问题。

根据上述公式，各指标计算结果如下：

$$老年人口系数 = \frac{65岁及以上人口数}{人口总数} \times 100\% = \frac{190\ 635\ 280}{1\ 411\ 778\ 724} \times 100\% = 13.50\%$$

$$少年儿童人口系数 = \frac{14岁及以下人口数}{人口总数} \times 100\% = \frac{253\ 383\ 938}{1\ 411\ 778\ 724} \times 100\% = 17.95\%$$

$$总负担系数 = \frac{14岁及以下人口数 + 65岁及以上人口数}{15～64岁人口数} \times 100\%$$

$$= \frac{253\ 383\ 938 + 190\ 635\ 280}{894\ 376\ 020 + (264\ 018\ 766 - 190\ 635\ 280)} \times 100\% = 45.88\%$$

$$老少比 = \frac{65岁及以上老年人口数}{14岁及以下少年儿童人口数} \times 100\% = \frac{190\ 635\ 280}{253\ 383\ 938} \times 100\% = 75.24\%$$

$$性别比 = \frac{男性人口数}{女性人口数} \times 100 = \frac{723\ 339\ 956}{688\ 438\ 768} \times 100 = 105.07$$

根据以上结果，我国2020年老年人口系数为13.50%，少年儿童人口系数17.95%、总负担系数为45.88%，老少比为75.24%，男女性别比为105.07。由此可以认为，我国目前正处于老龄化社会。

二、人口金字塔

人口金字塔是按性别和年龄表示人口分布的一种塔状条形图，可形象地描述人口性别和年龄构成，是以年龄组（或出生年份）为纵轴，自下而上每5岁一组，以人口数或年龄构成比为横轴，左侧为男性、右侧为女性绘制的图，表现为尖顶阔底，其形状如"金字塔"，故称为人口金字塔。金字塔的底部代表低年龄组人口构成，上部代表高年龄组人口构成，它形象直观地展示了人口的性别、年龄构成，便于进一步分析人口的现状、类型和发展趋势。

人口金字塔的形状受到人口出生、死亡、迁入、迁出影响，能够反映人口变动的历史痕迹，一般情况下变化缓慢，但若间隔10年可能会有明显变化。人口金字塔根据形状（图13-1）可以分为如下3型。①增长型：也称年轻型，形状呈上尖下宽，多为出生率大于死亡率，人口呈不断增长。②静止型：

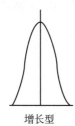
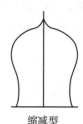

增长型　　　　　　静止型　　　　　　缩减型

图13-1　人口金字塔形状

也称成年型，除了高年龄组构成小一点外，其他构成相近，出生率基本等于死亡率，人口总数基本稳定。③缩减型：也称年老型，形状呈现上、下两头小，中间大，一般因为死亡率大于出生率，人口总数不断减少。

图13-2为我国2020年第七次全国人口普查金字塔，可了解2020年我国人口性别、年龄结构的变化。

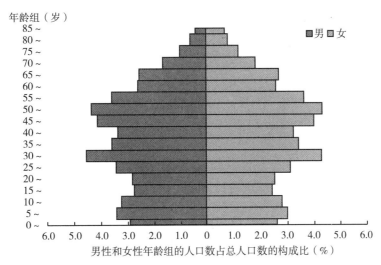

图13-2　2020年我国第七次全国人口普查人口金字塔

三、生育率和出生率

（一）生育率

1. 总生育率　又称育龄妇女生育率，是指某年某地区平均每千名育龄妇女的活产数，一般用千分率（‰）表示。根据世界卫生组织（World Health Organization，WHO）的定义，活产是指妊娠产物完全从母体排出后，具有呼吸、心脏搏动、脐带动脉搏动、明确的随意肌运动这四种现象之一者，无论这种生命现象持续多长时间。国际上，多数国家将育龄妇女的年龄界限定义为15～49岁。其计算见公式13-9。

$$总生育率 = \frac{某地区某年活产总数}{该地区同年15～49岁妇女数} \times 1000‰ \qquad （公式13-9）$$

总生育率消除了总人口的年龄性别构成不同对生育水平的影响，与出生率相比更能确切地反映一个地区的生育水平。但不同年龄段育龄妇女的生育率也有差别，故该指标仍然受育龄妇女内部年龄结构的影响。

2. 年龄别生育率　又称年龄组生育率，是指某地区某年某年龄组平均每千名育龄妇女的活产数。其计算见公式13-10。

$$年龄别生育率 = \frac{某地区某年某年龄段育龄妇女的活产总数}{该地区同年某年龄段育龄妇女数} \times 1000‰ \qquad （公式13-10）$$

年龄别生育率消除了育龄妇女内部年龄构成差别对生育水平的影响。

3. 总和生育率　表示每个妇女一生平均生多少个孩子。基本含义是：假定同时出生的一代妇女，按照某年的年龄别生育率度过其一生的生育过程，即年龄别生育率之和乘年龄组组距，就是这一代妇女平均每人可能生育的子女数。其计算见公式13-11。

$$总和生育率＝年龄组组距×\sum 年龄别生育率 \qquad （公式13-11）$$

若年龄别生育率是以每1岁划分的，则组距为1；若年龄别生育率以每5岁划分，则组距为5。总和生育率消除了育龄妇女年龄构成不同对生育水平的影响，不同时间和地区的总和生育率可以直接比较，是较好的测量生育水平的指标，也是目前世界各国反映生育水平的通用指标。

4. 青少年生育率 指每千名15～19岁育龄妇女的活产数，即15～19岁育龄妇女年龄别生育率。该指标可根据婚姻状况、居住地和社会经济状况分别计算，该指标是世界卫生组织2015年发布的全球100个核心卫生指标之测量人口再生育的统计指标。

（二）出生率

出生率又称粗出生率，是指某地区某年平均每千人口中的活产数，一般用千分率（‰）表示。平均人口数的取值，若是人口普查年可用时点人口总数，非普查年则可用相邻两年年末人口数的平均值。其计算见公式13-12。

$$出生率＝\frac{某地区某年活产总数}{该地区同年平均人口数}×1000‰ \qquad （公式13-12）$$

出生率的优点在于计算简单，资料容易获得，但会受到调查地区的人口年龄、性别和婚姻状况等因素影响。如果人口中育龄妇女所占比重大，则该地区出生率较高；老年和儿童所占比重大，则出生率偏低。所以，出生率只能粗略地反映一个地区人口的生育水平。

【**例13-2**】我国第七次全国人口普查资料显示，2020年全国人口总数为1 411 778 724人，同年15～49岁妇女数为322 291 653人，同年活产数为11 988 057人。请计算总生育率和出生率。（全国人口指大陆31个省、自治区、直辖市和现役军人的人口，不包括居住在31个省、自治区、直辖市的港澳台居民和外籍人员）

$$总生育率＝\frac{11\ 988\ 057}{322\ 291\ 653}×1000‰＝37.20‰$$

$$出生率＝\frac{11\ 988\ 057}{1\ 411\ 778\ 724}×1000‰＝8.49‰$$

故2020年全国总生育率为37.20‰，出生率为8.49‰。

四、死亡率与人口增长率

（一）死亡率

死亡率又称粗死亡率、普通死亡率或总死亡率，指某地区某年平均每千人口中的死亡数，反映一个地区在一定时期内的死亡水平或死亡强度。其计算见公式13-13。

$$死亡率＝\frac{某地区某年内死亡人数}{该地区同年平均人口数}×1000‰ \qquad （公式13-13）$$

粗死亡率是人口度量中最基本的指标之一，具有计算简便、所需资料易获得等优点，能比较准确地反映死亡对人口总量增长的影响，是计算人口自然增长率的重要组成部分。一般情况下，老年人、婴幼儿和孕产妇的死亡率较高，男性死亡率高于女性。在比较不同地区、不同时间的死亡率水平时，还要注意人口的年龄、性别等分布是否一致。不一致时，应先根据性别、年龄因素对死亡率进行标准化，再比较其标准化死亡率或直接比较不同性别、不同年龄组的死亡率。

（二）人口增长率

1. 人口自然增长率　指某地区某年人口自然增长数与该地区同年平均人口数之比，即为粗出生率与粗死亡率之差，用千分率（‰）表示。其计算见公式13-14。

$$人口自然增长率 = \frac{某地区某年的人口自然增长数}{该地区同年平均人口数} \times 1000‰$$
$$= 粗出生率 - 粗死亡率 \qquad （公式13-14）$$

人口自然增长率易理解，计算简便，能够反映人口的自然增长的程度和趋势，是制定人口规划的重要参考指标。但受人口性别、年龄构成的影响，不能用来预测未来人口的发展速度。人口自然增长率、粗再生育率和净再生育率是测量人口再生育水平的常用指标。

2. 粗再生育率　指每个妇女一生平均生育的女婴数，即在计算总和生育率时，只累计各年龄段妇女的生育女婴率计算所得的总和生育率。其计算见公式13-15。

$$粗再生育率 = 总和生育率 \times 女婴占出生婴儿的构成比$$
$$= 年龄段组距 \times \sum 年龄别妇女生育女婴率 \qquad （公式13-15）$$

若粗再生育率＞1.0，表明母亲一代所生女婴数量超过母亲人数；若粗再生育率＜1.0，则母亲一代生育女婴数少于目前人数，能够执行生育功能的人数将少于现在的人数。

3. 净再生育率　在粗再生育率的计算中，是假定所有女婴都活过生育期（满49岁），没有排除其未到生育年龄（15岁）就夭折以及没有活过整个生育期的情况，因此称为粗再生育率。扣除以上情况后计算的再生育率，则称为净再生育率。其计算见公式13-16。

$$净再生育率 = 年龄段组距 \times \sum （年龄别生育女婴率 \times 女性年龄别生存率）\qquad （公式13-16）$$

在出生率与死亡率不变的情况下，若净再生育率＞1.0，表示未来人口将增多；净再生育率＝1.0时，表示未来人口将保持恒定；净再生育率＜1.0，表示未来人口将减少。

知识拓展

人口发展与卫生政策调整

人口发展是关系中华民族发展的大事情，人口问题始终是我国面临的全局性、长期性、战略性问题；我国现代化是人口规模巨大的现代化，是全体人民共同富裕的现代化，是物质文明和精神文明相协调的现代化，是人与自然和谐共生的现代化，是走和平发展道路的现代化。第七次全国人口普查显示，2020年我国育龄妇女总和生育率为1.3，0～14岁人口占17.95%；15～59岁人口占63.35%；60岁及以上人口占18.70%（其中，65岁及以上人口占13.50%）。与2010年第六次全国人口普查相比，0～14岁、15～59岁、60岁及以上人口的比重分别上升1.35个百分点、下降6.79个百分点、上升5.44个百分点。第七次全国人口普查的研究显示，我国已步入较低生育率期，面临人口负增长挑战、老龄化趋势严重等人口问题。0～14岁少儿人口比重上升既反映了调整生育政策的积极成效，又凸显了"一老一小"问题的重要性，需要优化生育政策，完善养育等人口服务体系。60岁及以上人口的比重比例上升较快，人口老龄化程度进一步加深，老龄化已成为今后一段时期我国的基本国情。

针对人口年龄结构变化，需要提前做好相关政策的准备，准备得越充分，未来受到的冲击会越小。我国陆续放开"二孩""三孩"生育等相关政策及配套支持措施，有利于改善人口结构，落实积极应对人口老龄化国家战略；有利于保持人力资源禀赋优势，应对世界百年未有之大变局；有利于平缓总和生育率下降趋势，推动实现适度生育水平；有利于巩固全面建成小康社会成果，促进人与自然和谐共生。

第二节　疾病统计

疾病统计是居民健康统计的重要内容之一，它从数量方面研究疾病在人群中的发生、发展和流行分布的特点与规律，为病因学研究防治疾病和评价防治工作效果提供科学依据。疾病统计资料主要源于三个方面：疾病报告和报表资料，包括国家规定的如法定传染病报告、地方病和寄生虫病报告、工矿企业职业病报告，以及某些部门规定的一些重要慢性病报表；医疗卫生工作记录，包括门诊医疗记录、门诊病例、住院病例、住院卡片等各种医疗记录；疾病专题调查资料，包括健康检查、疾病普查和疾病抽样调查等。

一、疾病和死因分类

（一）国际疾病分类

1853年国际统计学会着手编制了统一的疾病名称和死因分类。1893年开始建立国际疾病分类（International Classification Diseases，ICD），首先在欧洲使用。1900年在国际死亡原因列表的国际修订会议上诞生了ICD-1，共接受了十一次修订，ICD-1到ICD-5为死亡分类，后由世界卫生组织主持修订，发展成为疾病分类。

ICD是由死因分类丰富和发展起来的，目的是对疾病、有关健康问题以及疾病和损伤的外部原因进行分类，以便汇编与死亡、疾病和损伤（死亡率和发病率）有关的信息。ICD-10在国际上广泛应用，首次提出了疾病和有关健康分类"家族"的概念。ICD-10在1989年被国际疾病分类第十次国际修订会议批准，并在第43届世界卫生大会上正式通过，自1993年1月1日起生效。我国是自2001年起启用ICD-10的。《国际疾病分类第十一次修订本（ICD-11）》于2018年6月18日由世界卫生组织发布，在2019年5月举行的第72届世界卫生大会上审议通过。ICD-11首次纳入起源于中医药的传统医学章节，这是我国政府与中医专家历经十余年持续努力所取得的宝贵成果。国家卫生健康委员会组织世界卫生组织国际分类家族中国合作中心、中华医学会及有关医疗机构专家对世界卫生组织公布的《国际疾病分类第十一次修订本（ICD-11）》进行了编译，形成了《国际疾病分类第十一次修订本（ICD-11）中文版》，要求自2019年3月1日起，各级各类医疗机构应当全面使用ICD-11中文版进行疾病分类和编码。

相对于ICD-10，ICD-11疾病覆盖范围更广，分类更加细致，编码数据以标准化的方式提供多维度的信息来测量医疗质量和患者安全，在医疗质量安全监测中具有显著优势。ICD-11采用了全新的编码框架和形式，支持采用编码后组配方式，可灵活、全面、精细地表达各类诊疗相关信息，同时结构上更利于全球各成员国之间进行卫生信息的共享和比较。ICD-11对每个疾病关键组成部分的描述包括12

个属性，分别为：ICD实体标题、分类属性、文本描述、条款、身体系统/身体部位、时间属性、子类型属性的严重性、表现特征（体征、症状或调查结果）、因果属性、特定条件属性、治疗属性、诊断标准。

ICD的推广应用有利于促进卫生统计信息进一步实现国际标准化和规范化，有利于国际间的交流，有利于促进我国医学科学及卫生统计工作水平的提高。

（二）根本死亡原因

死亡原因指所有导致或促进死亡的疾病、病态情况或损伤以及造成任何这类损伤的事故或暴力的情况。在疾病和死因分类中，当死者患有多种疾病和损伤时，必须从中选出病情演变过程中最早的致死原因作为死者的死因，即根本死因，并按根本死因归类。因此，选择根本死因和按ICD归类原则归类是死因正确分类的基础。1967年世界卫生组织召开的第20届世界卫生大会规定，根本死因指直接导致死亡的一系列病态事件中最早的那个疾病或损伤，或者造成致命损伤的事故或暴力的情况。最早发生的疾病能引起其他疾病，而有因果关系的那个最早的疾病就是根本死因。

根据根本死因的定义，ICD-11制定了统一格式的国际死亡原因医学证明书，即死亡原因医学证明书的国际格式。该证明书由Ⅰ和Ⅱ两部分构成，第Ⅰ部分中（a）是直接导致死亡的原因；（b）是中介前因，即（b）是（a）的原因；（c）是根本死因，即（c）是（b）的原因。第Ⅱ部分是与致死原因无关但对死亡有影响的其他重要情况，不是根本死因。例如，某人因30年前患有慢性支气管炎，13年前演变成肺气肿，6年前引起肺源性心脏病，最后因肺源性心脏病死亡。导致该患者死亡的疾病链是：慢性支气管炎→肺气肿→肺源性心脏病→死亡，死因医学证明书应填写为：（a）肺源性心脏病；（b）肺气肿；（c）慢性支气管炎。

二、常用疾病统计指标

疾病统计的单位可以是患者，也可以是病例。一个患者可以先后数次患同一种疾病，也可以同时患数种不同的疾病，一个人每发生一次疾病就算是一个病例。疾病的诊断应按照统一的诊断标准进行，来提高统计结果的可靠性和可比性。

1. 发病频率

（1）发病率：表示在一定时期内，在可能发生某病的人群中，新发生该病的频率。发病率可描述疾病的分布，探讨发病因素，提出病因假说，评价防治措施的效果，也用来衡量某时期某地人群发生某病或伤害的危险性大小。其计算见公式13-17。

$$某病发病率 = \frac{一定时期内观察人群中新发生的某病病例数}{同时期内观察人群总数或年平均人口数} \times k \qquad （公式13-17）$$

公式13-17中，一定时期可以是年、月、旬或周等时间单位，常用年和月。k为比例基数，可以选择%，‰，或10^{-5}（1/10万），根据具体情况来定。发病率分子中的新发生的某病病例数，以第一次就诊为准。如果因该病未愈继续就诊，只能算"旧病例"。在某些情况下，也可能一个人被算作几个新病例。例如流行性感冒，在观察期内，第一次治愈后，又得流感，这个患者应算作两个流行性感冒新病例。分母的平均人口数，是指对某病具有发病风险的人群，不包括那些正在患病或因患病、接受预防接种而在观察期间肯定不会患该病的人。例如，计算麻疹发病率时，通常只包括未得过麻疹的人，不包括已感染过麻疹产生了终身免疫的人群，故也常称暴露于某风险的人口数为"暴露人口数"。在实际工作中暴露人口数不易获得，一般使用研究人群的年平均人口数代替。

（2）发病密度：当发病率的分母用观察人时数时，计算的发病率称为发病密度。人时数是个体和观察时间结合的一个指标，如一个个体观察10年为10人年，10个个体观察1年也为10人年。观察时间是从观察开始到疾病发生、退出研究、死于其他疾病或研究结束时的时间间隔，观察人时数是所有的观察个体的人时数总和。人时可用年、月、日作为观察时间，一般用年的情况较多。

发病率或发病密度都受到疾病发生的频率、疾病的定义、诊断标准、有可能发生疾病的人口数以及发病资料登记的完整性等因素影响。使用发病密度指标时要注意的是，虽然100个人观察一年与10个人观察10年的观察人年数相同，但是发生某病或伤害的危险性不同。

2. 累积发病率　指一定时期内某人群中新发某病的概率，是发病率指标的延伸。其计算见公式13-18。

$$累积发病率 = \frac{一定时期内随访人群中发生的某病发病例数}{同时期初观察总人数} \times k \qquad （公式13-18）$$

由于累积发病率取决于观察期的长短，因此在报告累积发病率时必须同时报告观察时期。如果这一时期定义为1年，累积发病率实际就是某种病的年发病率；如果按年龄计算，就是指一个人在某年龄段期间，发生某种病的概率。

发病率、发病密度和累积发病率一般可在队列研究中获得。这些指标可分性别、年龄、民族、职业和婚姻状况等人口学特征来计算发病专率。注意两个或多个率比较时，由于性别、年龄及职业的构成可能不同，需要进行标准化率后再进行比较。

3. 患病率　又称现患率或流行率，是指在特定时间内，调查人群中某病患者数的比例，可通过现况研究或横断面调查获得，按观察时间的不同可分为时点患病率和期间患病率。

一般所说的患病率是指时点患病率，是指在某一时点进行横断面调查，如2022年1月1日，在调查或检查的人中发现患某种疾病的人数所占的比例。其计算见公式13-19。

$$时点患病率 = \frac{某一时点特定人群中某病新旧病例数}{该时点人口数（被观察人数）} \times k \qquad （公式13-19）$$

期间患病率指在一段时间进行横断面调查，检查出的病例是在该段时间内（如2022年1月1日到2022年3月31日）发现的病例数占总调查或检查人数的比例。其计算见公式13-20。

$$期间患病率 = \frac{某观察期间特定人群中某病新旧病例数}{同期平均人口数（被观察人数）} \times k \qquad （公式13-20）$$

患病率通常用于病程较长或发病时间不易明确的慢性病的统计研究，反映了疾病在人群中的流行规模和水平。只要被检查者在受检时处于患病状态，不管其何时开始患病，是否为新发病例，均在患病率的分子中。

根据具体使用目的不同，还有许多类似患病率的指标，如沙眼检出率、寄生虫感染率、带菌率、某指标阴转率等。

4. 残疾患病率　是通过询问调查或健康检查发现的残疾患者与调查（检查）人数之比，说明某人群患残疾的频率。其计算见公式13-21。

$$残疾患病率 = \frac{残疾人口的数量或分类残疾人的数量}{调查人口数} \times 100\% \qquad （公式13-21）$$

通过残疾统计可掌握地区的各类残疾人数量、残疾类型、区域分布、家庭状况及残疾人的康复、教育、就业和社会参与程度等情况，为当地制定有关残疾人的政策和法律法规提供依据，保护残疾人的权利和促进残疾人事业的发展。

5. 治愈率　指接受治疗患者中治愈的频率。其计算见公式13-22。

$$治愈率 = \frac{治愈患者数}{接受治疗的患者总数} \times 100\%$$
（公式13-22）

治愈率主要用于对疾病治疗效果的评价，治愈标准要有明确而具体的判定标准，只有在标准相同的情况下才能比较；同时还需要考虑病情轻重、病程长短、患者年龄、性别及一般健康情况等因素在不同医疗机构或地区间是否均衡，如果不均衡，则需进行调整再比较。

6. 生存率　又称存活率，指患者能活到某一时点的概率。生存率反映了疾病对生命的危害程度，常用于某些慢性病，如恶性肿瘤、心脑血管疾病等的远期疗效评价或预后研究。生存率通常随时间t的变化而变化，它是时间t的函数，故又称为生存函数，记为$S(t)$，$0 \leq S(t) \leq 1$，计算方法有直接法和寿命表法。如无删失数据，用直接法计算生存率。常用的有1年生存率、3年生存率、5年生存率等。其计算见公式13-23。

$$S(t) = Pr(T \geq t) = \frac{生存时间 \geq t 的患者数}{观察的患者总数}$$
（公式13-23）

如果存在删失数据，要分段来计算生存概率（p_i）。即假定观察对象在各个时段的生存事件独立，应用概率乘法定理将分段生存概率相乘得到生存率。其计算见公式13-24。

$$S(t) = Pr(T \geq t) = \Pi p_i$$
（公式13-24）

公式13-24中，p_i为生存概率，i代表时间段。

研究生存率要有相应的随访制度，确定随访开始和终止时间。一般以发病日期、确诊日期、接受某种治疗的日期或出院日期为开始时间。存活的起点不同，所得生存率的数值和意义也不同。

第三节　死亡统计

一、死亡统计概述

死亡统计是医学人口统计的重要组成部分，主要研究人群的死亡水平、死亡原因及其变动规律。死亡是指生命活动的停止，是主要的生命事件之一，是导致人口数量变化的重要因素。世界卫生组织将"死亡"明确定义为：在出生以后的任何时候，全部生命现象永远消失。这一定义说明死亡只能发生在活产之后。活产之前的死亡称为"胎儿死亡"。死亡统计资料不仅反映了一个国家或地区的居民死亡水平，同时也反映了社会经济、文化以及卫生服务状况对居民健康水平的影响。死亡率能描述人群总死亡水平，婴儿死亡率、5岁以下儿童死亡率和孕产妇死亡率等是描述特殊人群死亡水平的主要指标，也是联合国千年发展目标的重要指标。

二、常用死亡统计指标

常用的死亡统计指标有死亡率、年龄组死亡率、婴儿死亡率、死胎死产率、围产儿死亡率、死因别死亡率、5岁以下儿童死亡率、孕产妇死亡率、某病病死率和死因构成等。

1. 死亡率 死亡率见本章第一节内容。

2. 年龄组死亡率 又称年龄组死亡专率,是指按年龄分组计算的死亡率。其计算见公式13-25。

$$年龄组死亡率 = \frac{某年某年龄组的死亡人数}{同年该年龄组平均人口数} \times 1000‰ \qquad （公式13-25）$$

15 ～ 60岁的年龄组死亡率是指一个15岁的个体在达到60岁生日前的死亡概率。该指标是2015年世界卫生组织推荐的100个健康核心指标之一。其计算见公式13-26。

$$15 ～ 60岁年龄组死亡率 = \frac{某年某地区15 ～ 60岁年龄组的死亡人数}{该地区同年15 ～ 60岁年龄组的人数} \times 1000‰ （公式13-26）$$

3. 死因别死亡率 又称死亡专率,指某种原因(疾病)所致的死亡率,常以十万分率(/10万)表示。死因别死亡率展示不同种类疾病对人群健康的危害程度,可以为疾病预防控制优先领域的确定提供依据。其计算见公式13-27。

$$某死因别死亡率 = \frac{某年某种原因（疾病）死亡人数}{同年内平均人口} \times 100\,000/10万 \qquad （公式13-27）$$

4. 婴儿死亡率 指某地区某年平均每1000名活产儿中不满1周岁婴儿的死亡频率。其计算见公式13-28。

$$婴儿死亡率 = \frac{某年某地区不满1周岁婴儿死亡数}{该地区同年活产总数} \times 1000‰ \qquad （公式13-28）$$

由于婴儿对于外界环境的抵抗力差,常因肺炎、营养不良、传染病或先天缺陷等原因死亡。在婴儿期,从出生至出生后28天以内的死亡率高于出生后28天至不满1周岁的死亡率,前者称为新生儿死亡率,后者称为婴儿后期死亡率。该指标是影响期望寿命的最主要的指标,常作为评价一个国家或地区的经济发展、社会卫生状况和居民健康水平的一项重要指标,也是国际通用的较敏感的死亡统计指标。婴儿死亡率不受年龄的影响,可以直接进行比较。

5. 死胎死产率 指每千名分娩(死胎+死产+活产)中死胎死产发生的频率。其计算见公式13-29。

$$死胎死产率 = \frac{某地区某年内死胎数+死产数}{该地区年内死胎数+死产数+活产数} \times 1000‰ \qquad （公式13-29）$$

死胎死产可发生在分娩前或分娩期。许多情况下,死胎死产反映了产前保健不足或产期保健不当。为了该指标的国际间比较,死胎死产限定为妊娠28周及以上或胎儿体重1000克及以上。该指标是2015年世界卫生组织推荐的100个健康核心指标之一。

6. 围产儿死亡率 又称围生儿死亡率。围产期指围绕孕产妇分娩前后的一段时期,也是新生儿出生前后的一定时期。目前我国采用的围产期的定义是指从妊娠满28周至出生后7天内,妊娠孕周不详者则以胎儿或新生儿出生体重≥1000克或身长≥35厘米作为判定孕周满28周的依据。围产儿死亡率指围产期的胎儿死亡数(死胎、死产)和出生7天内的新生儿死亡数占死亡数(死胎数+死产数)与活产数之和的比。死胎指妊娠28周及以上,临产前胎儿死于宫内,出生后无生命征兆者。死产指妊娠28周及以上,临产前胎儿存活,产程中胎儿死亡,出生后无生命征兆者。其计算见公式13-30。

$$围产儿死亡率 = \frac{某地区某年围产期死胎数+死产数+出生7天内新生儿死亡数}{该地区同年围产期死胎数+死产数+活产数} \times 1000‰ （公式13-30）$$

围产儿死亡率一般用千分率（‰）表示，是衡量孕期、产前、产后保健工作质量的敏感指标，它不能从出生报告及死亡报告直接计算，需要利用临床病例资料分析计算。

7. 5岁以下儿童死亡率 5岁以下儿童死亡率是综合反映儿童健康和死亡水平的主要指标之一。许多发展中国家，婴儿死亡率资料不准确，而5岁以下儿童死亡水平具有较好的代表性，世界卫生组织推荐采用5岁以下儿童死亡率来反映各国儿童健康和死亡水平。其计算见公式13-31。

$$5岁以下儿童死亡率 = \frac{某地区某年5岁以下儿童死亡数}{该地区同年活产总数} \times 1000‰ \qquad （公式13-31）$$

8. 孕产妇死亡率 孕产妇死亡率指某年某地区育龄妇女从妊娠期至产后42天内，由任何与妊娠或妊娠处理有关的原因导致的死亡人数与该地区同年出生的活产数之比，但不包括意外原因死亡的孕产妇，常以十万分率（/10万）表示。按世界卫生组织的定义，分母不用孕产妇总数而用活产总数。其计算见公式13-32。

$$孕产妇死亡率 = \frac{某地区某年孕产妇死亡数}{该地区同年活产总数} \times 100\,000/10万 \qquad （公式13-32）$$

与妊娠有关的原因可分为两类：第一类是直接产科原因，包括对妊娠合并症（妊娠期、分娩期及产褥期）以及妊娠并发症处理产生的后果；第二类是间接产科原因，妊娠之前已存在的疾病，由于妊娠分娩导致病情恶化引起的死亡。因此，孕产妇死亡率指标的计算需要有医疗部门的诊断资料。它不仅可以评价妇女保健工作，而且间接反映一个国家的卫生文化水平。《2022年我国卫生健康事业发展统计公报》显示，2022年我国5岁以下儿童死亡率6.8‰，婴儿死亡率4.9‰，全国孕产妇死亡率为15.7/10万。

9. 病死率 指某人群或医疗机构一定时期患某病者因该病死亡的百分比，是测量人群死亡危险大小的一个最常用的指标。其计算见公式13-33。

$$病死率 = \frac{一定时期内因某病死亡人数}{同期患该病的总人数} \times 100\% \qquad （公式13-33）$$

病死率与发病率和病程有一定的关系，当某种疾病的发病与病程处于相对稳定状态时，则病死率为死亡率与发病率之比。人群病死率反映该疾病的严重程度；医疗机构的病死率在一定程度上反映一个医疗机构的医疗水平，但由于医疗机构收治的患者类型、病情轻重和患病年限不同，比较时需进行标准化。根据医院资料只能计算病死率而不是死亡率。

10. 死因构成比和死因顺位

（1）死因构成比：指某死因的死亡人数占总死亡人数的百分比，以说明各类死因的相对重要性。其计算见公式13-34。

$$某死因构成比 = \frac{某死因死亡人数}{总死亡人数} \times 100\% \qquad （公式13-34）$$

（2）死因顺位：指按各类死因构成比从高到低排列的位次，说明死因的重要性，反映了各种死亡原因导致死亡的严重程度，便于科学地分析人群的死亡原因，为卫生保健、疾病预防指明工作重点和方向。从全国死因监测系统能够获取2021年前五位不同性别人群的主要疾病死亡率构成比、顺位（见表13-2）。

表13-2　2021年全国死因监测系统不同性别人群主要疾病死亡率、构成比、顺位（城乡合计、前五位）

顺位	男女合计			男性			女性		
	疾病名称	死亡率（1/10万）	构成比（%）	疾病名称	死亡率（1/10万）	构成比（%）	疾病名称	死亡率（1/10万）	构成比（%）
1	心脏病	180.63	25.45	恶性肿瘤	208.69	25.88	心脏病	176.10	28.86
2	恶性肿瘤	164.20	23.13	心脏病	185.02	22.95	脑血管疾病	146.46	24.00
3	脑血管疾病	163.40	23.02	脑血管疾病	179.82	22.30	恶性肿瘤	118.30	19.39
4	呼吸系统疾病	61.55	8.67	呼吸系统疾病	74.15	9.20	呼吸系统疾病	48.55	7.96
5	伤害	46.90	6.61	伤害	58.58	7.27	伤害	34.85	5.71

资料来源：中国疾病预防控制中心慢性非传染性疾病预防控制中心，国家卫生健康委统计信息中心. 中国死因监测数据集2021［M］. 北京：中国科学技术出版社. 2021.

三、寿命表的概念及简略寿命表编制

（一）寿命表的有关概念

寿命表又称生命表，是根据某特定人群的年龄组死亡率编制出的一种统计表，由此获得的期望寿命指标既能综合反映各个年龄组的死亡水平，同时又能以期望寿命长短的形式来说明该人群的健康水平，是评价不同国家或不同地区社会卫生状况的主要指标之一。

根据编制目的和所需资料来源不同，可将寿命表分为定群寿命表和现时寿命表两大类，前者用于分析队列资料，后者用于分析横断面资料。在编制人群寿命表时，一般较少使用定群寿命表，而使用较多的是现时生命表。依据年龄分组不同，现时寿命表可分为完全寿命表和简略寿命表。完全寿命表年龄分组的组距是1岁，简略寿命表习惯上的组距是5岁，但0岁要作为一个独立组。

（二）简略寿命表编制

编制寿命表的思路：假定有同时出生的一代人（一般为10万人），按照一定的年龄组死亡率先后死去，直至死亡为止，计算出这一代在不同年龄组的"死亡概率""死亡人数"，以及刚满某一年龄时的"生存人数"及"期望寿命"等指标。由于寿命表是根据年龄组死亡率计算出来的，因此各项指标不受人口年龄构成的影响，不同人群的寿命表指标具有良好的可比性。寿命表的主要指标有年龄别死亡概率、寿命表尚存人数、死亡人数、生存人年数、期望寿命等。其中，年龄别死亡概率是编制寿命表的关键指标，期望寿命是最重要的指标。

简略寿命表可以按不同地区、分性别来编制。它一般以某年度人口资料（包括不同年龄组的平均人口数、实际死亡人数等）为依据，统计数字的准确与否直接影响寿命表指标的准确性与可靠性。简略寿命表中年龄分组少，每个年龄组人口数较多，年龄组死亡率相对比较稳定。因此，简略寿命表在卫生统计中较为常用。表13-3是根据某地区的平均人口、实际死亡人数来编制的某地区2020年女性的简略寿命表（表13-3）。

表13-3　某地区2020年女性简略寿命表

年龄组（岁）x ~ （1）	平均人口数 $_nP_x$ （2）	实际死亡人数 $_nD_x$ （3）	年龄组死亡率 $_nm_x$ （4）	年龄别死亡概率 $_nq_x$ （5）	尚存人数 l_x （6）	死亡人数 $_nd_x$ （7）	生存人年数 $_nL_x$ （8）	生存总人年数 T_x （9）	期望寿命 e_x （10）
0 ~	88 798*	87	0.000 980	0.000 980	100 000	98	99 911	8 464 345	84.64
1 ~	481 349	123	0.000 256	0.001 022	99 902	102	399 404	8 364 434	83.73
5 ~	613 178	78	0.000 127	0.000 635	99 800	63	498 843	7 965 030	79.81
10 ~	646 756	120	0.000 186	0.000 927	99 737	92	498 454	7 466 187	74.86
15 ~	646 311	124	0.000 192	0.000 959	99 645	96	497 983	6 967 733	69.93
20 ~	773 494	152	0.000 197	0.000 982	99 549	98	497 498	6 469 751	64.99
25 ~	847 139	188	0.000 222	0.001 109	99 451	110	496 978	5 972 253	60.05
30 ~	998 638	280	0.000 280	0.001 401	99 341	139	496 355	5 475 276	55.12
35 ~	719 421	310	0.000 431	0.002 152	99 202	214	495 473	4 978 921	50.19
40 ~	627 599	507	0.000 808	0.004 031	98 988	399	493 940	4 483 448	45.29
45 ~	1 216 296	1564	0.001 286	0.006 409	98 589	632	491 363	3 989 508	40.47
50 ~	1 193 130	2288	0.001 918	0.009 542	97 957	935	487 445	3 498 145	35.71
55 ~	948 312	2517	0.002 654	0.013 183	97 022	1279	481 910	3 010 700	31.03
60 ~	607 126	2900	0.004 777	0.023 601	95 743	2260	473 063	2 528 790	26.41
65 ~	822 771	6129	0.007 449	0.036 565	93 483	3418	458 868	2 055 728	21.99
70 ~	538 697	7115	0.013 208	0.063 928	90 065	5758	435 928	1 596 860	17.73
75 ~	380 763	10 027	0.026 334	0.123 537	84 307	10 415	395 497	1 160 932	13.77
80 ~	240 752	11 695	0.048 577	0.216 582	73 892	16 004	329 450	765 435	10.36
85 ~	134 156	12 378	0.092 266	0.374 861	57 888	21 700	235 191	435 985	7.53
90 ~	51 151	7673	0.150 007	0.545 473	36 188	19 740	131 592	200 794	5.55
95 ~	11 471	2376	0.207 131	0.682 327	16 448	11 223	54 184	69 202	4.21
≥100	1371	477	0.347 921	0.930 369	5225	4861	15 018	15 018	2.87

注：*出生数。

四、生存分析概述

医学随访研究是在临床实践中和基于大数据的数据挖掘中常用的一种研究类型，常涉及评价某个或某些研究因素对结局变量（如治疗效果、生存结局）等影响的效应，对于健康人群或一些慢性疾病的随访研究，除考虑结局或终点事件（如死亡、复发）出现与否外，出现该结局或终点事件所经历的时间，也是评价预后的重要指标。生存分析是将终点事件的出现与否和到达终点所经历的时间结合起来分析的一类统计分析方法，现在已经成为现代统计学的一个重要分支。它不仅考虑了终点事件（又称结局）的出现与否，同时结合了出现该终点事件所经历的时间跨度。生存分析起源于医学与生物科学，研究的"事件"是"生存与死亡"，因此而得名。生存分析也广泛应用于社会学、经济学、工程学等领域，社会学与经济学也称为时间历史分析，工程学称为失效时间分析或可靠分析。

生存分析资料通常采用纵向随访观察获得。和一般资料相比，具有如下特点：一是同时考虑生存时间和生存结局；二是通常含有删失数据，能够处理删失数据也是生存分析的优点之一；三是生存时间的分布通常不服从正态分布。

生存分析在医学随访研究中的应用主要包括以下几点：①根据随访资料计算生存率及其他统计指标，描述生存时间分布特点及生存曲线的变化趋势等。②对两组或多组生存曲线（率）进行比较。③探索影响患者生存过程与生存时间的因素，或校正某些混杂因素的影响后，量化某个或某些因素对生存状况的影响。④利用建立的生存分析模型，再考虑个性特征、结合临床影响因素等，对个体进行生存预测。

本章小结

教学课件

执考知识点总结

本章涉及的2019版及2024版公共卫生执业助理医师资格考试考点对比见表13-4。

表13-4　2019版及2024版公共卫生执业助理医师资格考试考点对比

单元	细目	知识点	2024版	2019版
医学常用人口统计与疾病统计指标	人口统计指标	（1）人口统计指标	√	√
		（2）出生统计指标	√	√
		（3）死亡统计指标	√	√
	疾病统计指标	常用疾病统计指标	√	√

拓展练习及参考答案

（孟凡亮）

第十四章 统计产品与服务解决方案软件简介

学 习 目 标

素质目标： 培养实事求是的工作态度；使用统计学思维解决问题。
知识目标： 掌握统计产品与服务解决方案软件操作并能解决数据分析问题。
能力目标： 能够正确操作统计产品与服务解决方案软件处理数据、正确绘图和进行统计分析。

案例导入

【案例】

　　小卫在一次研究比较宫颈癌治疗与生存情况时，收集了某地甲乙两医院资料。甲医院收治、随访宫颈癌患者560人，五年生存者320人；乙医院收治、随访宫颈癌患者630人，五年生存者375人。比较两医院宫颈癌五年生存率有无差别。

【问题】

　　1. 针对上述要求选用哪种检验方法？
　　2. 采用统计产品与服务解决方案软件进行计算。

核心知识拆解

　　人类社会进入科技发展时代，人们的信息传播和交流日益加快，健康大数据合理利用为实现全民健康提供保障，研究疾病的流行规律、分析和评价人群健康水平常用指标离不开数据分析，随着数据分析应用需求的不断加强，掌握统计产品与服务解决方案这样的权威统计分析软件是十分必要的。通过学习，逐步领会统计分析方法的精髓，掌握统计产品与服务解决方案软件的操作，并能够利用统计产品与服务解决方案解决实际数据分析问题。

第一节　统计产品与服务解决方案软件概述

　　统计产品与服务解决方案（Statistical Product and Service Solutions，SPSS）的发展历史可以追溯到20世纪60年代末。最初，这一软件名为"社会科学统计软件包"（Statistical Package for the Social Sciences），是由美国斯坦福大学的三位研究生研制开发的，主要用于统计分析。随着SPSS的不断发展，其应用领域也逐渐扩大，涵盖了社会科学、自然科学、技术科学等多个领域。

在20世纪80年代以前，SPSS软件主要应用于企事业单位。1984年，SPSS总部推出了世界上第一个统计分析软件的微机版本SPSS/PC＋，这标志着SPSS开始进入个人用户市场。随后，SPSS公司继续推行本土化策略，相继推出了多个语种版本，进一步扩大了其应用范围。

随着计算机技术的不断发展，SPSS也在不断升级和改进。2000年，SPSS公司正式将其英文全称更改为"统计产品与服务解决方案"，以更好地反映其产品和服务范围的扩大。此后，SPSS陆续推出了多个版本，包括Windows和Mac OS X等操作系统版本，以及针对不同领域的专业版本。

如今，SPSS已经成为世界上最受欢迎的数据分析软件之一，广泛应用于社会科学、医学、商业、金融等领域。它提供了强大的数据分析功能，包括描述性统计、探索性因素分析、相关分析、方差分析、回归分析等，可以帮助用户更好地理解和分析数据，从而作出更准确的决策。

一、SPSS特点

1. 功能丰富　SPSS提供了完整的数据输入、编辑、统计分析、报表、图形制作等功能。其Base模块就提供了从简单的统计描述到复杂的多因素统计分析方法，常见的有数据的探索性统计分析、描述性统计分析、列联表分析、二维相关、秩相关、偏相关、一元方差分析、非参数检验、多元回归、生存分析、协方差分析、判别分析、因子分析、聚类分析等。

2. 操作界面友好　SPSS是世界上最早采用图形菜单驱动界面的统计软件，其操作界面非常友好，输出结果也十分美观。它将几乎所有的功能都以统一、规范的界面展现出来，使用Windows的窗口方式展示各种管理和分析数据方法的功能，对话框展示出各种功能选择项。用户只要掌握一定的Windows操作技能，精通统计分析原理，就可以使用该软件为特定的科研工作服务。

二、SPSS菜单项

SPSS菜单项主要包括以下11个子菜单。

1. 文件（File，F）　包含与文件操作相关的命令，如新建、打开、保存、关闭文件等。

2. 编辑（Edit，E）　包含与编辑数据相关的命令，如剪切、复制、粘贴、查找和替换等。

3. 查看（View，V）　包含调整和管理SPSS界面的显示方式，允许用户切换不同的视图模式，如数据视图、变量视图等。

4. 数据（Data，D）　包含与数据操作和管理相关的命令，如定义变量属性、排序、筛选、合并数据等。

5. 转换（Transform，T）　提供了一系列数据转换工具，如计算新变量、重新编码变量、数据分组等。

6. 分析（Analyze，A）　这是SPSS中功能最丰富的菜单之一，包含了各种统计分析方法，如描述性统计分析、t检验、方差分析、回归分析等。

7. 图形（Graphs，G）　提供了创建各种统计图形的工具，如直方图、散点图、箱线图等。

8. 实用程序（Utilities，U）　包含了一些辅助性功能，如数据加权、数据集定义、数据摘要等。

9. 扩展（Extensions，X）　此菜单项通常提供各种增强功能、插件、扩展命令或定制对话框，达到扩展其原始功能的目的。

10. 窗口（Window，W）　允许用户管理SPSS的工作窗口，如排列窗口、拆分窗口等。

11. 帮助（Help，H）　提供了访问帮助文档、教程和在线支持等功能的入口。

需要注意的是，SPSS英文版界面中还有一个Add-Ons菜单，该菜单显示的是SPSS可以集成的其他产品，如Amos、Modeler等。如果购买了相关的产品，它们会出现在SPSS相应的菜单中。这些菜单项为用户提供了全面的数据管理和分析功能，帮助用户更好地理解和利用数据。

三、SPSS数据结构

SPSS的数据结构是对其每列变量及其相关属性的描述，主要包括以下方面。

1. 变量名 即给每个变量起的名称，以便于识别。每个变量应以字母开始，大小写均可，且两个变量不能是同样的名称。变量名中不允许有空格。

2. 变量类型 描述变量的数据类型，如数值型、字符型、日期型等。其中，数值型是SPSS默认的数据类型。

3. 变量宽度与小数 描述变量的显示宽度和小数位数。例如，数值型变量的默认显示宽度为8位，包括正负符号位、小数点和小数位在内，小数位默认为2位。

4. 变量标签与值标签 变量标签是对变量名含义的进一步解释，而值标签则是对变量具体值的解释说明。例如，对于性别变量，值标签可能包括"1＝男，2＝女"。

5. 变量缺失值 在统计分析中，数据可能会存在明显错误或不合理的数据，或者某些数据项可能被漏填。这些都被视为缺失数据，需要在分析时特别注意。

6. 其他属性 此外，SPSS数据结构还包括变量列宽度、变量对齐方式、变量度量标准、变量角色等结构属性。

在SPSS中，用户可以在变量视图窗口下定义数据文件的结构，包括上述的所有属性。然后在数据视图窗口下输入具体的分析数据。这样的数据结构定义有助于用户更好地组织和管理数据，为后续的数据分析提供便利。

四、SPSS使用基础

（一）基本窗口

1. 数据编辑器窗口 这是SPSS中用于输入和编辑数据的主要窗口，通过数据编辑窗口创建和编辑数据文件，添加新的变量，进行数据筛选和排序，以及进行基本的数据清洗和预处理操作。SPSS启动后打开的窗口即为数据编辑窗口，运行时可同时打开多个数据编辑器窗口，各数据编辑器窗口分别显示不同的数据集合。

2. 变量视图窗口 变量视图窗口专门用于显示有关变量的信息，如变量名称、类型、格式等。在变量视图窗口中，可以定义和管理数据集中的变量。

3. 结果浏览器窗口 结果浏览器窗口是SPSS的另一个重要窗口，用于显示和管理SPSS统计分析结果、报表及图形。SPSS统计分析的所有输出结果都显示在该窗口中。输出结果通常以SPSS输出文件的形式保存在计算机磁盘上。

4. 分析菜单窗口 此为SPSS中用于进行各种统计分析操作的窗口，包括各种数据描述、假设检验、方差分析、回归分析等分析方法。

5. 图表菜单窗口 此窗口提供了创建和编辑各种统计图表的工具，如条形图、折线图、饼图等。

6. 语法编辑器窗口 此为SPSS中用于编写和分析SPSS语法程序的窗口。用户可以在这个窗口中编写SPSS语法程序，并对程序进行调试和运行。

通过这些窗口，用户可以方便地进行数据输入、编辑、分析、结果查看和图表制作等操作。退出SPSS的方法与退出一般常用软件的方法基本相同，只需要依次选择SPSS菜单中的选项即可，即"文件"→"退出",在退出SPSS之前,一般会提示用户以下两个问题:①是否将数据编辑器窗口中的数据存到磁盘上,文件扩展名为.sav。②是否将查看器窗口中的分析结果存到磁盘上,文件扩展名为.spv。用户可以根据实际情况,确定将SPSS数据文件或结果文件存放到磁盘上,并输入文件名方便查询。

(二)运行方式

1. 完全窗口菜单运行方式 在此运行方式下,所有的分析操作过程都是通过菜单、按键和对话框来完成的。完全窗口菜单运行方式是最常用的运行方式,尤其适合初学者和一般的数据分析工作。

2. 程序运行方式 此方式需要用户手动编写SPSS命令程序,然后一次性提交给计算机运行。这种方式更适用于大规模的分析工作和熟练的SPSS程序员。

3. 混合运行方式 混合运行方式结合了完全窗口菜单运行方式和程序运行方式的特点。用户可以在使用菜单的同时编辑SPSS程序,从而更加灵活地完成数据分析任务。

(三)数据分析

利用SPSS进行数据分析的基本步骤如下。

1. 导入数据 打开SPSS,点击"文件"菜单,选择"打开"→"数据",找到要导入的数据文件,点击"打开"按键,然后设置导入选项并导入数据。

2. 数据清理 检查数据是否有缺失或异常值,删除无效数据,对变量进行变换,处理缺失值等操作,确保数据的质量和准确性。

3. 描述性统计分析 对数据进行描述性统计分析,如计算均值、标准差、频数、百分比等,以了解数据的基本特征和分布情况。

4. 探索性统计分析 如果需要进行探索性统计分析,可以选择相应的菜单选项,并进行因子提取、旋转和解释等操作,以揭示数据背后的因素结构。

5. 相关分析 计算变量之间的相关系数,以探究变量之间的关系和依赖程度。

6. 方差分析 通过方差分析,探究不同组别之间的差异和显著性。

7. 回归分析 利用回归分析方法,探究自变量对因变量的影响程度和方向,建立预测模型。

8. 结果展示 将分析结果整理并进行结果展示,可以制作成表格、图形或报告等形式,以便更好地理解和解释分析结果。

需要注意的是,以上步骤并不是固定的,具体步骤可能会因数据分析的目的和数据的特性而有所不同。在实际应用中,应根据具体情况灵活调整步骤和方法。

知识拓展

SPSS在科研中的作用

SPSS在科研中起着非常重要的作用,帮助研究者高效地处理和分析数据,提高研究的准确性和可靠性,具体来说,SPSS统计软件的主要作用体现在以下四个方面。

1. 数据处理 SPSS具有强大的数据处理功能,可以对原始数据进行清洗和整理,以便后续的分析。它提供了丰富的数据处理工具,包括数据的录入、编辑、删除、筛选等操作,帮助研究者确保数据的准确性和完整性。

2. 缺失数据处理 在科研过程中,缺失数据是一个常见的问题。SPSS支持对缺失数据进行处理,可以通过插补或删除等方法来处理这些缺失数据,从而确保数据的完整性和准确性。

3. 统计分析　SPSS提供了多种统计分析功能，包括描述性统计分析和推断性统计分析。对于描述性统计分析，SPSS可以计算数据的平均值、标准差、频数分布等，帮助研究者了解数据的基本情况。对于推断性统计分析，SPSS则提供了各种统计检验方法，如t检验、方差分析、回归分析等，帮助研究者推断总体特征或检验研究假设。

4. 数据可视化　SPSS还具有强大的数据可视化功能，可以将数据以图表的形式展示出来，如直方图、折线图、散点图等。这有助于研究者更直观地理解数据分布和关系，从而更好地解释和分析研究结果。

第二节　绘　图

SPSS是一款广泛使用的统计软件，它提供了多种绘图功能，帮助用户更直观地理解和展示数据。在SPSS中，可以创建各种类型的图表，如条形图、散点图、箱线图、直方图等。这些图表可以帮助快速识别数据的分布、关系和趋势。

为了使用SPSS的绘图功能，需要按照以下步骤操作：打开SPSS并导入数据→在菜单栏上选择"图形"选项→在下拉菜单中，选择需要的图表类型，如条形图、散点图等→在弹出的对话框中，选择要展示的数据变量，并设置其他选项，如颜色、标题等→点击"确定"按键，SPSS将自动生成图表。

此处以条形图绘制为例，说明SPSS绘图的具体操作方法（图14-1）。

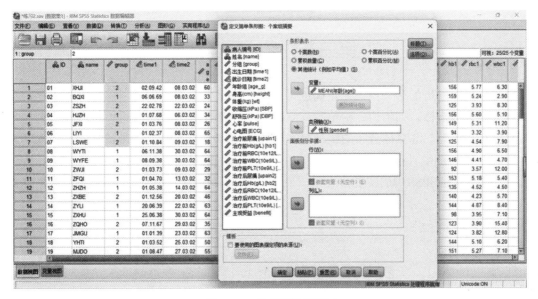

图14-1　条形图绘制窗口

1. **导入数据**　首先，需要在SPSS中导入分析的数据。通常是通过选择"文件"菜单中的"打开"或"导入数据"选项来完成的；当然也可以直接输入数据。

2. **选择图形类型**　在SPSS的菜单栏上，选择"图形"选项。然后，从下拉菜单中选择"旧对话框"→"条形图"。

3. **选择数据源和变量**　在弹出的对话框中，选择要展示的数据源和变量。选择简单式条图，然后选择数据源，最后点击"定义"。

4. **定义条形图的属性**　在定义条形图的界面中，选择相关的字段，这些字段将决定条形图的内容和布局。

5. 调整条形图的外观　选择条形图的最后样式，包括颜色、标题等，以满足要求。

6. 生成条形图　完成上述步骤后，点击"确定"按键，SPSS将自动生成条形图（图14-2）。

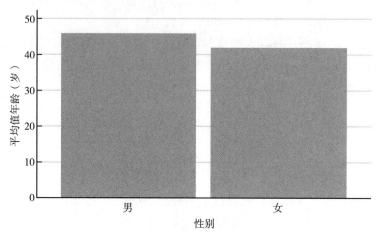

图14-2　条形图绘制结果

7. 编辑和保存条形图　生成的条形图可以在SPSS的图形窗口中查看。双击图表打开一个图表编辑窗口，对图表进行进一步的编辑，如修改颜色、添加标题等。编辑完成后，选择保存条形图。

SPSS的绘图功能非常灵活，根据需求可自定义图表的外观和布局，可以结合图表和统计结果来更全面地了解数据。

第三节　统计描述

统计描述是统计分析的第一步，为正确进行统计推断提供线索和依据。描述的统计量主要有以下三类：①集中趋势的指标，如均值、中位数、众数、百分位数等。②离散趋势的指标，如方差、标准差、极差和离散系数等。③总体分布的统计量，如偏度和峰度等。本节分别介绍描述性统计分析和探索性统计分析。SPSS的统计描述功能可以帮助用户对数据进行基础性的描述和分析。以下是一些常用的统计描述方法及其在SPSS中的实现方法。

一、描述性统计分析

描述性统计分析用于产生数据的频数表，输出描述集中位置、离散趋势及分布形状等的指标，可以给出百分位数、绘制频数图等。操作步骤：选择"分析"→"描述统计"→"频数"。

【例14-1】请利用SPSS对本教材第三章案例导入中的资料进行描述性统计分析。

1. **建立数据文件**

将139名健康成年女性的红细胞计数输入成1列数值变量，并建立数据文件"红细胞计数.sav"。

（1）选择主菜单"分析"→"描述统计"→"频率"，弹出"频率"对话框。选择左侧的变量列表中的"红细胞计数"变量至"变量"框（图14-3）。

（2）点击"频率"对话框中的"统计"按键，弹出"频率：统计"子对话框。在"百分位值"选项栏勾选"四分位数"复选框，在"集中趋势"选项栏勾选"平均值""中位数""众数"复选框，在

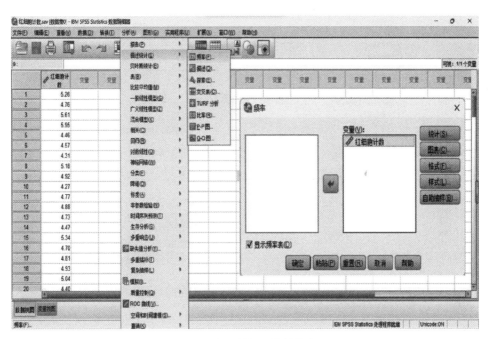

图14-3 建立数据文件操作窗口

"离散"选项栏勾选"标准偏差""方差""最小值""最大值""标准误差平均值"复选框（图14-4），点击"继续"按键返回主对话框。

（3）点击"频率"对话框中的"图表"按键，弹出"频率：图表"子对话框。选择"直方图"选项并勾选"在直方图中显示正态曲线"（图14-5），点击"继续"按键返回主对话框。

（4）完成所有设置后，点击"频率"对话框中的"确定"按键执行命令。

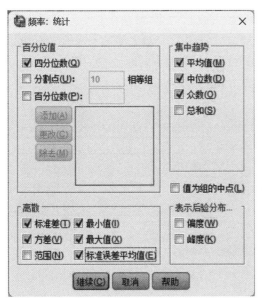

图14-4 "频率：统计"子对话框

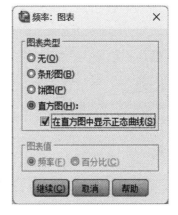

图14-5 "频率：图表"子对话框

2. 重新编码变量

将本例中计算得出的新变量"group"（图14-6）按表3-1结果分为11个组，分别是 $3.8 < x \leq 4.0$、$4.0 < x \leq 4.2$、$4.2 < x \leq 4.4$、$4.4 < x \leq 4.6$、$4.6 < x \leq 4.8$、$4.8 < x \leq 5.0$、$5.0 < x \leq 5.2$、$5.2 < x \leq 5.4$、$5.4 < x \leq 5.6$、$5.6 < x \leq 5.8$ 和 $5.8 < x \leq 6.0$。

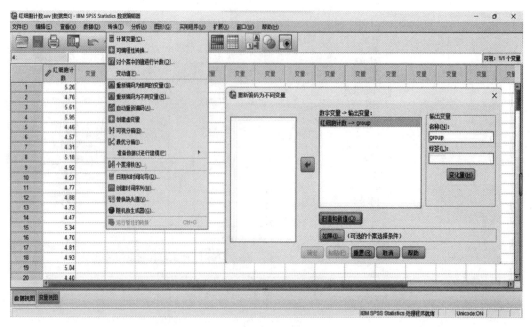

图14-6　重新编码变量操作窗口

（1）选择主菜单"转换"→"重新编码为不同变量"，弹出"重新编码为不同变量"对话框。选择左侧的变量列表中的"红细胞计数"变量至右侧"数字变量→输出变量"编辑框，在"输出变量"栏的"名称"中输入"group"，点击"变化量"按键，编辑框中"红细胞计数→?"转变为"红细胞计数→group"（图14-6）。

（2）点击"旧值和新值"按键，弹出"重新编码为不同变量：旧值和新值"子对话框。选中"旧值"选项栏中的"范围"选项，上下分别输入3.8、4.0，选中"新值"选项栏中的"值"选项后输入1，点击"添加"按键；同理，"旧值"$4.0 < x \leqslant 4.2$ 对应"新值"2，"旧值"$4.2 < x \leqslant 4.4$ 对应"新值"3，依次输入，最后是 $5.8 < x \leqslant 6.0$ 对应"新值"11；点击"添加"按键后点击"继续"按键返回主对话框（图14-7）。

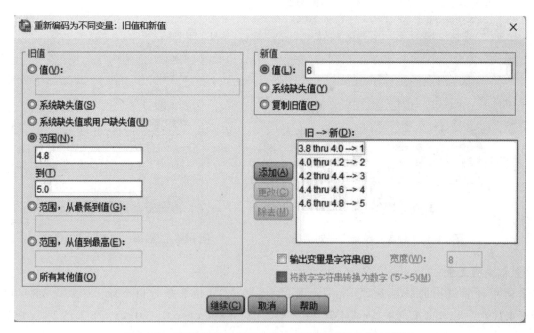

图14-7　"重新编码为不同变量：旧值和新值"子对话框

（3）点击"重新编码为不同变量"对话框中的"确定"按键执行命令，重新编码为不同变量，结果如图14-8所示。

（4）选择主菜单"分析"→"描述统计"→"频率"，弹出"频率"对话框。选择左侧的变量列表中的"group"变量至"变量"框，勾选"显示频率表"（图14-9）。

（5）完成所有设置后，点击"确定"按键执行命令。

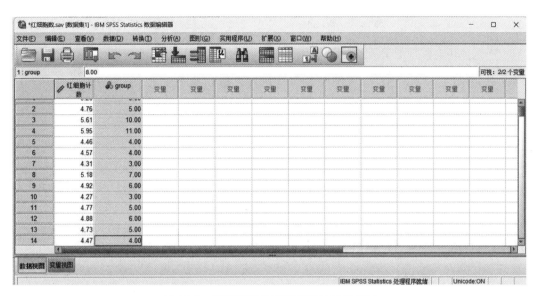

图14-8　重新编码为不同变量的输出结果

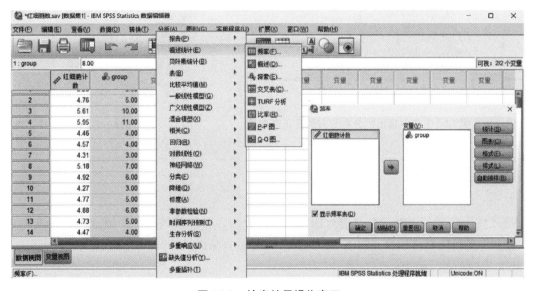

图14-9　输出结果操作窗口

3. 输出结果

（1）编制频数表、绘制频数图，见图14-10、图14-11。

（2）计算集中趋势与离散趋势指标。

图14-12显示，有效值个数为139，均数（平均值）为4.7740，标准差（平均值标准误差）为0.031 32，方差为0.136，以及中位数、众数、极差（范围）、百分位数等统计描述指标。

group

		频率	百分比	有效百分比	累积百分比
有效	1.00	2	1.4	1.4	1.4
	2.00	6	4.3	4.3	5.8
	3.00	13	9.4	9.4	15.1
	4.00	25	18.0	18.0	33.1
	5.00	32	23.0	23.0	56.1
	6.00	25	18.0	18.0	74.1
	7.00	17	12.2	12.2	86.3
	8.00	12	8.6	8.6	95.0
	9.00	5	3.6	3.6	98.6
	10.00	1	.7	.7	99.3
	11.00	1	.7	.7	100.0
	总计	139	100.0	100.0	

图 14-10 【例 14-1】资料输出的频数表

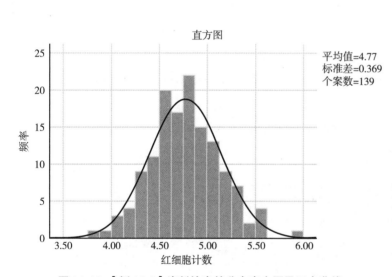

图 14-11 【例 14-1】资料输出的分布直方图及正态曲线

统计

红细胞计数

个案数	有效	139
	缺失	0
平均值		4.7740
平均值标准误差		.03132
中位数		4.7600
众数		5.05
标准偏差		.36928
方差		.136
范围		2.13
最小值		3.82
最大值		5.95
总和		663.58
百分位数	25	4.5200
	50	4.7600
	75	5.0200

图 14-12 【例 14-1】资料的描述性分析结果

二、探索性统计分析

使用描述性统计量和图形对变量进行探索性统计分析，可以按照某个变量分组后描述其他变量的属性，快速获取资料的基本信息，为下一步选择统计分析方法提供依据。

【例 14-2】对【例 14-1】中得出的统计描述资料，进行初步探索性统计分析。

1. 打开数据文件

打开数据文件"红细胞计数 .sav"。

2. 统计分析

（1）选择"分析"→"描述统计"→"探索"，弹出"探索"对话框。选择左侧的变量列表中的"红细胞计数"变量至"因变量列表"框，如若资料有分组变量，则将分组变量选至"因子列表"框（图 14-13）。

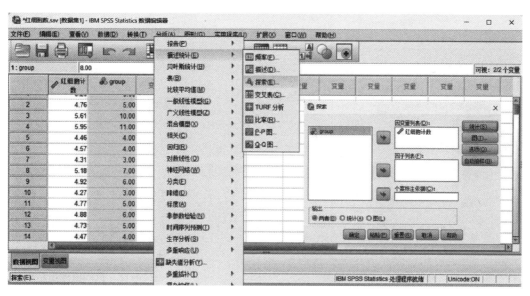

图14-13 探索性统计分析操作窗口

（2）点击"统计"按键，弹出"探索：统计"子对话框，勾选"描述"和"离群值"复选框（图14-14），在"描述"复选框下的"平均值的置信区间"后输入"95"，点击"继续"按键返回主对话框。

（3）点击"探索"对话框中的"图"按键，弹出"探索：图"子对话框，选项，在"描述图"选项栏勾选"茎叶图"复选框、"直方图""含检验的正态图"复选框（图14-15），点击"继续"按键返回主对话框。

（4）完成所有设置后，点击"探索"对话框中的"确定"按键执行命令。

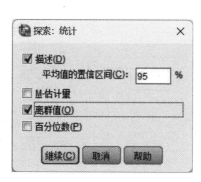

图14-14 "探索：统计"子对话框

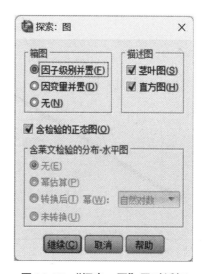

图14-15 "探索：图"子对话框

3. 主要输出结果

主要输出结果有描述性统计量（图14-16）、极端值（图14-17）、正态性检验结果（图14-18）、正态性检验的Q-Q图（图14-19）、茎叶图（图14-20）和箱图（图14-21）等。

图14-16描述性统计量输出结果显示均数（平均值）、均数95%可信区间（平均值的95%置信区间）、方差等指标。

图14-18正态性检验的结果显示$P = 0.920 > 0.05$，说明数据符合正态分布（$n > 100$，选夏皮罗-威尔克检验）。

描述

			统计	标准错误
红细胞 计数	平均值		4.7740	.03132
	平均值的95%置	下限	4.7120	
	信区间	上限	4.8359	
	5%剪除后平均值		4.7701	
	中位数		4.7600	
	方差		.136	
	标准偏差		.36928	
	最小值		3.82	
	最大值		5.95	
	全距		2.13	
	四分位距		.50	
	偏度		.213	.206
	峰度		.258	.408

图14-16 描述性统计量输出结果

极值

			个案号	值
红细胞计数	最高	1	4	5.95
		2	3	5.61
		3	46	5.60
		4	33	5.51
		5	23	5.50
	最小值	1	62	3.82
		2	99	3.97
		3	63	4.01
		4	103	4.05
		5	100	4.08

图14-17 极端值输出结果

正态性检验

	阿尔莫戈洛夫－斯米诺夫[a]			夏皮洛－威尔克		
	统计	自由度	显著性	统计	自由度	显著性
红细胞计数	.051	139	.200*	.995	139	.920

*.这是真显著性的下限。
a.里利氏显著性修正

图14-18 正态性检验结果

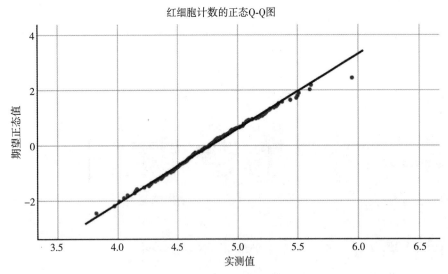

图14-19 正态性检验的Q-Q图

红细胞计数 茎叶图

频率	Stem & 叶
1.00	38.2
1.00	39.7
3.00	40.158
3.00	41.456
4.00	42.2678
7.00	43.1136778
10.00	44.0014667789
15.00	45.001222456788899
14.00	46.00122333445588
18.00	47.001112335666778899
15.00	48.001112233577889
12.00	49.112334445789
12.00	50.124455557789
4.00	51.2578
8.00	52.01234467
5.00	53.02347
2.00	54.49
2.00	55.01
2.00	56.01
1.00	极值 （＞=5.95）

主干宽度： .10
每个叶： 1个案

图14-20 茎叶图

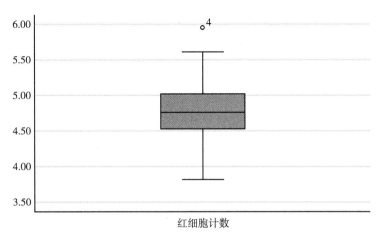

红细胞计数

图14-21 箱图

第四节 假设检验

一、t检验

【**例14-3**】请利用SPSS对本教材【例5-7】中的资料进行统计分析。

1. 建立数据文件

建立数据文件时,2个反应变量分别为"DNA平均含量"和"group"(值1=白血病组,2=正常组)(图14-22)。

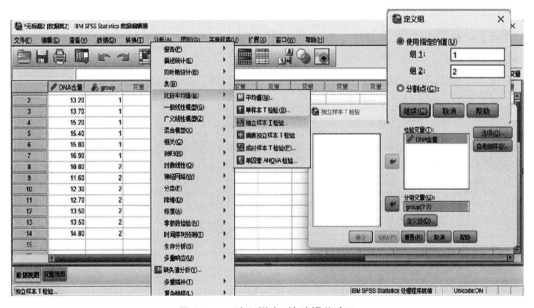

图14-22 独立样本t检验操作窗口

2. 统计分析

(1)正态性检验:参考本章第三节"二、探索性分析"的统计分析步骤,选择两变量作为因变量。勾选"探索:图"子对话框中的"含检验的正态图"复选框。结果显示$P = 0.200 > 0.05$,符合正态分布,因此采用参数统计方法。

（2）选择主菜单"分析"→"比较平均值"→"独立样本 t 检验"，弹出"独立样本 t 检验"对话框。选择左侧的变量列表中的"DNA平均含量"和"group"变量分别至右侧"检验变量"和"分组变量"框中。

（3）点击"定义组"按键，弹出"定义组"子对话框。选择"使用指定的值"选项，并分别在其中的"组1"和"组2"中输入"1"和"2"，点击"继续"按键返回主对话框（图14-22）。

完成所有设置后，点击"独立样本 t 检验"对话框中的"确定"按键执行命令。

3. 主要输出结果

独立样本 t 检验的结果如图14-23。在"莱文方差等同性检验"框中 $F=0.721$，$P=0.412>0.05$，两组的总体方差齐性，因此读取"假定等方差"一行 t 检验结果。$t=2.395$，双侧检验 $P=0.034$，按 $\alpha=0.05$ 的水准，拒绝 H_0，接受 H_1，差异有统计学意义；可以认为正常鼠和白血病鼠脾中DNA平均含量（mg/g）不同。

T-检验

组统计

	group	个案数	平均值	标准偏差	标准误差平均值
DNA含量	1	7	14.6429	1.62158	.61290
	2	7	12.7429	1.33274	.50373

独立样本检验

		莱文方差等同性检验		平均值等同性t检验					
		F	显著性	t	自由度	Sig.（双尾）	平均值差值	标准误差差值	差值95%置信区间 下限	差值95%置信区间 上限
DNA含量	假定等方差	.721	.412	2.395	12	.034	1.90000	.79334	.17146	3.62854
	不假定等方差			2.395	11.566	.035	1.90000	.79334	.16424	3.63576

图14-23　独立样本 t 检验结果

二、方差分析

【例14-4】请利用SPSS对本教材【例6-1】中的资料进行统计分析。

1. 建立数据文件

本例需建立2个变量，分组变量"饲料"（值1＝普通饲料，2＝10%大豆饲料，3＝15%大豆饲料）和结果变量"大鼠红细胞计数"（图14-24）。

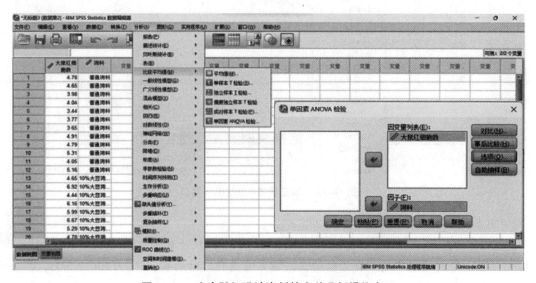

图14-24　完全随机设计资料的方差分析操作窗口

2. 统计分析

（1）正态性检验。参考"探索性分析"的统计分析步骤，"大鼠红细胞计数"为因变量，"饲料"为因子。勾选"图"子对话框中的"含检验的正态图"复选框。结果显示$P = 0.200 > 0.05$，资料符合正态分布，因此采用参数统计方法。

（2）选择主菜单"分析"→"比较平均值"→"单因素ANQVA检验"，弹出"单因素ANQVA检验"对话框。选择左侧的变量列表中的"大鼠红细胞计数"和"饲料"变量分别至右侧"因变量列表"和"因子"框中（图14-24）。

（3）点击"事后比较"按键，弹出"单因素ANOVA检验：事后多重比较"子对话框。勾选"S-N-K"复选框，在"显著性水平"处输入"0.05"，点击"继续"按键返回主对话框（图14-25）。

（4）点击"单因素ANOVA检验"对话框中的"选项"按键，弹出"单因素ANOVA检验：选项"子对话框。勾选"描述""方差齐性检验""平均值图"复选框，选择"缺失值"中的"按具体分析排除个案"选项，点击"继续"按键返回主对话框（图14-26）。

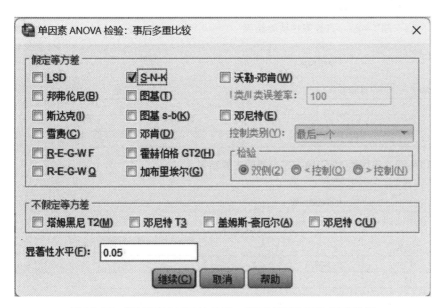

图14-25　"单因素ANOVA检验：事后多重比较"子对话框

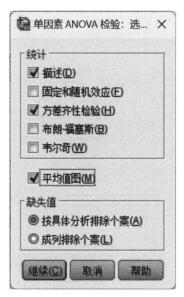

图14-26　"单因素ANOVA检验：选项"子对话框

完成所有设置后，点击"单因素ANOVA检验"对话框中的"确定"按键执行命令。

3. 主要输出结果

完全随机设计资料的方差分析结果如图14-27、图14-28、图14-29、图14-30，输出结果均按$\alpha = 0.05$水准判断。

（1）图14-27显示三组资料描述分析的结果：输出三组均数（平均值）、标准差（标准偏差）、平均值的95%可信区间等信息。

（2）图14-28显示：方差齐性检验的检验统计量为$F = 0.494$，$P = 0.615 > 0.05$，可认为样本所来自的总体方差齐。

（3）图14-29显示单因素ANOVA方差分析结果：$F = 42.922$，$P < 0.01$，组间均数差别有统计学意义，拒绝H_0，接受H_1；可认为喂养三种不同饲料的大鼠贫血恢复情况不同或不全相同。

（4）图14-30显示SNK多重比较检验结果：普通饲料、10%大豆饲料、15%大豆饲料之间总体均数差异均具有统计学意义。

描述

大鼠红细胞数

	个案数	平均值	标准偏差	标准错误	平均值的95%可信区间		最小值	最大值
					下限	上限		
普通饲料	12	4.3775	.62728	.18108	3.9789	4.7761	3.44	5.31
10%大豆饲料	12	5.5192	.83941	.24232	4.9858	6.0525	4.44	6.92
15%大豆饲料	12	7.3017	.85062	.24555	6.7612	7.8421	5.53	8.19
总计	36	5.7328	1.43591	.23932	5.2469	6.2186	3.44	8.19

图14-27 统计描述结果

方差齐性检验

		莱文统计	自由度1	自由度2	显著性
大鼠红细胞数	基于平均值	.494	2	33	.615
	基于中位数	.431	2	33	.653
	基于中位数并具有调整后自由度	.431	2	22.295	.655
	基于剪除后平均值	.480	2	33	.623

图14-28 方差齐性检验结果

ANOVA

大鼠红细胞数

	平方和	自由度	均方	F	显著性
组间	52.126	2	26.063	42.922	.000
组内	20.038	33	.607		
总计	72.164	35			

图14-29 单因素ANOVA方差分析的主要结果

大鼠红细胞数

S-N-K[a]

饲料	个案数	Alpha的子集=0.05		
		1	2	3
普通饲料	12	4.3775		
10%大豆饲料	12		5.5192	
15%大豆饲料	12			7.3017
显著性		1.000	1.000	1.000

将显示齐性子集中各个组的平均值。
a.使用调和平均值样本大小=12.000。

图14-30 SNK多重比较检验结果

三、卡方检验

【例14-5】请回答本章案例导入中的问题。

欲比较两医院宫颈癌五年生存率有无差别可以选用卡方检验完成，采用SPSS进行的操作步骤如下。

1. 建立数据文件

建立数据文件时，取3个变量；医院变量：1＝甲医院，2＝乙医院；结局变量"是否生存"：1＝是，2＝否；频数变量"生存人数"，点击工具栏的快捷图标，可转换值标签（图14-31）。

2. 统计分析

（1）选择主菜单"数据"→"个案加权"，弹出"个案加权"对话框。选中"个案加权系数"选项，选择左侧的变量列表中的"生存人数"变量至右侧"个案加权系数"选项下的"频率变量"框中，点击"确定"按键（图14-32）。

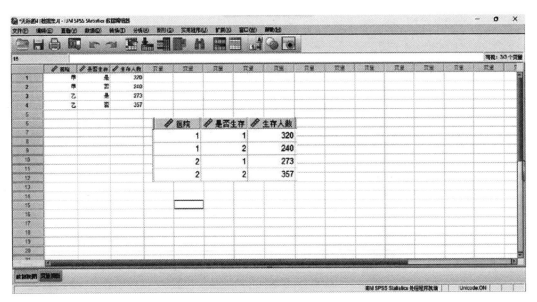

图14-31　建立【例14-5】数据文件操作窗口

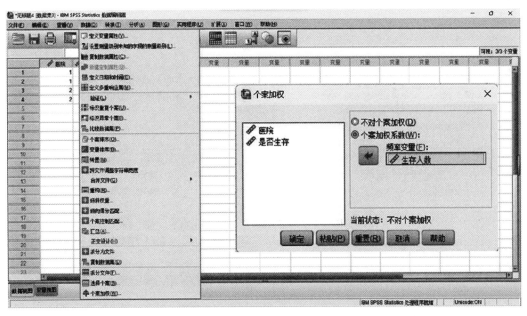

图14-32　数据个案加权操作窗口

（2）选择主菜单"分析"→"描述统计"→"交叉表"，弹出"交叉表"对话框。选择左侧的变量列表中选中"医院"变量至"行"框中、"是否生存"变量至"列"框中（图14-33）。

（3）点击"统计"按键，弹出"交叉表：统计"子对话框，勾选"卡方"复选框。点击"继续"按键返回主对话框（图14-34）。

（4）点击"交叉表"对话框中的"单元格"按键，弹出"交叉表：单元格显示"子对话框，勾选"计数"选项栏"实测""期望"复选框，点击"继续"按键返回主对话框（图14-35）。

（5）完成所有设置后，点击"确定"按键执行命令。

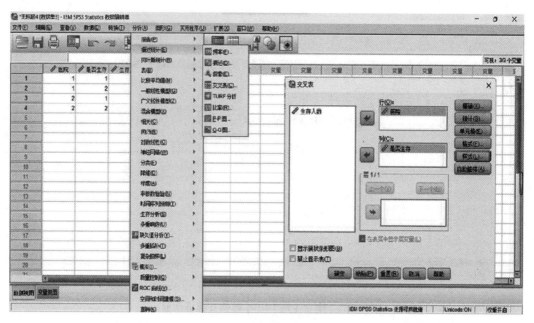

图14-33 四格表 χ^2 检验操作窗口

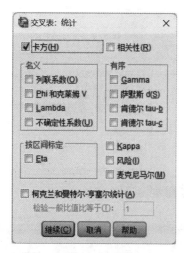

图14-34 "交叉表：统计"
子对话框

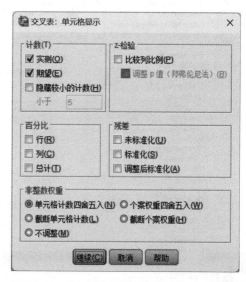

图14-35 "交叉表：单元格显示"子对话框

3. 主要输出结果

（1）图14-36显示：交叉表基本数据，表中输出四格表中各格的实际频数和理论频数。本例中最小理论频数为232.9，总例数为1190。

（2）图14-37显示：四格表 χ^2 检验结果，根据 χ^2 检验的适用条件，本例结果选皮尔逊卡方 $\chi^2 = 0.692$，$v = 1$，$P > 0.05$，按照 $\alpha = 0.05$ 水准，不拒绝 H_0，差异无统计学意义；可以认为两医院宫颈癌五年生存率相等。

医院*是否生存交叉表

			是否生存		
			生存人数	死亡人数	总计
医院	甲医院	计数	320	240	560
		期望计数	327.1	232.9	560.0
	乙医院	计数	375	255	630
		期望计数	367.9	262.1	630.0
总计		计数	695	495	1190
		期望计数	695.0	495.0	1190.0

图14-36　交叉表基本数据

卡方检验

	值	自由度	渐进显著性（双侧）	精确显著性（双侧）	精确显著性（单侧）
皮尔逊卡方	.692[a]	1	.406		
连续性修正[b]	.597	1	.440		
似然比	.692	1	.406		
费希尔精确检验				.410	.220
线性关联	.691	1	.406		
有效个案数	1190				

a. 0个单元格（0.0%）的期望计数小于5。最小期望计数为232.94。
b. 仅针对2×2表进行计算

图14-37　χ^2检验结果

第五节　相关与回归分析

SPSS中的相关与回归分析是用于研究变量之间关系的重要工具。以下是相关与回归分析在SPSS中的基本应用。

一、相关分析

相关分析用于研究两个或多个变量之间的统计关系，以揭示他们之间的相关性，帮助理解变量之间的关联程度，但不等同于因果关系。即使两个变量之间存在高度相关性，也不能直接推断其中一个变量是另一个变量的原因。相关的类型包括：正相关，一个变量增加时，另一个变量也增加；负相关，一个变量增加时，另一个变量减少；无相关，两个变量之间没有显著的统计关系。在SPSS中，可以使用多种相关系数，如Pearson、Spearman和Kendall等。

其操作步骤如下：打开SPSS→导入数据→选择"分析"菜单中的"相关"选项→根据数据类型和分析需求，选择合适的相关系数（如Pearson）→在弹出的对话框中，选择要分析的变量，并设置其他选项→点击"确定"按键，SPSS将计算相关系数和相应的统计检验。

二、回归分析

回归分析是一种广泛应用于数据分析的统计方法，用于研究自变量和因变量之间的关系。通过回归分析，了解自变量的变化对因变量的影响程度，并为预测和决策提供支持。

其操作步骤如下：打开SPSS→导入数据→选择"分析"菜单中的"回归"选项→根据分析需求，选择合适的回归类型（如线性回归、逻辑回归等）→在弹出的对话框中，选择自变量和因变量→设置其他选项，如模型选择、变量转换等→点击"确定"按钮，SPSS将进行回归分析并输出结果。

在进行相关与回归分析时，需要注意以下几点。

1. 确保数据满足分析的前提条件，如线性关系、正态分布等。根据研究问题和数据类型选择合适的分析方法和参数。

2. 解读结果时要注意统计检验的显著性和效应大小。在必要时，可以使用SPSS的其他功能如模型选择、变量筛选等来优化分析，为进一步的研究提供有力支持。

【例14-6】请利用SPSS对本教材【例11-1】资料进行统计分析。

1. 建立数据文件

本例需建立2个变量。X变量为"身高值"；Y为"前臂长"，均为数值型（图14-38）。

2. 统计分析

（1）正态性检验。参考"探索性分析"的统计分析，选择两变量作为因变量。勾选"图"子对话框中的"含检验的正态图"复选框。结果显示该例资料符合双变量正态分布的资料，因此计算皮尔逊相关系数。而不符合双变量正态分布的资料，可用非参数统计方法（Kendall相关系数或Spearman相关系数）。

（2）选择主菜单"分析"→"相关"→"双变量"，弹出"双变量相关性"对话框。在左侧的变量列表中选中"身高值"变量和"前臂长"变量至"变量"框。在"相关系数"栏勾选"皮尔逊"复选框，在"显著性检验"框中选择"双尾"选项，勾选"标记显著性相关性"复选框（图14-38）。

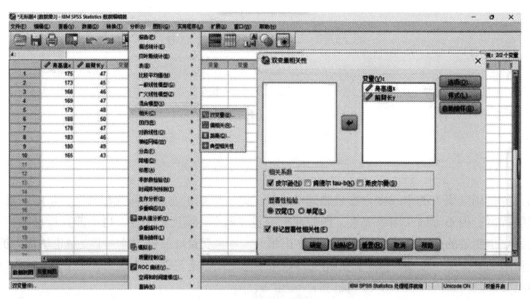

图14-38 直线相关分析操作窗口

（3）点击"选项"按键，弹出"选项"子对话框，勾选"平均值和标准差"复选框。点击"继续"按键返回主对话框。

（4）完成所有设置后，点击"确定"按键执行命令。

（5）选择主菜单"分析"→"回归"→"线性"，弹出"线性回归"对话框。在左侧的变量列表中选中"身高值"变量至"自变量"框，将"前臂长"变量选择进入"因变量"框（图14-39）。

（6）完成所有设置后，点击"确定"按键执行命令。

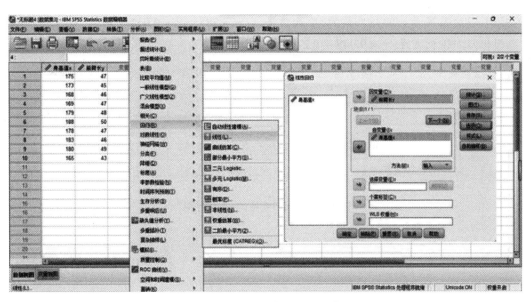

图14-39　直线回归分析操作窗口

3. 主要输出结果

（1）图14-40结果显示：身高值和前臂长的均值（平均值）、标准差（标准偏差）等描述统计结果，相关系数$r = 0.758$，$P = 0.011 < 0.05$，按$\alpha = 0.05$的水准，有统计学意义。

（2）图14-41结果显示：回归模型检验的方差分析的结果，$F = 10.810$，$P = 0.011 < 0.05$，按$\alpha = 0.05$的水准，提示该回归方程有统计学意义。

描述统计

	平均值	标准偏差	个案数
身高	175.8000	7.19259	10
前臂长	46.8000	1.98886	10

相关性

		身高	前臂长
身高	皮尔逊相关性	1	.758*
	Sig.（双尾）		.011
	个案数	10	10
前臂长	皮尔逊相关性	.758*	1
	Sig.（双尾）	.011	
	个案数	10	10

*.在0.05级别（双尾），相关性显著。

图14-40　相关分析结果

ANOVA[a]

模型		平方和	自由度	均方	F	显著性
1	回归	20.459	1	20.459	10.810	.011[b]
	残差	15.141	8	1.893		
	总计	35.600	9			

a.因变量：前臂长
b.预测变量：（常量），身高

图14-41　回归模型检验的方差分析结果

（3）图 14-42 结果显示：回归系数的 t 检验结果，$t = 3.288$，$P = 0.011 < 0.05$，以及回归方程中 a、b 的值，本例回归方程表达为：$\hat{y} = 9.948 + 0.210x$。

（4）图 14-43 结果显示：身高与前臂长的散点图。

系数 a

模型		未标准化系数		标准化系数	t	显著性
		B	标准错误	Beta		
1	（常量）	9.948	11.217		.887	.401
	身高值 x	.210	.064	.758	3.288	.011

a. 因变量：前臂长 y

图 14-42　回归系数的 t 检验结果

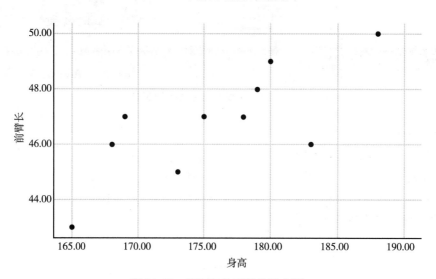

图 14-43　身高与前臂长的散点图

本章小结	教学课件

执考知识点总结

本章无执考知识点。

拓展练习及参考答案

（刘鹏飞）

参考文献

［1］丁元林，王彤．卫生统计学［M］.2版．北京：科学出版社．2023.

［2］方积乾．卫生统计学［M］.7版．北京：人民卫生出版社，2016.

［3］国务院第七次全国人口普查领导小组办公室．2020年第七次全国人口普查主要数据［M］.北京：中国统计出版社．2021.

［4］黎逢保．医学统计学［M］.北京：科学出版社，2017.

［5］黎逢保．医学统计与统计软件［M］.2版．西安：西安交通大学出版社，2017.

［6］李康　贺佳．医学统计学［M］.北京：人民卫生出版社．2022.

［7］李晓松．卫生统计学［M］.8版．北京：人民卫生出版社，2019.

［8］马燕．卫生统计学［M］.北京：人民卫生出版社，2000.

［9］仇丽霞．医学统计学［M］.3版．北京：中国协和医科大学出版社．2018.

［10］王长虹，高飞，张晶．医学统计学［M］.北京：中国协和医科大学出版社，2020.

［11］颜艳．王彤．医学统计学［M］.5版．北京：人民卫生出版社．2020.

［12］中国疾病预防控制中心慢性非传染性疾病预防控制中心，国家卫生健康委统计信息中心．中国死因监测数据集2021［M］.北京：中国科学技术出版社．2021.

附录A 标准正态分布面积分布规律

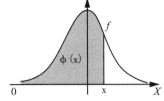

u	0.00	0.01	0.02	0.03	0.04	0.05	0.06	0.07	0.08	0.09
−3.0	0.0013	0.0013	0.0013	0.0012	0.0012	0.0011	0.0011	0.0011	0.0010	0.0010
−2.9	0.0019	0.0018	0.0018	0.0017	0.0016	0.0016	0.0015	0.0015	0.0014	0.0014
−2.8	0.0026	0.0025	0.0024	0.0023	0.0023	0.0022	0.0021	0.0021	0.0020	0.0019
−2.7	0.0035	0.0034	0.0033	0.0032	0.0031	0.0030	0.0029	0.0028	0.0027	0.0026
−2.6	0.0047	0.0045	0.0044	0.0043	0.0041	0.0040	0.0039	0.0038	0.0037	0.0036
−2.5	0.0062	0.0060	0.0059	0.0057	0.0055	0.0054	0.0052	0.0051	0.0049	0.0048
−2.4	0.0082	0.0080	0.0078	0.0075	0.0073	0.0071	0.0069	0.0068	0.0066	0.0064
−2.3	0.0107	0.0104	0.0102	0.0099	0.0096	0.0094	0.0091	0.0089	0.0087	0.0084
−2.2	0.0139	0.0136	0.0132	0.0129	0.0125	0.0122	0.0119	0.0116	0.0113	0.0110
−2.1	0.0179	0.0174	0.0170	0.0166	0.0162	0.0158	0.0154	0.0150	0.0146	0.0143
−2.0	0.0228	0.0222	0.0217	0.0212	0.0207	0.0202	0.0197	0.0192	0.0188	0.0183
−1.9	0.0287	0.0281	0.0274	0.0268	0.0262	0.0256	0.0250	0.0244	0.0239	0.0233
−1.8	0.0359	0.0351	0.0344	0.0336	0.0329	0.0322	0.0314	0.0307	0.0301	0.0294
−1.7	0.0446	0.0436	0.0427	0.0418	0.0409	0.0401	0.0392	0.0384	0.0375	0.0367
−1.6	0.0548	0.0537	0.0526	0.0516	0.0505	0.0495	0.0485	0.0475	0.0465	0.0455
−1.5	0.0668	0.0655	0.0643	0.0630	0.0618	0.0606	0.0594	0.0582	0.0571	0.0559
−1.4	0.0808	0.0793	0.0778	0.0764	0.0749	0.0735	0.0721	0.0708	0.0694	0.0681
−1.3	0.0968	0.0951	0.0934	0.0918	0.0901	0.0885	0.0869	0.0853	0.0838	0.0823
−1.2	0.1151	0.1131	0.1112	0.1093	0.1075	0.1056	0.1038	0.1020	1.1003	0.0985
−1.1	0.1357	0.1335	0.1314	0.1292	0.1271	0.1251	0.1230	0.1210	0.1190	0.1170
−1.0	0.1587	0.1562	0.1539	0.1515	0.1492	0.1469	0.1446	0.1423	0.1401	0.1379
−0.9	0.1841	0.1814	0.1788	0.1762	0.1736	0.1711	0.1685	0.1660	0.1635	0.1611
−0.8	0.2119	0.2090	0.2061	0.2033	0.2005	0.1977	0.1949	0.1922	0.1894	0.1867
−0.7	0.2420	0.2389	0.2358	0.2327	0.2296	0.2266	0.2236	0.2206	0.2177	0.2148
−0.6	0.2743	0.2709	0.2676	0.2643	0.2611	0.2578	0.2546	0.2514	0.2483	0.2451
−0.5	0.3085	0.3050	0.3015	0.2981	0.2946	0.2912	0.2877	0.2843	0.2810	0.2776
−0.4	0.3446	0.3409	0.3372	0.3336	0.3300	0.3264	0.3228	0.3192	0.3156	0.3121
−0.3	0.3821	0.3783	0.3745	0.3707	0.3669	0.3632	0.3594	0.3557	0.3520	0.3483
−0.2	0.4207	0.4168	0.4129	0.4090	0.4052	0.4013	0.3974	0.3936	0.3897	0.3859
−0.1	0.4602	0.4562	0.4522	0.4483	0.4443	0.4404	0.4364	0.4325	0.4286	0.4247
−0.0	0.5000	0.4960	0.4920	0.4880	0.4840	0.4801	0.4761	0.4721	0.4681	0.4641

附录B　*t*界值表

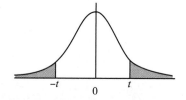

自由度 v	概率，P									
$P(1)$	0.25	0.20	0.10	0.05	0.025	0.01	0.005	0.0025	0.001	0.0005
$P(2)$	0.50	0.40	0.20	0.10	0.05	0.02	0.01	0.005	0.002	0.001
1	1.000	1.376	3.078	6.314	12.706	31.821	63.657	127.321	318.309	636.619
2	0.816	1.061	1.886	2.920	4.303	6.965	9.925	14.089	22.327	31.599
3	0.765	0.978	1.638	2.353	3.182	4.541	5.841	7.453	10.215	12.924
4	0.741	0.941	1.533	2.132	2.776	3.747	4.604	5.598	7.173	8.610
5	0.727	0.920	1.476	2.015	2.571	3.365	4.032	4.773	5.893	6.869
6	0.718	0.906	1.440	1.943	2.447	3.143	3.707	4.317	5.208	5.959
7	0.711	0.896	1.415	1.895	2.365	2.998	3.499	4.029	4.785	5.408
8	0.706	0.889	1.397	1.860	2.306	2.896	3.355	3.833	4.501	5.041
9	0.703	0.883	1.383	1.833	2.262	2.821	3.250	3.690	4.297	4.781
10	0.700	0.879	1.372	1.812	2.228	2.764	3.169	3.581	4.144	4.587
11	0.697	0.876	1.363	1.796	2.201	2.718	3.106	3.497	4.025	4.437
12	0.695	0.873	1.356	1.782	2.179	2.681	3.055	3.428	3.930	4.318
13	0.694	0.870	1.350	1.771	2.160	2.650	3.012	3.372	3.852	4.221
14	0.692	0.868	1.345	1.761	2.145	2.624	2.977	3.326	3.787	4.140
15	0.691	0.866	1.341	1.753	2.131	2.602	2.947	3.286	3.733	4.073
16	0.690	0.865	1.337	1.746	2.120	2.583	2.921	3.252	3.686	4.015
17	0.689	0.863	1.333	1.740	2.110	2.567	2.898	3.222	3.646	3.965
18	0.688	0.862	1.330	1.734	2.101	2.552	2.878	3.197	3.610	3.922
19	0.688	0.861	1.328	1.729	2.093	2.539	2.861	3.174	3.579	3.883
20	0.687	0.860	1.325	1.725	2.086	2.528	2.845	3.153	3.552	3.850
21	0.686	0.859	1.323	1.721	2.080	2.518	2.831	3.135	3.527	3.819
22	0.686	0.858	1.321	1.717	2.074	2.508	2.819	3.119	3.505	3.792
23	0.685	0.858	1.319	1.714	2.069	2.500	2.807	3.104	3.485	3.768
24	0.685	0.857	1.318	1.711	2.064	2.492	2.797	3.091	3.467	3.745
25	0.684	0.856	1.316	1.708	2.060	2.485	2.787	3.078	3.450	3.725
26	0.684	0.856	1.315	1.706	2.056	2.479	2.779	3.067	3.435	3.707

| 自由度 v | $P(1)$ | 0.25 | 0.20 | 0.10 | 0.05 | 0.025 | 0.01 | 0.005 | 0.0025 | 0.001 | 0.0005 |
	$P(2)$	0.50	0.40	0.20	0.10	0.05	0.02	0.01	0.005	0.002	0.001
27		0.684	0.855	1.314	1.703	2.052	2.473	2.771	3.057	3.421	3.690
28		0.683	0.855	1.313	1.701	2.048	2.467	2.763	3.047	3.408	3.674
29		0.683	0.854	1.311	1.699	2.045	2.462	2.756	3.038	3.396	3.659
30		0.683	0.854	1.310	1.697	2.042	2.457	2.750	3.030	3.385	3.646
31		0.682	0.853	1.309	1.696	2.040	2.453	2.744	3.022	3.375	3.633
32		0.682	0.853	1.309	1.694	2.037	2.449	2.738	3.015	3.365	3.622
33		0.682	0.853	1.308	1.692	2.035	2.445	2.733	3.008	3.356	3.611
34		0.682	0.852	1.307	1.691	2.032	2.441	2.728	3.002	3.348	3.601
35		0.682	0.852	1.306	1.690	2.030	2.438	2.724	2.996	3.340	3.591
36		0.681	0.852	1.306	1.688	2.028	2.434	2.719	2.990	3.333	3.582
37		0.681	0.851	1.305	1.687	2.026	2.431	2.715	2.985	3.326	3.574
38		0.681	0.851	1.304	1.686	2.024	2.429	2.712	2.980	3.319	3.566
39		0.681	0.851	1.304	1.685	2.023	2.426	2.708	2.976	3.313	3.558
40		0.681	0.851	1.303	1.684	2.021	2.423	2.704	2.971	3.307	3.551
50		0.679	0.849	1.299	1.676	2.009	2.403	2.678	2.937	3.261	3.496
60		0.679	0.848	1.296	1.671	2.000	2.390	2.660	2.915	3.232	3.460
70		0.678	0.847	1.294	1.667	1.994	2.381	2.648	2.899	3.211	3.435
80		0.678	0.846	1.292	1.664	1.990	2.374	2.639	2.887	3.195	3.416
90		0.677	0.846	1.291	1.662	1.987	2.368	2.632	2.878	3.183	3.402
100		0.677	0.845	1.290	1.660	1.984	2.364	2.626	2.871	3.174	3.390
200		0.676	0.843	1.286	1.653	1.972	2.345	2.601	2.839	3.131	3.340
500		0.675	0.842	1.283	1.648	1.965	2.334	2.586	2.820	3.107	3.310
1000		0.675	0.842	1.282	1.646	1.962	2.330	2.581	2.813	3.098	3.300
∞		0.6745	0.8416	1.2816	1.6449	1.9600	2.3263	2.5758	2.8070	3.0902	3.2905

注：表上右上角图中的阴影部分表示概率P，$P(2)$是双侧的概率，$P(1)$是单侧的概率，v是自由度。

附录C F界值表（双侧检验，方差齐性检验用）

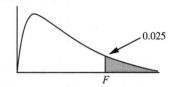

0.025

$P = 0.05$（双侧）

v_2（较小均方的自由度）	v_1（较大均方的自由度）															
	1	2	3	4	5	6	7	8	9	10	12	15	20	30	60	∞
1	647.79	799.50	864.16	899.58	921.85	937.11	948.22	956.66	963.29	968.63	976.71	984.87	993.10	1001.41	1009.80	1018.26
2	38.51	39.00	39.17	39.25	39.30	39.33	39.36	39.37	39.39	39.40	39.41	39.43	39.45	39.46	39.48	39.50
3	17.44	16.04	15.44	15.10	14.88	14.73	14.62	14.54	14.47	14.42	14.34	14.25	14.17	14.08	13.99	13.90
4	12.22	10.65	9.98	9.60	9.36	9.20	9.07	8.98	8.90	8.84	8.75	8.66	8.56	8.46	8.36	8.26
5	10.01	8.43	7.76	7.39	7.15	6.98	6.85	6.76	6.68	6.62	6.52	6.43	6.33	6.23	6.12	6.02
6	8.81	7.26	6.60	6.23	5.99	5.82	5.70	5.60	5.52	5.46	5.37	5.27	5.17	5.07	4.96	4.85
7	8.07	6.54	5.89	5.52	5.29	5.12	4.99	4.90	4.82	4.76	4.67	4.57	4.47	4.36	4.25	4.14
8	7.57	6.06	5.42	5.05	4.82	4.65	4.53	4.43	4.36	4.30	4.20	4.10	4.00	3.89	3.78	3.67
9	7.21	5.71	5.08	4.72	4.48	4.32	4.20	4.10	4.03	3.96	3.87	3.77	3.67	3.56	3.45	3.33
10	6.94	5.46	4.83	4.47	4.24	4.07	3.95	3.85	3.78	3.72	3.62	3.52	3.42	3.31	3.20	3.08
11	6.72	5.26	4.63	4.28	4.04	3.88	3.76	3.66	3.59	3.53	3.43	3.33	3.23	3.12	3.00	2.88
12	6.55	5.10	4.47	4.12	3.89	3.73	3.61	3.51	3.44	3.37	3.28	3.18	3.07	2.96	2.85	2.72
13	6.41	4.97	4.35	4.00	3.77	3.60	3.48	3.39	3.31	3.25	3.15	3.05	2.95	2.84	2.72	2.60
14	6.30	4.86	4.24	3.89	3.66	3.50	3.38	3.29	3.21	3.15	3.05	2.95	2.84	2.73	2.61	2.49
15	6.20	4.77	4.15	3.80	3.58	3.41	3.29	3.20	3.12	3.06	2.96	2.86	2.76	2.64	2.52	2.40
16	6.12	4.69	4.08	3.73	3.50	3.34	3.22	3.12	3.05	2.99	2.89	2.79	2.68	2.57	2.45	2.32
17	6.04	4.62	4.01	3.66	3.44	3.28	3.16	3.06	2.98	2.92	2.82	2.72	2.62	2.50	2.38	2.25
18	5.98	4.56	3.95	3.61	3.38	3.22	3.10	3.01	2.93	2.87	2.77	2.67	2.56	2.44	2.32	2.19
19	5.92	4.51	3.90	3.56	3.33	3.17	3.05	2.96	2.88	2.82	2.72	2.62	2.51	2.39	2.27	2.13
20	5.87	4.46	3.86	3.51	3.29	3.13	3.01	2.91	2.84	2.77	2.68	2.57	2.46	2.35	2.22	2.09
21	5.83	4.42	3.82	3.48	3.25	3.09	2.97	2.87	2.80	2.73	2.64	2.53	2.42	2.31	2.18	2.04
22	5.79	4.38	3.78	3.44	3.22	3.05	2.93	2.84	2.76	2.70	2.60	2.50	2.39	2.27	2.14	2.00
23	5.75	4.35	3.75	3.41	3.18	3.02	2.90	2.81	2.73	2.67	2.57	2.47	2.36	2.24	2.11	1.97
24	5.72	4.32	3.72	3.38	3.15	2.99	2.87	2.78	2.70	2.64	2.54	2.44	2.33	2.21	2.08	1.94
25	5.69	4.29	3.69	3.35	3.13	2.97	2.85	2.75	2.68	2.61	2.51	2.41	2.30	2.18	2.05	1.91

v_2（较小均方的自由度）	v_1（较大均方的自由度）															
	1	2	3	4	5	6	7	8	9	10	12	15	20	30	60	∞
26	5.66	4.27	3.67	3.33	3.10	2.94	2.82	2.73	2.65	2.59	2.49	2.39	2.28	2.16	2.03	1.88
27	5.63	4.24	3.65	3.31	3.08	2.92	2.80	2.71	2.63	2.57	2.47	2.36	2.25	2.13	2.00	1.85
28	5.61	4.22	3.63	3.29	3.06	2.90	2.78	2.69	2.61	2.55	2.45	2.34	2.23	2.11	1.98	1.83
29	5.59	4.20	3.61	3.27	3.04	2.88	2.76	2.67	2.59	2.53	2.43	2.32	2.21	2.09	1.96	1.81
30	5.57	4.18	3.59	3.25	3.03	2.87	2.75	2.65	2.57	2.51	2.41	2.31	2.20	2.07	1.94	1.79
40	5.42	4.05	3.46	3.13	2.90	2.74	2.62	2.53	2.45	2.39	2.29	2.18	2.07	1.94	1.80	1.64
60	5.29	3.93	3.34	3.01	2.79	2.63	2.51	2.41	2.33	2.27	2.17	2.06	1.94	1.82	1.67	1.48
120	5.15	3.80	3.23	2.89	2.67	2.52	2.39	2.30	2.22	2.16	2.05	1.94	1.82	1.69	1.53	1.31
∞	5.02	3.69	3.12	2.79	2.57	2.41	2.29	2.19	2.11	2.05	1.94	1.83	1.71	1.57	1.39	1.00

附录D F界值表（方差分析用）

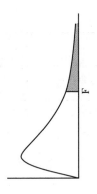

上行：$P=0.05$ 下行：$P=0.01$

v_1（较大均方的自由度）

v_2		1	2	3	4	5	6	7	8	9	10	12	14	16	18	20	22	24	26	28	30	35	40	45	50	60	80	100	200	500	∞
1		161	200	216	225	230	234	237	239	241	242	244	245	246	247	248	249	249	249	250	250	251	251	251	252	252	252	253	254	254	254
		4052	5000	5403	5625	5754	5859	5928	5981	6022	6056	6106	6142	6169	6190	6209	6220	6234	6240	6250	6258	6280	6286	6300	6302	6310	6334	6330	6352	6361	6366
2		18.5	19.0	19.2	19.2	19.3	19.3	19.4	19.4	19.4	19.4	19.4	19.4	19.4	19.4	19.4	19.5	19.5	19.5	19.5	19.5	19.5	19.5	19.5	19.5	19.5	19.5	19.5	19.5	19.5	19.5
		98.5	99.0	99.2	99.2	99.3	99.3	99.4	99.4	99.4	99.4	99.4	99.4	99.4	99.4	99.4	99.5	99.5	99.5	99.5	99.5	99.5	99.5	99.5	99.5	99.5	99.5	99.5	99.5	99.5	99.5
3		10.1	9.55	9.28	9.12	9.01	8.94	8.89	8.85	8.81	8.79	8.74	8.71	8.69	8.67	8.66	8.65	8.64	8.63	8.62	8.62	8.60	8.59	8.59	8.58	8.57	8.56	8.55	8.54	8.53	8.53
		34.1	30.8	29.5	28.7	28.2	27.9	27.7	27.5	27.3	27.2	27.1	26.9	26.8	26.8	26.7	26.6	26.6	26.6	26.5	26.5	26.5	26.4	26.4	26.4	26.3	26.3	26.2	26.2	26.1	26.1
4		7.71	6.94	6.59	6.39	6.26	6.16	6.09	6.04	6.00	5.96	5.91	5.87	5.84	5.82	5.80	5.79	5.77	5.76	5.75	5.75	5.73	5.72	5.71	5.70	5.69	5.67	5.66	5.65	5.64	5.63
		21.2	18.0	16.7	16.0	15.5	15.2	15.0	14.8	14.7	14.5	14.4	14.2	14.2	14.1	14.0	14.0	13.9	13.9	13.9	13.8	13.8	13.7	13.7	13.7	13.7	13.6	13.6	13.5	13.5	13.5
5		6.61	5.79	5.41	5.19	5.05	4.95	4.88	4.82	4.77	4.74	4.68	4.64	4.60	4.58	4.56	4.54	4.53	4.52	4.50	4.50	4.48	4.46	4.45	4.44	4.43	4.41	4.41	4.39	4.37	4.37
		16.3	13.3	12.1	11.4	11.0	10.7	10.5	10.3	10.2	10.1	9.89	9.77	9.68	9.61	9.55	9.51	9.47	9.43	9.40	9.38	9.33	9.29	9.26	9.24	9.20	9.16	9.13	9.08	9.04	9.02
6		5.99	5.14	4.76	4.53	4.39	4.28	4.21	4.15	4.10	4.06	4.00	3.96	3.92	3.90	3.87	3.86	3.84	3.83	3.82	3.81	3.79	3.77	3.76	3.75	3.74	3.72	3.71	3.69	3.68	3.67
		13.7	10.9	9.78	9.15	8.75	8.47	8.26	8.10	7.98	7.87	7.72	7.60	7.52	7.45	7.40	7.35	7.31	7.28	7.25	7.23	7.18	7.14	7.11	7.09	7.06	7.01	6.99	6.93	6.90	6.88
7		5.59	4.74	4.35	4.12	3.97	3.87	3.79	3.73	3.68	3.64	3.57	3.53	3.49	3.47	3.44	3.43	3.41	3.40	3.39	3.38	3.36	3.34	3.33	3.32	3.30	3.29	3.27	3.25	3.24	3.23
		12.2	9.55	8.45	7.85	7.46	7.19	6.99	6.84	6.72	6.62	6.47	6.36	6.27	6.21	6.16	6.11	6.07	6.04	6.02	5.99	5.94	5.91	5.88	5.86	5.82	5.78	5.75	5.70	5.67	5.65

续　表

ν_1（较大均方的自由度）

ν_2	1	2	3	4	5	6	7	8	9	10	12	14	16	18	20	22	24	26	28	30	35	40	45	50	60	80	100	200	500	∞
8	5.32	4.46	4.07	3.84	3.69	3.58	3.50	3.44	3.39	3.35	3.28	3.24	3.20	3.17	3.15	3.13	3.12	3.10	3.09	3.08	3.06	3.04	3.03	3.02	3.01	2.99	2.97	2.95	2.94	2.93
	11.3	8.65	7.59	7.01	6.63	6.37	6.18	6.03	5.91	5.81	5.67	5.56	5.48	5.41	5.36	5.32	5.28	5.25	5.22	5.20	5.15	5.12	5.09	5.07	5.03	4.99	4.96	4.91	4.88	4.86
9	5.12	4.26	3.86	3.63	3.48	3.37	3.29	3.23	3.18	3.14	3.07	3.03	2.99	2.96	2.94	2.92	2.90	2.89	2.87	2.86	2.84	2.83	2.81	2.80	2.79	2.77	2.76	2.73	2.72	2.71
	10.6	8.02	6.99	6.42	6.06	5.80	5.61	5.47	5.35	5.26	5.11	5.00	4.92	4.86	4.81	4.77	4.73	4.70	4.67	4.65	4.60	4.57	4.54	4.52	4.48	4.44	4.42	4.36	4.33	4.31
10	4.96	4.10	3.71	3.48	3.33	3.22	3.14	3.07	3.02	2.98	2.91	2.86	2.83	2.80	2.77	2.75	2.74	2.72	2.71	2.70	2.68	2.66	2.65	2.64	2.62	2.60	2.59	2.56	2.55	2.54
	10.0	7.56	6.55	5.99	5.64	5.39	5.20	5.06	4.94	4.85	4.71	4.60	4.52	4.46	4.41	4.36	4.33	4.30	4.27	4.25	4.20	4.17	4.14	4.12	4.08	4.04	4.01	3.96	3.93	3.91
11	4.84	3.98	3.59	3.36	3.20	3.09	3.01	2.95	2.90	2.85	2.79	2.74	2.70	2.67	2.65	2.63	2.61	2.59	2.58	2.57	2.55	2.53	2.52	2.51	2.49	2.47	2.46	2.43	2.42	2.40
	9.65	7.21	6.22	5.67	5.32	5.07	4.89	4.74	4.63	4.54	4.40	4.29	4.21	4.15	4.10	4.06	4.02	3.99	3.96	3.94	3.89	3.86	3.83	3.81	3.78	3.73	3.71	3.66	3.62	3.60
12	4.75	3.89	3.49	3.26	3.11	3.00	2.91	2.85	2.80	2.75	2.69	2.64	2.60	2.57	2.54	2.52	2.51	2.49	2.48	2.47	2.44	2.43	2.41	2.40	2.38	2.36	2.35	2.32	2.31	2.30
	9.33	6.93	5.95	5.41	5.06	4.82	4.64	4.50	4.39	4.30	4.16	4.05	3.97	3.91	3.86	3.82	3.78	3.75	3.72	3.70	3.65	3.62	3.59	3.57	3.54	3.49	3.47	3.41	3.38	3.36
13	4.67	3.81	3.41	3.18	3.03	2.92	2.83	2.77	2.71	2.67	2.60	2.55	2.51	2.48	2.46	2.44	2.42	2.41	2.39	2.38	2.36	2.34	2.33	2.31	2.30	2.27	2.26	2.23	2.22	2.21
	9.07	6.70	5.74	5.21	4.86	4.62	4.44	4.30	4.19	4.10	3.96	3.86	3.78	3.73	3.66	3.62	3.59	3.56	3.53	3.51	3.46	3.43	3.40	3.38	3.34	3.30	3.27	3.22	3.19	3.17
14	4.60	3.74	3.34	3.11	2.96	2.85	2.76	2.70	2.65	2.60	2.53	2.48	2.44	2.41	2.39	2.37	2.35	2.33	2.32	2.31	2.28	2.27	2.25	2.24	2.22	2.20	2.19	2.16	2.14	2.13
	8.86	6.51	5.56	5.04	4.70	4.46	4.28	4.14	4.03	3.94	3.80	3.70	3.62	3.56	3.51	3.46	3.43	3.40	3.37	3.35	3.30	3.27	3.24	3.22	3.18	3.14	3.11	3.06	3.03	3.00
15	4.54	3.68	3.29	3.06	2.90	2.79	2.71	2.64	2.59	2.54	2.48	2.42	2.38	2.35	2.33	2.31	2.29	2.27	2.26	2.25	2.22	2.20	2.19	2.18	2.16	2.14	2.12	2.10	2.08	2.07
	8.68	6.36	5.42	4.89	4.56	4.32	4.14	4.00	3.89	3.80	3.67	3.56	3.49	3.42	3.37	3.33	3.29	3.26	3.24	3.21	3.17	3.13	3.10	3.08	3.05	3.00	2.98	2.92	2.89	2.87
16	4.49	3.63	3.24	3.01	2.85	2.74	2.66	2.59	2.54	2.49	2.42	2.37	2.33	2.30	2.28	2.25	2.24	2.22	2.21	2.19	2.17	2.15	2.14	2.12	2.11	2.08	2.07	2.04	2.02	2.01
	8.53	6.23	5.29	4.77	4.44	4.20	4.03	3.89	3.78	3.69	3.55	3.45	3.37	3.31	3.26	3.22	3.18	3.15	3.12	3.10	3.05	3.02	2.99	2.97	2.93	2.89	2.86	2.81	2.78	2.75
17	4.45	3.59	3.20	2.96	2.81	2.70	2.61	2.55	2.49	2.45	2.38	2.33	2.29	2.26	2.23	2.21	2.19	2.17	2.16	2.15	2.12	2.10	2.09	2.08	2.06	2.03	2.02	1.99	1.97	1.96
	8.40	6.11	5.18	4.67	4.34	4.10	3.93	3.79	3.68	3.59	3.46	3.35	3.27	3.21	3.16	3.12	3.08	3.05	3.03	3.00	2.96	2.92	2.89	2.87	2.83	2.79	2.76	2.71	2.68	2.65
18	4.41	3.55	3.16	2.93	2.77	2.66	2.58	2.51	2.46	2.41	2.34	2.29	2.25	2.22	2.19	2.17	2.15	2.13	2.12	2.11	2.08	2.06	2.05	2.04	2.02	1.99	1.98	1.95	1.93	1.92
	8.29	6.01	5.09	4.58	4.25	4.01	3.84	3.71	3.60	3.51	3.37	3.27	3.19	3.13	3.08	3.03	3.00	2.97	2.94	2.92	2.87	2.84	2.81	2.78	2.75	2.70	2.68	2.62	2.59	2.57

续表

ν_1（较大均方的自由度）

ν_2	1	2	3	4	5	6	7	8	9	10	12	14	16	18	20	22	24	26	28	30	35	40	45	50	60	80	100	200	500	∞
19	4.38	3.52	3.13	2.90	2.74	2.63	2.54	2.48	2.42	2.38	2.31	2.26	2.21	2.18	2.16	2.13	2.11	2.10	2.08	2.07	2.05	2.03	2.01	2.00	1.98	1.96	1.94	1.91	1.89	1.88
	8.18	5.93	5.01	4.50	4.17	3.94	3.77	3.63	3.52	3.43	3.30	3.19	3.12	3.05	3.00	2.96	2.92	2.89	2.87	2.84	2.80	2.76	2.73	2.71	2.67	2.63	2.60	2.55	2.51	2.49
20	4.35	3.49	3.10	2.87	2.71	2.60	2.51	2.45	2.39	2.35	2.28	2.22	2.18	2.15	2.12	2.10	2.08	2.07	2.05	2.04	2.01	1.99	1.98	1.97	1.95	1.92	1.91	1.88	1.86	1.84
	8.10	5.85	4.94	4.43	4.10	3.87	3.70	3.56	3.46	3.37	3.23	3.13	3.05	2.99	2.94	2.90	2.86	2.83	2.80	2.78	2.73	2.69	2.67	2.64	2.61	2.56	2.54	2.48	2.44	2.42
21	4.32	3.47	3.07	2.84	2.68	2.57	2.49	2.42	2.37	2.32	2.25	2.20	2.16	2.12	2.10	2.07	2.05	2.04	2.02	2.01	1.98	1.96	1.95	1.94	1.92	1.89	1.88	1.84	1.82	1.81
	8.02	5.78	4.87	4.37	4.04	3.81	3.64	3.51	3.40	3.31	3.17	3.07	2.99	2.93	2.88	2.84	2.80	2.77	2.74	2.72	2.67	2.64	2.61	2.58	2.55	2.50	2.48	2.42	2.38	2.36
22	4.30	3.44	3.05	2.82	2.66	2.55	2.46	2.40	2.34	2.30	2.23	2.17	2.13	2.10	2.07	2.05	2.03	2.01	2.00	1.98	1.96	1.94	1.92	1.91	1.89	1.86	1.85	1.82	1.80	1.78
	7.95	5.72	4.82	4.31	3.99	3.76	3.59	3.45	3.35	3.26	3.12	3.02	2.94	2.88	2.83	2.78	2.75	2.72	2.69	2.67	2.62	2.58	2.55	2.53	2.50	2.45	2.42	2.36	2.33	2.31
23	4.28	3.42	3.03	2.80	2.64	2.53	2.44	2.37	2.32	2.27	2.20	2.15	2.11	2.07	2.05	2.02	2.00	1.99	1.97	1.96	1.93	1.91	1.90	1.88	1.86	1.84	1.82	1.79	1.77	1.76
	7.88	5.66	4.76	4.26	3.94	3.71	3.54	3.41	3.30	3.21	3.07	2.97	2.89	2.83	2.78	2.74	2.70	2.67	2.64	2.62	2.57	2.54	2.51	2.48	2.45	2.40	2.37	2.32	2.28	2.26
24	4.26	3.40	3.01	2.78	2.62	2.51	2.42	2.36	2.30	2.25	2.18	2.13	2.09	2.05	2.03	2.00	1.98	1.97	1.95	1.94	1.91	1.89	1.88	1.86	1.84	1.82	1.80	1.77	1.75	1.73
	7.82	5.61	4.72	4.22	3.90	3.67	3.50	3.36	3.26	3.17	3.03	2.93	2.85	2.79	2.74	2.70	2.66	2.63	2.60	2.58	2.53	2.49	2.46	2.44	2.40	2.36	2.33	2.27	2.24	2.21
25	4.24	3.39	2.99	2.76	2.60	2.49	2.40	2.34	2.28	2.24	2.16	2.11	2.07	2.04	2.01	1.98	1.96	1.95	1.93	1.92	1.89	1.87	1.86	1.84	1.82	1.80	1.78	1.75	1.73	1.71
	7.77	5.57	4.68	4.18	3.86	3.63	3.46	3.32	3.22	3.13	2.99	2.89	2.81	2.75	2.70	2.66	2.62	2.59	2.56	2.54	2.49	2.45	2.42	2.40	2.36	2.32	2.29	2.23	2.19	2.17
26	4.23	3.37	2.98	2.74	2.59	2.47	2.39	2.32	2.27	2.22	2.15	2.09	2.05	2.02	1.99	1.97	1.95	1.93	1.91	1.90	1.87	1.85	1.84	1.82	1.80	1.78	1.76	1.73	1.71	1.69
	7.72	5.53	4.64	4.14	3.82	3.59	3.42	3.29	3.18	3.09	2.96	2.86	2.78	2.72	2.66	2.62	2.58	2.55	2.53	2.50	2.45	2.42	2.39	2.36	2.33	2.28	2.25	2.19	2.16	2.13
27	4.21	3.35	2.96	2.73	2.57	2.46	2.37	2.31	2.25	2.20	2.13	2.08	2.04	2.00	1.97	1.95	1.93	1.91	1.90	1.88	1.86	1.84	1.82	1.81	1.79	1.76	1.74	1.71	1.69	1.67
	7.68	5.49	4.60	4.11	3.78	3.56	3.39	3.26	3.15	3.06	2.93	2.82	2.75	2.68	2.63	2.59	2.55	2.52	2.49	2.47	2.42	2.38	2.35	2.33	2.29	2.25	2.22	2.16	2.12	2.10
28	4.20	3.34	2.95	2.71	2.56	2.45	2.36	2.29	2.24	2.19	2.12	2.06	2.02	1.99	1.96	1.93	1.91	1.90	1.88	1.87	1.84	1.82	1.80	1.79	1.77	1.74	1.73	1.69	1.67	1.65
	7.64	5.45	4.57	4.07	3.75	3.53	3.36	3.23	3.12	3.03	2.90	2.79	2.72	2.65	2.60	2.56	2.52	2.49	2.46	2.44	2.39	2.35	2.32	2.30	2.26	2.22	2.19	2.13	2.09	2.06
29	4.18	3.33	2.93	2.70	2.55	2.43	2.35	2.28	2.22	2.18	2.10	2.05	2.01	1.97	1.94	1.92	1.90	1.88	1.87	1.85	1.83	1.81	1.79	1.77	1.75	1.73	1.71	1.67	1.65	1.64
	7.60	5.42	4.54	4.04	3.73	3.50	3.33	3.20	3.09	3.00	2.87	2.77	2.69	2.62	2.57	2.53	2.49	2.46	2.44	2.41	2.36	2.33	2.30	2.27	2.23	2.19	2.16	2.10	2.06	2.03

续　表

v_2	1	2	3	4	5	6	7	8	9	10	12	14	16	18	20	22	24	26	28	30	35	40	45	50	60	80	100	200	500	∞
30	4.17	3.32	2.92	2.69	2.53	2.42	2.33	2.27	2.21	2.16	2.09	2.04	1.99	1.96	1.93	1.91	1.89	1.87	1.85	1.84	1.81	1.79	1.77	1.76	1.74	1.71	1.70	1.66	1.64	1.62
	7.56	5.39	4.51	4.02	3.70	3.47	3.30	3.17	3.07	2.98	2.84	2.74	2.66	2.60	2.55	2.51	2.47	2.44	2.41	2.39	2.34	2.30	2.27	2.25	2.21	2.16	2.13	2.07	2.03	2.01
32	4.15	3.29	2.90	2.67	2.51	2.40	2.31	2.24	2.19	2.14	2.07	2.01	1.97	1.94	1.91	1.88	1.86	1.85	1.83	1.82	1.79	1.77	1.75	1.74	1.71	1.69	1.67	1.63	1.61	1.59
	7.50	5.34	4.46	3.97	3.65	3.43	3.26	3.13	3.02	2.93	2.80	2.70	2.62	2.55	2.50	2.46	2.42	2.39	2.36	2.34	2.29	2.25	2.22	2.20	2.16	2.11	2.08	2.02	1.98	1.96
34	4.13	3.28	2.88	2.65	2.49	2.38	2.29	2.23	2.17	2.12	2.05	1.99	1.95	1.92	1.89	1.86	1.84	1.82	1.80	1.80	1.77	1.75	1.73	1.71	1.69	1.66	1.65	1.61	1.59	1.57
	7.44	5.29	4.42	3.93	3.61	3.39	3.22	3.09	2.98	2.89	2.76	2.66	2.58	2.51	2.46	2.42	2.38	2.35	2.32	2.30	2.25	2.21	2.18	2.16	2.12	2.07	2.04	1.98	1.94	1.91
36	4.11	3.26	2.87	2.63	2.48	2.36	2.28	2.21	2.15	2.11	2.03	1.98	1.93	1.90	1.87	1.85	1.82	1.81	1.79	1.78	1.75	1.73	1.71	1.69	1.67	1.64	1.62	1.59	1.56	1.55
	7.40	5.25	4.38	3.89	3.57	3.35	3.18	3.05	2.95	2.86	2.72	2.62	2.54	2.48	2.43	2.38	2.35	2.32	2.29	2.26	2.21	2.17	2.14	2.12	2.08	2.03	2.00	1.94	1.90	1.87
38	4.10	3.24	2.85	2.62	2.46	2.35	2.26	2.19	2.14	2.09	2.02	1.96	1.92	1.88	1.85	1.83	1.81	1.79	1.77	1.76	1.73	1.71	1.69	1.68	1.65	1.62	1.61	1.57	1.54	1.53
	7.35	5.21	4.34	3.86	3.54	3.32	3.15	3.02	2.92	2.83	2.69	2.59	2.51	2.45	2.40	2.35	2.32	2.28	2.26	2.23	2.18	2.14	2.11	2.09	2.05	2.00	1.97	1.90	1.86	1.84
40	4.08	3.23	2.84	2.61	2.45	2.34	2.25	2.18	2.12	2.08	2.00	1.95	1.90	1.87	1.84	1.81	1.79	1.77	1.76	1.74	1.72	1.69	1.67	1.66	1.64	1.61	1.59	1.55	1.53	1.51
	7.31	5.18	4.31	3.83	3.51	3.29	3.12	2.99	2.89	2.80	2.66	2.56	2.48	2.42	2.37	2.33	2.29	2.26	2.23	2.20	2.15	2.11	2.08	2.06	2.02	1.97	1.94	1.87	1.83	1.80
42	4.07	3.22	2.83	2.59	2.44	2.32	2.24	2.17	2.11	2.06	1.99	1.93	1.89	1.86	1.83	1.80	1.78	1.76	1.74	1.73	1.70	1.68	1.66	1.65	1.62	1.59	1.57	1.53	1.51	1.49
	7.28	5.15	4.29	3.80	3.49	3.27	3.10	2.97	2.86	2.78	2.64	2.54	2.46	2.40	2.34	2.30	2.26	2.23	2.20	2.18	2.13	2.09	2.06	2.03	1.99	1.94	1.91	1.85	1.80	1.78
44	4.06	3.21	2.82	2.58	2.43	2.31	2.23	2.16	2.10	2.05	1.98	1.92	1.88	1.84	1.81	1.79	1.77	1.75	1.73	1.72	1.69	1.67	1.65	1.63	1.61	1.58	1.56	1.52	1.49	1.48
	7.25	5.12	4.26	3.78	3.47	3.24	3.08	2.95	2.84	2.75	2.62	2.52	2.44	2.37	2.32	2.28	2.24	2.21	2.18	2.15	2.11	2.06	2.03	2.01	1.97	1.92	1.89	1.82	1.78	1.75
46	4.05	3.20	2.81	2.57	2.42	2.30	2.22	2.15	2.09	2.04	1.97	1.91	1.87	1.83	1.80	1.78	1.76	1.74	1.72	1.71	1.68	1.65	1.64	1.62	1.60	1.57	1.55	1.51	1.48	1.46
	7.22	5.10	4.24	3.76	3.44	3.22	3.06	2.93	2.82	2.73	2.60	2.50	2.42	2.35	2.30	2.26	2.22	2.19	2.16	2.13	2.08	2.04	2.01	1.99	1.95	1.90	1.86	1.80	1.75	1.73
48	4.04	3.19	2.80	2.57	2.41	2.29	2.21	2.14	2.08	2.03	1.96	1.90	1.86	1.82	1.79	1.77	1.75	1.73	1.71	1.70	1.67	1.64	1.62	1.61	1.59	1.56	1.54	1.49	1.47	1.45
	7.20	5.08	4.22	3.74	3.43	3.20	3.04	2.91	2.80	2.72	2.58	2.48	2.40	2.33	2.28	2.24	2.20	2.17	2.14	2.12	2.06	2.02	1.99	1.97	1.93	1.88	1.84	1.78	1.73	1.70
50	4.03	3.18	2.79	2.56	2.40	2.29	2.20	2.13	2.07	2.03	1.95	1.89	1.85	1.81	1.78	1.76	1.74	1.72	1.70	1.69	1.66	1.63	1.61	1.60	1.58	1.54	1.52	1.48	1.46	1.44
	7.17	5.06	4.20	3.72	3.41	3.19	3.02	2.89	2.79	2.70	2.56	2.46	2.38	2.32	2.27	2.22	2.18	2.15	2.12	2.10	2.05	2.01	1.97	1.95	1.91	1.86	1.82	1.76	1.71	1.68

v_1（较大均方的自由度）

续 表

v_2	v_1 （较大均方的自由度）																													
	1	2	3	4	5	6	7	8	9	10	12	14	16	18	20	22	24	26	28	30	35	40	45	50	60	80	100	200	500	∞
60	4.00	3.15	2.76	2.53	2.37	2.25	2.17	2.10	2.04	1.99	1.92	1.86	1.82	1.78	1.75	1.72	1.70	1.68	1.66	1.65	1.62	1.59	1.57	1.56	1.53	1.50	1.48	1.44	1.41	1.39
	7.08	4.98	4.13	3.65	3.34	3.12	2.95	2.82	2.72	2.63	2.59	2.39	2.31	2.25	2.20	2.15	2.12	2.08	2.05	2.03	1.98	1.94	1.90	1.88	1.84	1.78	1.75	1.68	1.63	1.60
80	3.96	3.11	2.72	2.49	2.33	2.21	2.13	2.06	2.00	1.95	1.88	1.82	1.77	1.73	1.70	1.68	1.65	1.63	1.62	1.60	1.57	1.54	1.52	1.51	1.48	1.45	1.43	1.38	1.35	1.32
	6.96	4.88	4.04	3.56	3.26	3.04	2.87	2.74	2.64	2.55	2.42	2.31	2.23	2.17	2.12	2.07	2.03	2.00	1.97	1.94	1.89	1.85	1.81	1.79	1.75	1.69	1.66	1.58	1.53	1.49
100	3.94	3.09	2.70	2.46	2.31	2.19	2.10	2.03	1.97	1.93	1.85	1.79	1.75	1.71	1.68	1.65	1.63	1.61	1.59	1.57	1.54	1.52	1.49	1.48	1.45	1.41	1.39	1.34	1.31	1.28
	6.90	4.82	3.98	3.51	3.21	2.99	2.82	2.69	2.59	2.50	2.37	2.26	2.19	2.12	2.07	2.02	1.98	1.94	1.92	1.89	1.84	1.80	1.76	1.73	1.69	1.63	1.60	1.52	1.47	1.43
125	3.92	3.07	2.68	2.44	2.29	2.17	2.08	2.01	1.96	1.91	1.83	1.77	1.72	1.69	1.65	1.63	1.60	1.58	1.57	1.55	1.52	1.49	1.47	1.45	1.42	1.39	1.36	1.31	1.27	1.25
	6.84	4.78	3.94	3.47	3.17	2.95	2.79	2.66	2.55	2.47	2.33	2.23	2.15	2.08	2.03	1.98	1.94	1.91	1.88	1.85	1.80	1.76	1.72	1.69	1.65	1.59	1.55	1.47	1.41	1.37
150	3.90	3.06	2.66	2.43	2.27	2.16	2.07	2.00	1.94	1.89	1.82	1.76	1.71	1.67	1.64	1.61	1.59	1.57	1.55	1.53	1.50	1.48	1.45	1.44	1.41	1.37	1.34	1.29	1.25	1.22
	6.81	4.75	3.92	3.45	3.14	2.92	2.76	2.63	2.53	2.44	2.31	2.20	2.12	2.06	2.00	1.96	1.92	1.88	1.85	1.83	1.77	1.73	1.69	1.66	1.62	1.56	1.52	1.43	1.38	1.33
200	3.89	3.04	2.65	2.42	2.26	2.14	2.06	1.98	1.93	1.88	1.80	1.74	1.69	1.66	1.62	1.60	1.57	1.55	1.53	1.52	1.48	1.46	1.43	1.41	1.39	1.35	1.32	1.26	1.22	1.19
	6.76	4.71	3.88	3.41	3.11	2.89	2.73	2.60	2.50	2.41	2.27	2.17	2.09	2.02	1.97	1.93	1.89	1.85	1.82	1.79	1.74	1.69	1.66	1.63	1.58	1.52	1.48	1.39	1.33	1.28
300	3.87	3.03	2.63	2.40	2.24	2.13	2.04	1.97	1.91	1.86	1.78	1.72	1.68	1.64	1.61	1.58	1.55	1.53	1.51	1.50	1.46	1.43	1.41	1.39	1.36	1.32	1.30	1.23	1.19	1.15
	6.72	4.68	3.85	3.38	3.08	2.86	2.70	2.57	2.47	2.38	2.24	2.14	2.06	1.99	1.94	1.89	1.85	1.82	1.79	1.76	1.71	1.66	1.62	1.59	1.55	1.48	1.44	1.35	1.28	1.22
500	3.86	3.01	2.62	2.39	2.23	2.12	2.03	1.96	1.90	1.85	1.77	1.71	1.66	1.62	1.59	1.56	1.54	1.52	1.50	1.48	1.45	1.42	1.40	1.38	1.34	1.30	1.28	1.21	1.16	1.11
	6.69	4.65	3.82	3.36	3.05	2.84	2.68	2.55	2.44	2.36	2.22	2.12	2.04	1.97	1.92	1.87	1.83	1.79	1.76	1.74	1.68	1.63	1.60	1.56	1.52	1.45	1.41	1.31	1.23	1.16
1000	3.85	3.00	2.61	2.38	2.22	2.11	2.02	1.95	1.89	1.84	1.76	1.70	1.65	1.61	1.58	1.55	1.53	1.51	1.49	1.47	1.44	1.41	1.38	1.36	1.33	1.29	1.26	1.19	1.13	1.08
	6.66	4.63	3.80	3.34	3.04	2.82	2.66	2.53	2.43	2.34	2.20	2.10	2.02	1.95	1.90	1.85	1.81	1.77	1.74	1.72	1.66	1.61	1.57	1.54	1.50	1.43	1.38	1.28	1.19	1.11
∞	3.84	3.00	2.60	2.37	2.21	2.10	2.01	1.94	1.88	1.83	1.75	1.69	1.64	1.60	1.57	1.54	1.52	1.50	1.48	1.46	1.42	1.39	1.37	1.35	1.32	1.27	1.24	1.17	1.11	1.00
	6.63	4.61	3.78	3.32	3.02	2.80	2.64	2.51	2.41	2.32	2.18	2.08	2.00	1.93	1.88	1.83	1.79	1.76	1.72	1.70	1.64	1.59	1.55	1.52	1.47	1.40	1.36	1.25	1.15	1.00

附录E　q值表

v	组数，a								
	2	3	4	5	6	7	8	9	10
5	3.64	4.60	5.22	5.67	6.03	6.33	6.58	6.80	6.99
	5.70	6.98	7.80	8.42	8.91	9.32	9.67	9.97	10.24
6	3.46	4.34	4.90	5.30	5.63	5.90	6.12	6.32	6.49
	5.24	6.33	7.03	7.56	7.97	8.32	8.61	8.87	9.10
7	3.34	4.16	4.68	5.06	5.36	5.61	5.82	6.00	6.16
	4.95	5.92	6.54	7.01	7.37	7.68	7.94	8.17	8.37
8	3.26	4.04	4.53	4.89	5.17	5.40	5.60	5.77	5.92
	4.75	5.64	6.20	6.62	6.96	7.24	7.47	7.68	7.86
9	3.20	3.95	4.41	4.76	5.02	5.24	5.43	5.59	5.74
	4.60	5.43	5.96	6.35	6.66	6.91	7.13	7.33	7.49
10	3.15	3.88	4.33	4.65	4.91	5.12	5.30	5.46	5.60
	4.48	5.27	5.77	6.14	6.43	6.67	6.87	7.05	7.21
11	3.11	3.82	4.26	4.58	4.82	5.03	5.20	5.35	5.49
	4.39	5.14	5.62	5.97	6.25	6.48	6.67	6.84	6.99
12	3.08	3.77	4.20	4.51	4.75	4.95	5.12	5.27	5.39
	4.32	5.05	5.50	5.84	6.10	6.32	6.51	6.67	6.81
13	3.06	3.73	4.15	4.46	4.69	4.88	5.05	5.19	5.32
	4.26	4.96	5.40	5.73	5.98	6.19	6.37	6.53	6.67
14	3.03	3.70	4.11	4.41	4.64	4.83	4.99	5.13	5.25
	4.21	4.89	5.32	5.63	5.88	6.08	6.26	6.41	6.54
15	3.01	3.67	4.08	4.37	4.59	4.78	4.94	5.08	5.20
	4.17	4.83	5.25	5.56	5.80	5.99	6.16	6.31	6.44
16	3.00	3.65	4.05	4.33	4.56	4.74	4.90	5.03	5.15
	4.13	4.79	5.19	5.49	5.72	5.92	6.08	6.22	6.35

续　表

v	组数, a								
	2	3	4	5	6	7	8	9	10
18	2.97	3.61	4.00	4.28	4.49	4.67	4.82	4.96	5.07
	4.07	4.70	5.09	5.38	5.60	5.79	5.94	6.08	6.20
20	2.95	3.58	3.96	4.23	4.45	4.62	4.77	4.90	5.01
	4.02	4.64	5.02	5.29	5.51	5.69	5.84	5.97	6.09
30	2.89	3.49	3.85	4.10	4.30	4.46	4.60	4.72	4.82
	3.89	4.45	4.80	5.05	5.24	5.40	5.04	5.65	5.76
40	2.86	3.44	3.79	4.04	4.23	4.39	4.52	4.63	4.73
	3.82	4.37	4.70	4.93	5.11	5.26	5.39	5.50	5.60
60	2.83	3.40	3.74	3.98	4.16	4.31	4.44	4.55	4.65
	3.76	4.28	4.59	4.82	4.99	5.13	5.25	5.36	5.45
120	2.80	3.36	3.68	3.92	4.10	4.24	4.36	4.47	4.56
	3.70	4.20	4.50	4.71	4.87	5.01	5.12	5.21	5.30
∞	2.77	3.31	3.63	3.86	4.03	4.17	4.29	4.39	4.47
	3.64	4.12	4.40	4.60	4.76	4.88	4.99	5.08	5.16

附录F t_D 界值表（Dunnett-t检验用，双侧）

（上行$P=0.05$，下行$P=0.01$）

误差 自由度v	处理组数（不包括对照组）a								
	1	2	3	4	5	6	7	8	9
5	2.57	3.03	3.29	3.48	3.62	3.73	3.82	3.90	3.97
	4.03	4.63	4.98	5.22	5.41	5.56	5.69	5.80	5.89
6	2.45	2.86	3.10	3.26	3.39	3.49	3.57	3.64	3.71
	3.71	4.21	4.51	4.71	4.87	5.00	5.10	5.20	5.28
7	2.36	2.75	2.97	3.12	3.24	3.33	3.41	3.47	3.53
	3.50	3.95	4.21	4.39	4.53	4.64	4.74	4.82	4.89
8	2.31	2.67	2.88	3.02	3.13	3.22	3.29	3.35	3.41
	3.36	3.77	4.00	4.17	4.29	4.40	4.48	4.56	4.62
9	2.26	2.61	2.81	2.95	3.05	3.14	3.20	3.26	3.32
	3.25	3.63	3.85	4.01	4.12	4.22	4.30	4.37	4.43
10	2.23	2.57	2.76	2.89	2.99	3.07	3.14	3.19	3.24
	3.17	3.53	3.74	3.88	3.99	4.08	4.16	4.22	4.28
11	2.20	2.53	2.72	2.84	2.94	3.02	3.08	3.14	3.19
	3.11	3.45	3.65	3.79	3.88	3.98	4.05	4.11	4.16
12	2.18	2.50	2.68	2.81	2.90	2.98	3.04	3.09	3.14
	3.05	3.39	3.58	3.71	3.81	3.89	3.96	4.02	4.07
13	2.16	2.48	2.65	2.78	2.87	2.94	3.00	3.06	3.10
	3.01	3.33	3.52	3.65	3.74	3.82	3.89	3.94	3.99
14	2.14	2.46	2.63	2.75	2.84	2.91	2.97	3.02	3.07
	2.98	3.29	3.47	3.59	3.69	3.76	3.83	3.88	3.93
15	2.13	2.44	2.61	2.73	2.82	2.89	2.95	3.00	3.04
	2.95	3.25	3.43	3.55	3.64	3.71	3.78	3.83	3.88
16	2.12	2.42	2.59	2.71	2.80	2.87	2.92	2.97	3.02
	2.92	3.22	3.39	3.51	3.60	3.67	3.73	3.78	3.83

续 表

误差自由度 v	处理组数（不包括对照组）a								
	1	2	3	4	5	6	7	8	9
17	2.11	2.41	2.58	2.69	2.78	2.85	2.90	2.95	3.00
	2.90	3.19	3.36	3.47	3.56	3.63	3.69	3.74	3.79
18	2.10	2.40	2.56	2.68	2.76	2.83	2.89	2.94	2.98
	2.88	3.17	3.33	3.44	3.53	3.60	3.66	3.71	3.75
19	2.09	2.39	2.55	2.66	2.75	2.81	2.87	2.92	2.96
	2.86	3.15	3.31	3.42	3.50	3.57	3.63	3.68	3.72
20	2.09	2.38	2.54	2.65	2.73	2.80	2.86	2.90	2.95
	2.85	3.13	3.29	3.40	3.48	3.55	3.60	3.65	3.69
24	2.06	2.35	2.51	2.61	2.70	2.76	2.81	2.86	2.90
	2.80	3.07	3.22	3.32	3.40	3.47	3.52	3.57	3.61
30	2.04	2.32	2.47	2.58	2.66	2.72	2.77	2.82	2.86
	2.75	3.01	3.15	3.25	3.33	3.39	3.44	3.49	3.52
40	2.02	2.29	2.44	2.54	2.62	2.68	2.73	2.77	2.81
	2.70	2.95	3.09	3.19	3.26	3.32	3.37	3.41	3.44
60	2.00	2.27	2.41	2.51	2.58	2.64	2.69	2.73	2.77
	2.66	2.90	3.03	3.12	3.19	3.25	3.29	3.33	3.37
120	1.98	2.24	2.38	2.47	2.55	2.60	2.65	2.69	2.73
	2.62	2.85	2.97	3.06	3.12	3.18	3.22	3.26	3.29
∞	1.96	2.21	2.35	2.44	2.51	2.57	2.61	2.65	2.69
	2.58	2.79	2.92	3.00	3.06	3.11	3.15	3.19	3.22

附录G T界值表（配对设计资料的符号秩和检验用）

n	单侧: 0.05 双侧: 0.10	0.025 0.05	0.01 0.02	0.005 0.010
5	0 ~ 15	—	—	—
6	2 ~ 19	0 ~ 21	—	—
7	3 ~ 25	2 ~ 26	0 ~ 28	—
8	5 ~ 31	3 ~ 33	1 ~ 35	0 ~ 36
9	8 ~ 37	5 ~ 40	3 ~ 42	1 ~ 44
10	10 ~ 45	8 ~ 47	5 ~ 50	3 ~ 52
11	13 ~ 53	10 ~ 56	7 ~ 59	5 ~ 61
12	17 ~ 61	13 ~ 65	9 ~ 69	7 ~ 71
13	21 ~ 70	17 ~ 74	12 ~ 79	9 ~ 82
14	25 ~ 80	21 ~ 84	15 ~ 90	12 ~ 93
15	30 ~ 90	25 ~ 95	19 ~ 101	15 ~ 105
16	35 ~ 101	29 ~ 107	23 ~ 113	19 ~ 117
17	41 ~ 112	34 ~ 119	27 ~ 126	23 ~ 130
18	47 ~ 124	40 ~ 131	32 ~ 139	27 ~ 144
19	53 ~ 137	46 ~ 144	37 ~ 153	32 ~ 158
20	60 ~ 150	52 ~ 158	43 ~ 167	37 ~ 173
21	67 ~ 164	58 ~ 173	49 ~ 182	42 ~ 189
22	75 ~ 178	65 ~ 188	55 ~ 198	48 ~ 205
23	83 ~ 193	73 ~ 203	62 ~ 214	54 ~ 222
24	91 ~ 209	81 ~ 219	69 ~ 231	61 ~ 239
25	100 ~ 225	89 ~ 236	76 ~ 249	68 ~ 257
26	110 ~ 241	98 ~ 253	84 ~ 267	75 ~ 276
27	119 ~ 259	107 ~ 271	92 ~ 286	83 ~ 295
28	130 ~ 276	116 ~ 290	101 ~ 305	91 ~ 315
29	140 ~ 295	126 ~ 309	110 ~ 325	100 ~ 335

续　表

n	单侧: 0.05 双侧: 0.10	0.025 0.05	0.01 0.02	0.005 0.010
30	151 ～ 314	137 ～ 328	120 ～ 345	109 ～ 356
31	163 ～ 333	147 ～ 349	130 ～ 366	118 ～ 378
32	175 ～ 353	159 ～ 369	140 ～ 388	128 ～ 400
33	187 ～ 374	170 ～ 391	151 ～ 410	138 ～ 423
34	200 ～ 395	182 ～ 413	162 ～ 433	148 ～ 447
35	213 ～ 417	195 ～ 435	173 ～ 457	159 ～ 471
36	227 ～ 439	208 ～ 458	185 ～ 481	171 ～ 495
37	241 ～ 462	221 ～ 482	198 ～ 505	182 ～ 521
38	256 ～ 485	235 ～ 506	211 ～ 530	194 ～ 547
39	271 ～ 509	249 ～ 531	224 ～ 556	207 ～ 573
40	286 ～ 534	264 ～ 556	238 ～ 582	220 ～ 600
41	302 ～ 559	279 ～ 582	252 ～ 609	233 ～ 628
42	319 ～ 584	294 ～ 609	266 ～ 637	247 ～ 656
43	336 ～ 610	310 ～ 636	281 ～ 665	261 ～ 685
44	353 ～ 637	327 ～ 663	296 ～ 694	276 ～ 714
45	371 ～ 664	343 ～ 692	312 ～ 723	291 ～ 744
46	389 ～ 692	361 ～ 720	328 ～ 753	307 ～ 774
47	407 ～ 721	378 ～ 750	345 ～ 783	322 ～ 806
48	426 ～ 750	396 ～ 780	362 ～ 814	339 ～ 837
49	446 ～ 779	415 ～ 810	379 ～ 846	355 ～ 870
50	466 ～ 809	434 ～ 841	397 ～ 878	373 ～ 902

附录H T界值表（成组设计两样本比较的秩和检验用）

1行	单侧 P = 0.05	双侧 P = 0.10
2行	单侧 P = 0.025	双侧 P = 0.05
3行	单侧 P = 0.01	双侧 P = 0.02
4行	单侧 P = 0.005	双侧 P = 0.01

n_1 （较小 n）	$n_2 - n_1$										
	0	1	2	3	4	5	6	7	8	9	10
2	—	—	—	3~13	3~15	3~17	4~18	4~20	4~22	4~24	5~25
	—	—	—			—	3~19	3~21	3~23	3~25	4~26
3	6~15	6~18	7~20	8~22	8~25	9~27	10~29	10~32	11~34	11~37	12~39
	—	—	6~21	7~23	7~26	8~28	8~31	9~33	9~36	10~38	10~41
	—	—	—	—	6~27	6~30	7~32	7~35	7~38	8~40	8~43
	—	—	—	—	—	—	6~33	6~36	6~39	7~41	7~44
4	11~25	12~28	13~31	14~34	15~37	16~40	17~43	18~46	19~49	20~52	21~55
	10~26	11~29	12~32	13~35	14~38	14~42	15~45	16~48	17~51	18~54	19~57
	—	10~30	11~33	11~37	12~40	13~43	13~47	14~50	15~53	15~57	16~60
	—	—	10~34	10~38	11~41	11~45	12~48	12~52	13~55	13~59	14~62
5	19~36	20~40	21~44	23~47	24~51	26~54	27~58	28~62	30~65	31~69	33~72
	17~38	18~42	20~45	21~49	22~53	23~57	24~61	26~64	27~68	28~72	29~76
	16~39	17~43	18~47	19~51	20~55	21~59	22~63	23~67	24~71	25~75	26~79
	15~40	16~44	16~49	17~53	18~57	19~61	20~65	21~69	22~73	22~78	23~82
6	28~50	29~55	31~59	33~63	35~67	37~71	38~76	40~80	42~84	44~88	46~92
	26~52	27~57	29~61	31~65	32~70	34~74	35~79	37~83	38~88	40~92	42~96
	24~54	25~59	27~63	28~68	29~73	30~78	32~82	33~87	34~92	36~96	37~101
	23~55	24~60	25~65	26~70	27~75	28~80	30~84	31~89	32~94	33~99	32~104

续 表

n_1（较小 n）	n_2-n_1										
	0	1	2	3	4	5	6	7	8	9	10
7	39～66	41～71	43～76	45～81	47～86	49～91	52～95	54～100	46～105	58～110	61～114
	36～69	38～74	40～79	42～84	44～89	46～94	48～99	50～104	52～109	54～114	56～119
	34～71	35～77	37～82	39～87	40～93	42～98	44～103	45～109	47～114	49～119	51～124
	32～73	34～78	35～84	37～89	38～95	40～100	41～106	43～111	44～117	45～122	47～128
8	51～85	54～90	56～96	59～101	62～106	64～112	67～117	69～123	72～128	75～133	77～139
	49～87	51～93	53～99	55～105	58～110	60～116	62～122	65～127	67～133	70～138	72～144
	45～91	47～97	49～103	51～109	53～115	56～120	58～126	60～132	62～138	64～144	66～150
	43～93	45～99	47～105	49～111	51～117	53～123	54～130	56～136	58～142	60～148	62～154
9	66～105	69～111	72～117	75～123	78～129	81～135	84～141	87～147	90～153	93～159	96～165
	62～109	65～115	68～121	71～127	73～134	76～140	79～146	82～152	84～159	87～165	90～171
	59～112	61～119	63～126	66～132	68～139	71～145	73～152	76～158	78～165	81～171	83～178
	56～115	58～122	61～128	63～135	65～142	67～149	69～156	72～162	74～169	76～176	78～183
10	82～128	86～134	89～141	92～148	96～154	99～161	103～167	106～174	110～180	113～187	117～193
	78～132	81～139	84～146	88～152	91～159	94～166	97～173	100～180	103～187	107～193	110～200
	74～136	77～143	79～151	82～158	85～165	88～172	91～179	93～187	96～194	99～201	102～208
	71～139	73～147	76～154	79～161	81～169	84～176	86～184	89～191	92～198	94～206	97～213

附录I H界值表（成组设计多个样本比较的秩和检验用）

N	n_1	n_2	n_3	P	
				0.05	0.01
7	3	2	2	4.71	—
	3	3	1	5.14	—
8	3	3	2	5.36	—
	4	2	2	5.33	—
	4	3	1	5.21	—
	5	2	1	5.00	—
9	3	3	3	5.60	7.20
	4	3	2	5.44	6.44
	4	4	1	4.97	6.67
	5	2	2	5.16	6.53
	5	3	1	4.96	—
10	4	3	3	5.73	6.75
	4	4	2	5.45	7.04
	5	3	2	5.52	6.82
	5	4	1	4.99	6.95
11	4	4	3	5.60	7.14
	5	3	3	5.65	7.08
	5	4	2	5.27	7.12
	5	5	1	5.13	7.31

续　表

N	n_1	n_2	n_3	P	
				0.05	0.01
	4	4	4	5.69	7.65
12	5	4	3	5.63	7.44
	5	5	2	5.34	7.27
13	5	4	4	5.62	7.76
	5	5	3	5.71	7.54
14	5	5	4	5.64	7.79
15	5	5	5	5.78	7.98

附录J 百分率的可信区间

上行：95 % 可信区间　　下行：99 % 可信区间

n	0	1	2	3	4	5	...	25
1	0~98							
	0~100							
2	0~84	1~99						
	0~93	0~100						
3	0~71	1~91	9~99					
	0~83	0~96	4~100					
4	0~60	1~81	7~93					
	0~73	0~89	3~97					
5	0~52	1~72	5~85	15~95				
	0~65	0~81	2~92	8~98				
6	0~46	1~64	4~78	12~88				
	0~59	0~75	2~86	7~93				
7	0~41	1~58	4~71	10~82	18~90			
	0~53	0~68	2~80	6~88	12~94			
8	0~37	1~53	3~65	9~76	16~84			
	0~48	0~63	1~74	5~83	10~90			

x

续 表

n												x														
	0	1	2	3	4	5	6	7	8	9	10	11	12	13	14	15	16	17	18	19	20	21	22	23	24	25
9	0~34	0~48	3~60	7~70	14~79	21~86																				
	0~45	0~59	1~69	4~78	9~85	15~91																				
10	0~31	0~45	3~56	7~65	12~74	19~81																				
	0~41	0~54	1~65	4~74	8~81	13~87																				
11	0~28	0~41	2~52	6~61	11~69	17~77	23~83																			
	0~38	0~51	1~61	3~69	7~77	11~83	17~89																			
12	0~26	0~38	2~48	5~57	10~65	15~72	21~79																			
	0~36	0~48	1~57	3~66	6~73	10~79	15~85																			
13	0~25	0~36	2~45	5~54	9~61	14~68	19~75	25~81																		
	0~34	0~45	1~54	3~62	6~69	9~76	14~81	19~86																		
14	0~23	0~34	2~43	5~51	8~58	13~65	18~71	23~77																		
	0~32	0~42	1~51	3~59	5~66	9~72	13~78	17~83																		
15	0~22	0~32	2~41	4~48	8~55	12~62	16~68	21~73	27~79																	
	0~30	0~40	1~49	2~56	5~63	8~69	12~74	16~79	21~84																	
16	0~21	0~30	2~38	4~46	7~52	11~59	15~65	20~70	25~75																	
	0~28	0~38	1~46	2~53	8~60	11~66	15~71	19~76	25~81																	
17	0~20	0~29	2~36	4~43	7~50	10~56	14~62	18~67	23~72	28~77																
	0~27	0~36	1~44	2~51	4~57	7~63	10~69	14~74	18~78	22~82																
18	0~19	0~27	2~35	4~41	6~48	10~54	13~59	17~64	22~69	26~74																
	0~26	0~35	1~42	2~49	4~55	7~61	10~66	13~71	17~75	21~79																
19	0~18	0~26	2~33	3~40	6~46	9~51	13~57	16~62	20~67	24~71	29~76															
	0~24	0~33	1~40	2~47	4~53	6~58	9~63	12~68	16~73	19~77	23~81															
20	0~17	0~25	2~32	3~38	6~44	9~49	12~54	15~59	19~64	23~69	27~73															
	0~23	0~32	1~39	2~45	4~51	6~56	9~61	11~66	15~70	18~74	22~78															
21	0~16	0~24	2~30	3~36	5~42	8~47	11~52	15~57	18~62	22~66	26~70	30~74														
	0~22	0~30	1~37	2~43	4~49	6~54	8~59	11~63	14~68	17~71	21~76	24~80														
22	0~15	0~23	2~29	3~35	5~40	8~45	11~50	14~55	17~59	21~64	24~68	28~72														
	0~21	0~29	1~36	2~42	3~47	5~52	8~57	10~61	13~66	16~70	20~73	23~77														

续　表

n	0	1	2	3	4	5	6	7	8	9	10	11	12	13	14	15	16	17	18	19	20	21	22	23	24	25
23	0~15	0~22	1~28	3~34	5~39	8~44	10~48	13~53	16~57	20~62	23~66	27~69	31~73													
	0~21	0~28	1~35	2~40	3~45	5~50	7~55	10~59	13~63	15~67	19~71	22~75	25~78													
24	0~14	0~21	1~27	3~32	5~37	7~42	10~47	13~51	16~55	19~59	22~63	26~67	29~71													
	0~20	0~27	0~33	2~39	3~44	5~49	7~53	9~57	12~61	15~65	18~69	21~73	24~76													
25	0~14	0~20	1~26	3~31	5~36	7~41	9~45	12~49	15~54	18~58	21~61	24~65	28~69	31~72												
	0~19	0~26	0~32	1~37	3~42	5~47	7~51	9~56	11~60	14~63	17~67	20~71	23~74	26~77												
26	0~13	0~20	1~25	2~30	4~35	7~39	9~44	12~48	14~52	17~56	20~60	23~63	27~67	30~70												
	0~18	0~25	0~31	1~36	3~41	4~46	6~50	9~54	11~58	13~62	16~65	19~69	22~72	25~75												
27	0~13	0~19	1~24	2~29	4~34	6~38	9~42	11~46	14~50	16~54	19~58	22~61	25~65	29~68	32~71											
	0~18	0~25	0~30	1~35	3~40	4~44	6~48	8~52	10~57	13~60	15~63	18~67	21~70	24~73	27~76											
28	0~12	0~18	1~24	2~28	4~33	6~37	8~41	11~45	13~49	16~52	19~56	22~59	25~63	28~66	31~69											
	0~17	0~24	0~29	1~34	3~39	4~43	6~47	8~51	10~55	12~58	15~62	17~65	20~68	23~71	26~74											
29	0~12	0~18	1~23	2~27	4~32	6~36	8~40	10~44	13~47	15~51	18~54	21~58	24~61	26~64	30~68	33~71										
	0~17	0~23	0~28	1~33	3~37	4~42	6~46	8~49	10~53	12~57	14~60	17~63	19~66	22~70	25~72	28~75										
30	0~12	0~17	1~22	2~27	4~31	6~35	8~39	10~42	12~46	15~49	17~53	20~56	23~59	26~63	28~66	31~69										
	0~16	0~22	0~27	1~32	2~36	4~40	5~44	7~48	9~52	11~55	14~58	16~62	19~65	21~68	24~71	27~74										
31	0~11	0~17	1~22	2~26	4~30	6~34	8~38	9~41	12~45	14~48	17~51	19~55	22~58	25~61	27~64	30~67	33~70									
	0~16	0~22	0~26	1~31	2~35	4~39	5~43	7~47	9~50	11~54	13~57	16~60	18~63	20~66	23~69	26~72	28~75									
32	0~11	0~16	1~21	2~25	4~29	5~33	7~36	9~40	11~43	14~47	16~50	19~53	21~56	24~59	26~62	29~65	32~68									
	0~15	0~21	0~26	1~30	2~34	4~38	5~42	7~46	9~49	11~52	13~56	15~59	17~62	20~65	22~67	25~70	27~73									
33	0~11	0~15	1~20	2~24	3~28	5~32	7~36	9~39	11~42	13~46	15~49	18~52	20~55	23~58	26~61	28~64	31~67	34~69								
	0~15	0~20	0~25	1~30	2~34	3~37	5~41	7~44	8~48	10~51	12~54	14~57	17~60	19~63	22~64	24~69	26~71	29~74								
34	0~10	0~15	1~19	2~23	3~27	5~31	7~34	9~38	11~41	13~44	15~48	17~51	19~54	23~57	25~59	27~62	30~65	32~68								
	0~15	0~20	0~24	1~28	2~33	3~36	5~40	6~43	8~45	10~49	12~53	14~56	16~59	18~62	20~63	23~67	25~70	28~72								
35	0~10	0~15	1~18	2~22	3~26	5~30	6~33	8~37	10~40	12~42	14~45	16~48	19~51	22~55	24~58	26~61	29~63	31~66	34~69							
	0~14	0~19	0~24	1~28	2~32	3~35	5~39	6~42	8~45	9~48	11~51	13~53	16~57	18~60	19~62	22~66	24~68	27~71	29~73							
36	0~10	0~14	1~18	2~22	3~26	5~29	6~33	8~36	10~39	11~43	14~45	16~48	17~51	21~54	23~57	26~59	28~62	30~65	33~67							
	0~14	0~19	0~23	1~27	2~31	3~35	5~38	6~41	8~44	9~47	11~50	13~53	15~56	17~59	19~62	22~64	23~67	26~69	28~72							

续 表

x

n	0	1	2	3	4	5	6	7	8	9	10	11	12	13	14	15	16	17	18	19	20	21	22	23	24	25
37	0~10	0~14	1~18	2~22	3~25	5~28	6~32	8~35	10~38	12~41	14~44	16~47	18~50	20~53	23~55	25~58	27~61	30~63	32~66	34~68						
	0~13	0~18	0~23	1~27	2~30	3~34	4~37	6~40	7~43	9~46	11~49	13~52	15~55	17~58	19~60	21~63	23~65	25~68	28~70	30~73						
38	0~10	0~14	1~18	2~21	3~25	5~28	6~32	8~34	10~37	11~40	13~43	15~46	18~49	20~51	22~54	24~57	26~59	29~62	31~64	33~67						
	0~13	0~18	0~22	1~26	2~30	3~33	4~36	6~39	7~42	9~45	11~48	12~51	14~54	16~56	18~59	20~61	22~64	25~66	27~69	29~71						
39	0~9	0~14	1~17	2~21	3~24	4~27	6~31	8~33	9~36	11~39	13~42	15~45	17~48	19~50	21~53	23~55	26~58	28~60	30~63	32~65	35~68					
	0~13	0~18	0~21	1~25	2~29	3~32	4~35	6~38	7~41	9~44	10~47	12~50	14~53	16~55	18~58	20~60	22~63	24~65	26~68	28~70	30~72					
40	0~9	0~13	1~17	2~20	3~24	4~27	6~30	8~33	9~35	11~38	13~41	15~44	17~47	19~49	21~52	23~54	25~57	27~59	29~62	32~64	34~66					
	0~12	0~17	0~21	1~25	2~28	3~32	4~35	5~38	7~40	8~43	10~46	12~49	14~52	16~55	17~57	19~59	21~61	23~64	25~66	27~68	30~71					
41	0~9	0~13	1~17	2~20	3~23	4~26	6~29	7~32	9~35	11~37	12~40	14~43	16~46	18~48	20~51	22~53	24~56	26~58	28~61	31~63	33~65	35~67				
	0~12	0~17	0~21	1~24	2~28	3~31	4~34	5~37	7~40	8~42	10~45	11~48	13~50	15~53	17~55	19~58	21~60	23~63	25~66	27~67	29~69	31~71				
42	0~9	0~13	1~16	2~20	3~23	3~26	6~28	7~31	9~34	10~37	12~39	14~42	16~45	18~47	20~50	20~52	24~54	24~57	28~59	30~61	32~64	34~66	36~67			
	0~12	0~17	0~20	1~24	2~27	3~30	4~33	5~36	7~39	8~42	10~44	11~47	13~49	15~52	16~54	18~57	20~59	22~61	24~64	26~66	28~67	29~69	31~71			
43	0~9	0~12	1~16	2~19	3~23	4~25	5~28	7~31	8~33	10~36	12~39	14~41	15~44	17~46	19~49	21~51	23~53	25~56	27~58	29~60	31~62	33~65	36~67			
	0~12	0~16	0~20	1~23	2~26	3~30	4~33	5~35	6~38	8~41	9~43	11~46	13~49	14~51	16~53	18~56	19~58	21~60	23~62	25~65	27~66	29~69	31~71			
44	0~9	0~12	1~16	2~19	3~22	4~25	5~28	7~30	8~33	10~35	11~38	13~40	5~43	17~45	19~48	21~50	22~52	24~55	26~57	28~59	30~61	33~63	35~65			
	0~11	0~16	0~19	1~23	2~26	3~29	4~32	5~35	6~37	8~40	9~42	11~45	12~47	14~50	15~52	17~55	18~57	20~59	23~61	25~63	26~65	28~68	30~70			
45	0~8	0~12	1~15	2~18	3~21	4~24	5~27	6~29	8~32	9~34	11~37	13~39	15~42	16~44	18~47	20~49	22~51	24~54	26~56	28~58	30~60	32~62	34~64	36~66		
	0~11	0~15	0~19	1~22	2~25	3~28	4~31	5~34	6~37	7~39	9~42	10~44	12~47	14~49	15~51	17~54	19~56	20~59	22~60	24~62	26~64	28~66	30~68	32~70		
46	0~8	0~11	1~15	2~18	3~21	4~24	5~26	6~29	8~31	9~34	11~36	12~39	14~40	16~43	18~46	19~48	21~50	23~53	25~55	27~57	29~59	31~61	33~63	35~65		
	0~11	0~15	0~18	1~22	2~25	3~29	4~31	5~33	6~35	7~38	9~40	10~42	11~46	13~47	15~51	16~52	18~54	20~56	21~58	23~60	25~63	26~64	28~66	31~69		
47	0~8	0~11	1~15	2~18	3~20	4~23	5~26	6~28	8~31	9~33	10~35	12~37	13~39	15~41	17~43	18~45	20~47	22~50	24~52	26~54	28~56	30~58	31~60	33~62	36~66	
	0~11	0~14	0~18	1~21	2~24	3~27	4~32	5~33	6~35	7~38	10~42	10~42	12~46	13~47	14~49	16~51	17~53	19~55	21~57	23~60	25~62	27~65	29~67	31~69	32~70	
48	0~8	0~11	1~14	2~17	3~20	4~22	5~25	6~27	8~30	9~32	10~35	12~37	14~39	15~41	17~44	18~45	20~48	22~51	23~53	25~54	27~56	28~57	31~60	33~63	34~64	36~66
	0~10	0~14	0~18	1~21	2~24	3~27	4~32	5~33	6~34	8~39	9~40	10~44	13~47	15~49	15~50	17~52	19~54	21~57	23~60	24~63	25~62	27~64	29~66	31~68	32~70
49	0~8	0~10	1~14	2~17	3~19	3~22	4~26	6~27	7~29	8~31	10~34	11~36	13~38	15~41	16~43	18~45	20~47	22~49	23~51	25~53	26~55	28~57	29~66	33~62	34~64	36~55
	0~10	0~14	0~17	1~20	2~19	3~22	4~29	4~32	6~34	8~36	8~39	9~41	11~44	12~46	14~48	15~49	17~52	20~56	22~58	25~54	23~60	27~64	29~66	31~68	32~70
50	0~7	0~11	1~14	2~17	3~19	3~22	4~26	5~29	7~31	8~34	9~38	9~40	11~43	12~45	14~47	15~49	17~51	18~53	20~55	21~57	23~59	25~61	26~63	28~65	30~67	32~68
	0~10	0~14	0~17	1~23	2~26	2~26	3~28	4~31	5~33	7~36	8~38	9~40	11~43	12~45	14~47	17~51	17~51	18~53	21~57	25~57	23~59	25~61	26~63	28~65	30~67	32~68

附录K Poisson分布的可信区间

样本计数 x	95% 下限	95% 上限	99% 下限	99% 上限	样本计数 x	95% 下限	95% 上限	99% 下限	99% 上限
0	0.0	3.7	0.0	5.3					
1	0.1	5.6	0.0	7.4	26	17.0	38.0	14.7	42.2
2	0.2	7.2	0.1	9.3	27	17.8	39.2	15.4	43.5
3	0.6	8.8	0.3	11.0	28	18.6	40.4	16.2	44.8
4	1.0	10.2	0.6	12.6	29	19.4	41.6	17.0	46.0
5	1.6	11.7	1.0	14.1	30	20.2	42.8	17.7	47.2
6	2.2	13.1	1.5	15.6	31	21.0	44.0	18.5	48.4
7	2.8	14.4	2.0	17.1	32	21.8	45.1	19.3	49.6
8	3.4	15.8	2.5	18.5	33	22.7	46.3	20.0	50.8
9	4.0	17.1	3.1	20.0	34	23.5	47.5	20.8	52.1
10	4.7	18.4	3.7	21.3	35	24.3	48.7	21.6	53.3
11	5.4	19.7	4.3	22.6	36	25.1	49.8	22.4	54.5
12	6.2	21.0	4.9	24.0	37	26.0	51.0	23.2	55.7
13	6.9	22.3	5.5	25.4	38	26.8	52.2	24.0	56.9
14	7.7	23.5	6.2	26.7	39	27.7	53.3	24.8	58.1
15	8.4	24.8	6.8	28.1	40	28.6	54.5	25.6	59.3
16	9.4	26.0	7.5	29.4	41	29.4	55.6	26.4	60.5
17	9.9	27.2	8.2	30.7	42	30.3	56.8	27.2	61.7
18	10.7	28.4	8.9	32.0	43	31.1	57.9	28.0	62.9
19	11.5	29.6	9.6	33.3	44	32.0	59.0	28.8	64.1
20	12.2	30.8	10.3	34.6	45	32.8	60.2	29.6	65.3
21	13.0	32.0	11.0	35.9	46	33.6	61.3	30.4	66.5
22	13.8	33.2	11.8	37.2	47	34.5	62.5	31.2	67.7
23	14.6	34.4	12.5	38.4	48	35.3	63.6	32.0	68.9
24	15.4	35.6	13.2	39.7	49	36.1	64.8	32.8	70.1
25	16.2	36.8	14.0	41.0	50	37.0	65.9	33.6	71.3

附录L χ^2分布临界值表

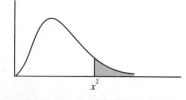

自由度 v	概率，P												
	0.995	0.99	0.975	0.95	0.9	0.75	0.5	0.25	0.1	0.05	0.025	0.01	0.005
1	—	—	—	—	0.02	0.10	0.45	1.32	2.71	3.84	5.02	6.63	7.88
2	0.01	0.02	0.02	0.10	0.21	0.58	1.39	2.77	4.61	5.99	7.38	9.21	10.60
3	0.07	0.11	0.22	0.35	0.58	1.21	2.37	4.11	6.25	7.81	9.35	11.34	12.84
4	0.21	0.30	0.48	0.71	1.06	1.92	3.36	5.39	7.78	9.49	11.14	13.28	14.86
5	0.41	0.55	0.83	1.15	1.61	2.67	4.35	6.63	9.24	11.07	12.83	15.09	16.75
6	0.68	0.87	1.24	1.64	2.20	3.45	5.35	7.84	10.64	12.59	14.45	16.81	18.55
7	0.99	1.24	1.69	2.17	2.83	4.25	6.35	9.04	12.02	14.07	16.01	18.48	20.28
8	1.34	1.65	2.18	2.73	3.40	5.07	7.34	10.22	13.36	15.51	17.53	20.09	21.96
9	1.73	2.09	2.70	3.33	4.17	5.9	8.34	11.39	14.68	16.92	19.02	21.67	23.59
10	2.16	2.56	3.25	3.94	4.87	6.74	9.34	12.55	15.99	18.31	20.48	23.21	25.19
11	2.60	3.05	3.82	4.57	5.58	7.58	10.34	13.70	17.28	19.68	21.92	24.72	26.76
12	3.07	3.57	4.40	5.23	6.30	8.44	11.34	14.85	18.55	21.03	23.34	26.22	28.30
13	3.57	4.11	5.01	5.89	7.04	9.3	12.34	15.98	19.81	22.36	24.74	27.69	29.82
14	4.07	4.66	5.63	6.57	7.79	10.17	13.34	17.12	21.06	23.68	26.12	29.14	31.32
15	4.60	5.23	6.27	7.26	8.55	11.04	14.34	18.25	22.31	25.00	27.49	30.58	32.80
16	5.14	5.81	6.91	7.96	9.31	11.91	15.34	19.37	23.54	26.30	28.85	32.00	34.27
17	5.70	6.41	7.56	8.67	10.09	12.79	16.34	20.49	24.77	27.59	30.19	33.41	35.72
18	6.26	7.01	8.23	9.39	10.86	13.68	17.34	21.60	25.99	28.87	31.53	34.81	37.16
19	6.84	7.63	8.91	10.12	11.65	14.56	18.34	22.72	27.20	30.14	32.85	36.19	38.58
20	7.43	8.26	9.59	10.85	12.44	15.45	19.34	23.83	28.41	31.41	34.17	37.57	40.00
21	8.03	8.9	10.28	11.59	13.24	16.34	20.34	24.93	29.62	32.67	35.48	38.93	41.40
22	8.64	9.54	10.98	12.34	14.04	17.24	21.34	26.04	30.81	33.92	36.78	40.29	42.80
23	9.26	10.2	11.69	13.09	14.85	18.14	22.34	27.14	32.01	35.17	38.08	41.64	44.18
24	9.89	10.86	12.4	13.85	15.66	19.04	23.34	28.24	33.20	36.42	39.36	42.98	45.56
25	10.52	11.52	13.12	14.61	16.47	19.94	24.34	29.34	34.38	37.65	40.65	44.31	46.93

自由度	概率，P												
v	0.995	0.99	0.975	0.95	0.9	0.75	0.5	0.25	0.1	0.05	0.025	0.01	0.005
26	11.16	12.2	13.84	15.38	17.29	20.84	25.34	30.43	35.56	38.89	41.92	45.64	48.29
27	11.81	12.88	14.57	16.15	18.11	21.75	26.34	31.53	36.74	40.11	43.19	46.96	49.64
28	12.46	13.56	15.31	16.93	18.94	22.66	27.34	32.62	37.92	41.34	44.46	48.28	50.99
29	13.12	14.26	16.05	17.71	19.77	23.57	28.34	33.71	39.09	42.56	45.72	49.59	52.34
30	13.79	14.95	16.79	18.49	20.6	24.48	29.34	34.80	40.26	43.77	46.98	50.89	53.67
40	20.71	22.16	24.43	26.51	29.05	33.66	39.34	45.62	51.80	55.76	59.34	63.69	66.77
50	27.99	29.71	32.36	34.76	37.69	42.94	49.33	56.33	63.17	67.50	71.42	76.15	79.49
60	35.53	37.48	40.48	43.19	46.46	52.29	59.33	66.98	74.40	79.08	83.30	88.38	91.95
70	43.28	45.44	48.76	51.74	55.33	61.7	69.33	77.58	85.53	90.53	95.02	100.42	104.22
80	51.17	53.54	57.15	60.39	64.28	71.14	79.33	88.13	96.58	101.88	106.63	112.33	116.32
90	59.20	61.75	65.65	69.13	73.29	80.62	89.33	98.64	107.56	113.14	118.14	124.12	128.3
100	67.33	70.06	74.22	77.93	82.36	90.13	99.33	109.14	118.50	124.34	129.56	135.81	140.17

附录 M r 界值表

自由度 v	概率, P								
	单侧: 0.25	0.10	0.05	0.025	0.01	0.005	0.0025	0.001	0.0005
	双侧: 0.50	0.20	0.10	0.05	0.02	0.01	0.005	0.002	0.001
1	0.707	0.951	0.988	0.997	1.000	1.000	1.000	1.000	1.000
2	0.500	0.800	0.900	0.950	0.980	0.990	0.995	0.998	0.999
3	0.404	0.687	0.805	0.878	0.934	0.959	0.974	0.986	0.991
4	0.347	0.608	0.729	0.811	0.882	0.917	0.942	0.963	0.974
5	0.309	0.551	0.669	0.755	0.833	0.875	0.906	0.935	0.951
6	0.281	0.507	0.621	0.707	0.789	0.834	0.870	0.905	0.925
7	0.260	0.472	0.582	0.666	0.750	0.798	0.836	0.875	0.898
8	0.242	0.443	0.549	0.632	0.715	0.765	0.805	0.847	0.872
9	0.228	0.419	0.521	0.602	0.685	0.735	0.776	0.820	0.847
10	0.216	0.398	0.497	0.576	0.658	0.708	0.750	0.795	0.823
11	0.206	0.380	0.476	0.553	0.634	0.684	0.726	0.772	0.801
12	0.197	0.365	0.457	0.532	0.612	0.661	0.703	0.750	0.780
13	0.189	0.351	0.441	0.514	0.592	0.641	0.683	0.730	0.760
14	0.182	0.338	0.426	0.497	0.574	0.623	0.664	0.711	0.742
15	0.176	0.327	0.412	0.482	0.558	0.606	0.647	0.694	0.725
16	0.170	0.317	0.400	0.468	0.542	0.590	0.631	0.678	0.708
17	0.165	0.308	0.389	0.456	0.529	0.575	0.616	0.662	0.693
18	0.160	0.299	0.378	0.444	0.515	0.561	0.602	0.648	0.679
19	0.156	0.291	0.369	0.433	0.503	0.549	0.589	0.635	0.665
20	0.152	0.284	0.360	0.423	0.492	0.537	0.576	0.622	0.652
21	0.148	0.277	0.352	0.413	0.482	0.526	0.565	0.610	0.640
22	0.145	0.271	0.344	0.404	0.472	0.515	0.554	0.599	0.629
23	0.141	0.265	0.337	0.396	0.462	0.505	0.543	0.588	0.618
24	0.138	0.260	0.330	0.388	0.453	0.496	0.534	0.578	0.607

自由度 v	概率，P								
	单侧：0.25	0.10	0.05	0.025	0.01	0.005	0.0025	0.001	0.0005
	双侧：0.50	0.20	0.10	0.05	0.02	0.01	0.005	0.002	0.001
25	0.136	0.255	0.323	0.381	0.445	0.487	0.524	0.568	0.597
26	0.133	0.250	0.317	0.374	0.437	0.479	0.515	0.559	0.588
27	0.131	0.245	0.311	0.367	0.430	0.471	0.507	0.550	0.579
28	0.128	0.241	0.306	0.361	0.423	0.463	0.499	0.541	0.570
29	0.126	0.237	0.301	0.355	0.416	0.456	0.491	0.533	0.562
30	0.124	0.233	0.296	0.349	0.409	0.449	0.484	0.526	0.554
31	0.122	0.299	0.291	0.344	0.403	0.442	0.477	0.518	0.546
32	0.120	0.225	0.287	0.339	0.397	0.436	0.470	0.511	0.539
33	0.118	0.222	0.283	0.334	0.392	0.430	0.464	0.504	0.532
34	0.116	0.219	0.279	0.329	0.386	0.424	0.458	0.498	0.525
35	0.115	0.216	0.275	0.325	0.381	0.418	0.452	0.492	0.519
36	0.113	0.213	0.271	0.320	0.376	0.413	0.446	0.486	0.513
37	0.111	0.210	0.267	0.316	0.371	0.408	0.441	0.480	0.507
38	0.110	0.207	0.264	0.312	0.367	0.403	0.435	0.474	0.501
39	0.108	0.204	0.261	0.308	0.362	0.398	0.430	0.469	0.495
40	0.107	0.202	0.257	0.304	0.358	0.393	0.425	0.463	0.490
41	0.106	0.199	0.254	0.301	0.354	0.389	0.420	0.458	0.484
42	0.104	0.197	0.251	0.297	0.350	0.384	0.416	0.453	0.479
43	0.103	0.195	0.248	0.294	0.346	0.380	0.411	0.449	0.474
44	0.102	0.192	0.246	0.291	0.342	0.376	0.407	0.444	0.469
45	0.101	0.190	0.243	0.288	0.338	0.372	0.403	0.439	0.465
46	0.100	0.188	0.240	0.285	0.335	0.368	0.399	0.435	0.460
47	0.099	0.186	0.238	0.282	0.331	0.365	0.395	0.431	0.456
48	0.098	0.184	0.235	0.279	0.328	0.361	0.391	0.427	0.451
49	0.097	0.182	0.233	0.276	0.325	0.358	0.387	0.423	0.447
50	0.096	0.181	0.231	0.273	0.322	0.354	0.384	0.419	0.443

附录N　r_s 界值表

n	概率，P								
	单侧：0.25	0.10	0.05	0.025	0.01	0.005	0.0025	0.001	0.0005
	双侧：0.50	0.20	0.10	0.05	0.02	0.01	0.005	0.002	0.001
4	0.600	1.000	1.000	—	—	—	—	—	—
5	0.500	0.800	0.900	1.000	1.000	—	—	—	—
6	0.371	0.657	0.829	0.886	0.943	1.000	1.000	—	—
7	0.321	0.571	0.714	0.786	0.893	0.929	0.964	1.000	1.000
8	0.310	0.524	0.643	0.738	0.833	0.881	0.905	0.952	0.976
9	0.267	0.483	0.600	0.700	0.783	0.833	0.867	0.917	0.933
10	0.248	0.455	0.564	0.648	0.745	0.794	0.830	0.879	0.903
11	0.236	0.427	0.536	0.618	0.709	0.755	0.800	0.845	0.873
12	0.217	0.406	0.503	0.587	0.678	0.727	0.769	0.818	0.846
13	0.209	0.385	0.484	0.560	0.648	0.703	0.747	0.791	0.824
14	0.200	0.367	0.464	0.538	0.626	0.679	0.723	0.771	0.802
15	0.189	0.354	0.446	0.521	0.604	0.654	0.700	0.750	0.779
16	0.182	0.341	0.429	0.503	0.582	0.635	0.679	0.729	0.762
17	0.176	0.328	0.414	0.485	0.566	0.615	0.662	0.713	0.748
18	0.170	0.317	0.401	0.472	0.550	0.600	0.643	0.695	0.728
19	0.165	0.309	0.391	0.460	0.535	0.584	0.628	0.677	0.712
20	0.161	0.299	0.380	0.447	0.520	0.570	0.612	0.662	0.696
21	0.156	0.292	0.370	0.435	0.508	0.556	0.599	0.648	0.681
22	0.152	0.284	0.361	0.425	0.496	0.544	0.586	0.634	0.667
23	0.148	0.278	0.353	0.415	0.486	0.532	0.573	0.622	0.654
24	0.144	0.271	0.344	0.406	0.476	0.521	0.562	0.610	0.642
25	0.142	0.265	0.337	0.398	0.466	0.511	0.551	0.598	0.630
26	0.138	0.259	0.331	0.390	0.457	0.501	0.541	0.587	0.619
27	0.136	0.258	0.324	0.382	0.448	0.491	0.531	0.577	0.608

n	概率, P								
	单侧: 0.25	0.10	0.05	0.025	0.01	0.005	0.0025	0.001	0.0005
	双侧: 0.50	0.20	0.10	0.05	0.02	0.01	0.005	0.002	0.001
28	0.133	0.250	0.317	0.375	0.440	0.483	0.522	0.567	0.598
29	0.130	0.245	0.312	0.368	0.433	0.475	0.513	0.558	0.589
30	0.128	0.240	0.306	0.362	0.425	0.467	0.504	0.549	0.580
31	0.126	0.236	0.301	0.356	0.418	0.459	0.496	0.541	0.571
32	0.124	0.232	0.296	0.350	0.412	0.452	0.489	0.533	0.563
33	0.118	0.222	0.283	0.334	0.392	0.430	0.464	0.504	0.532
34	0.116	0.219	0.279	0.329	0.386	0.424	0.458	0.498	0.525
35	0.115	0.216	0.275	0.325	0.381	0.418	0.452	0.492	0.519
36	0.113	0.213	0.271	0.320	0.376	0.413	0.446	0.486	0.513
37	0.111	0.210	0.267	0.316	0.371	0.408	0.441	0.480	0.507
38	0.110	0.207	0.264	0.312	0.367	0.403	0.435	0.474	0.501
39	0.108	0.204	0.261	0.308	0.362	0.398	0.430	0.469	0.495
40	0.107	0.202	0.257	0.304	0.358	0.393	0.425	0.463	0.490
41	0.106	0.199	0.254	0.301	0.354	0.389	0.420	0.458	0.484
42	0.104	0.197	0.251	0.297	0.350	0.384	0.416	0.453	0.479
43	0.103	0.195	0.248	0.294	0.346	0.380	0.411	0.449	0.474
44	0.102	0.192	0.246	0.291	0.342	0.376	0.407	0.444	0.469
45	0.101	0.190	0.243	0.288	0.338	0.372	0.403	0.439	0.465
46	0.100	0.188	0.240	0.285	0.335	0.368	0.399	0.435	0.460
47	0.099	0.186	0.238	0282	0.331	0.365	0.395	0.431	0.456
48	0.098	0.184	0.235	0.279	0.328	0.361	0.391	0.427	0.451
49	0.097	0.182	0.233	0.276	0.325	0.358	0.387	0.423	0.447
50	0.096	0.181	0.231	0.273	0.322	0.354	0.384	0.419	0.443

附录O 随机数字表

编号	1 ~ 10	11 ~ 20	21 ~ 30	31 ~ 40	41 ~ 50
1	22 17 68 65 81	68 95 23 92 35	87 02 22 57 51	61 09 43 95 06	58 24 82 03 47
2	19 36 27 59 46	13 79 93 37 55	39 77 32 77 09	85 52 05 30 62	47 83 51 62 74
3	16 77 23 02 77	09 61 87 25 21	28 06 24 25 93	16 71 13 59 78	23 05 47 47 25
4	78 43 76 71 61	20 44 90 32 64	97 67 63 99 61	46 38 03 93 22	69 81 21 99 21
5	03 28 28 26 08	73 37 32 04 05	69 30 16 09 05	88 69 58 28 99	35 07 44 75 47
6	93 22 53 64 39	07 10 63 76 35	87 03 04 79 88	08 13 13 85 51	55 34 57 72 69
7	78 76 58 54 74	92 38 70 96 92	52 06 79 79 45	82 63 18 27 44	69 66 92 19 09
8	23 68 35 26 00	99 53 93 61 28	52 70 05 48 34	56 65 05 61 86	90 92 10 70 80
9	15 39 25 70 99	93 86 52 77 65	15 33 59 05 28	22 87 26 07 47	86 96 98 29 06
10	58 71 96 30 24	18 46 23 34 27	85 13 99 24 44	49 18 09 79 49	74 16 32 23 02
11	57 35 27 33 72	24 53 63 94 09	41 10 76 47 91	44 04 95 49 66	39 60 04 59 81
12	48 50 86 54 48	22 06 34 72 52	82 21 15 65 20	33 29 94 71 11	15 91 29 12 03
13	61 96 48 95 03	07 16 39 33 66	98 56 10 56 79	77 21 30 27 12	90 49 22 23 62
14	36 93 89 41 26	29 70 83 63 51	99 74 20 52 36	87 09 41 15 09	98 60 16 03 03
15	18 87 00 42 31	57 90 12 02 07	23 47 37 17 31	54 08 01 88 63	39 41 88 92 10
16	88 56 53 27 59	33 35 72 67 47	77 34 55 45 70	08 18 27 38 90	16 95 86 70 75
17	09 72 95 84 29	49 41 31 06 70	42 38 06 45 18	64 84 73 31 65	52 53 37 97 15
18	12 96 88 17 31	65 19 69 02 83	60 75 86 90 68	24 64 19 35 51	56 61 87 39 12
19	85 94 57 24 16	92 09 84 38 76	22 00 27 69 85	29 81 94 78 70	21 94 47 90 12
20	38 64 43 59 98	98 77 87 68 07	91 51 67 62 44	40 98 05 93 78	23 32 65 41 18
21	53 44 09 42 72	00 41 86 79 79	68 47 22 00 20	35 55 31 51 51	00 83 63 22 55
22	40 76 66 26 84	57 99 99 90 37	36 63 32 08 58	37 40 13 68 97	87 64 81 07 83
23	02 17 79 18 05	12 59 52 57 02	22 07 90 47 03	28 14 11 30 79	20 69 22 40 98
24	95 17 82 06 53	31 51 10 96 46	92 06 88 07 77	56 11 50 81 69	40 23 72 51 39
25	35 76 22 42 92	96 11 83 44 80	34 68 35 48 77	33 42 40 90 60	73 96 53 97 86
26	26 29 31 56 41	85 47 04 66 08	34 72 57 59 13	82 43 80 46 15	38 26 61 70 04
27	77 80 20 75 82	72 82 32 99 90	63 95 73 76 63	89 73 44 99 05	48 67 26 43 18

编号	1 ~ 10	11 ~ 20	21 ~ 30	31 ~ 40	41 ~ 50
28	46 40 66 44 52	91 36 74 43 53	30 82 13 54 00	78 45 63 98 35	55 03 36 67 68
29	37 56 08 18 09	77 53 84 46 47	31 91 18 95 58	24 16 74 11 53	44 10 13 85 57
30	61 65 61 68 66	37 27 47 39 19	84 83 70 07 48	53 21 40 06 71	95 06 79 88 54
31	93 43 69 64 07	34 18 04 52 35	56 27 09 24 86	61 85 53 83 45	19 90 70 99 00
32	21 96 60 12 99	11 20 99 45 18	48 13 93 55 34	18 37 79 49 90	65 97 38 20 46
33	95 20 47 97 97	27 37 83 28 71	00 06 41 41 74	45 89 09 39 84	51 67 11 52 49
34	97 86 21 78 73	10 65 81 92 59	58 76 17 14 97	04 76 62 16 17	17 95 70 45 80
35	69 92 06 34 13	59 71 74 17 32	27 55 10 24 19	23 71 82 13 74	63 52 52 01 41
36	04 31 17 21 56	33 73 99 19 87	26 72 39 27 67	53 77 57 68 93	60 61 97 22 61
37	61 06 98 03 91	87 14 77 43 96	43 00 65 98 50	45 60 33 01 07	98 99 46 50 47
38	85 93 85 86 88	72 87 08 62 40	16 06 10 89 20	23 21 34 74 97	76 38 03 29 63
39	21 74 32 47 45	73 96 07 94 52	09 65 90 77 47	25 76 16 19 33	53 05 70 53 30
40	15 69 53 82 80	79 06 23 53 10	65 39 07 16 29	45 33 02 43 70	02 87 40 41 45
41	02 89 08 04 49	20 21 14 68 86	87 63 93 95 17	11 29 01 95 80	35 14 97 35 33
42	87 18 15 89 79	85 43 01 72 73	08 61 74 51 69	89 74 39 82 15	94 51 33 41 67
43	98 83 71 94 22	59 97 50 99 52	08 52 85 08 40	87 80 61 65 31	91 51 80 32 44
44	10 08 58 21 66	72 68 49 29 31	89 85 84 46 06	59 73 19 85 23	65 09 29 75 63
45	47 90 56 10 08	88 02 84 27 83	42 29 72 23 19	66 56 45 65 79	20 71 53 20 25
46	22 85 61 68 90	49 64 92 85 44	16 40 12 89 88	50 14 49 81 06	01 82 77 45 12
47	67 80 43 79 33	12 83 11 41 16	25 58 19 68 70	77 02 54 00 52	53 43 37 15 26
48	27 62 50 96 72	79 44 61 40 15	14 53 40 65 39	27 31 58 50 28	11 39 03 34 25
49	33 78 80 87 15	38 30 06 38 21	14 47 47 07 26	54 96 87 53 32	40 36 40 96 76
50	13 13 92 66 99	47 24 49 57 74	32 25 43 62 17	10 97 11 69 84	99 63 22 32 98

附录P 随机排列表（$n = 20$）

编号	1	2	3	4	5	6	7	8	9	10	11	12	13	14	15	16	17	18	19	20	r_k
1	8	6	19	13	5	18	12	1	4	3	9	2	17	14	11	7	16	15	10	0	−0.6320
2	8	19	7	6	11	14	2	13	5	17	9	12	0	16	15	1	4	10	18	3	−0.0632
3	18	1	10	13	17	2	0	3	8	15	7	4	19	12	5	14	9	11	6	16	0.1053
4	6	19	1	5	18	12	4	0	13	10	16	17	7	14	11	15	8	3	9	2	−0.0842
5	1	2	7	4	18	0	15	13	5	12	19	10	9	14	16	8	6	11	3	17	0.2000
6	11	19	2	15	14	10	8	12	1	17	4	3	0	9	16	6	13	7	18	5	−0.1053
7	14	3	16	7	9	2	15	12	11	4	13	19	8	1	18	6	0	5	17	10	−0.0526
8	3	2	16	6	1	13	17	19	8	14	0	15	9	18	11	5	4	10	7	12	0.0526
9	16	9	10	3	15	0	11	2	1	5	18	8	19	13	6	12	17	4	7	14	0.0947
10	4	11	18	6	0	8	12	16	17	3	2	9	5	7	19	10	15	13	14	1	0.0947
11	5	15	18	13	7	3	10	14	16	1	8	2	17	6	9	4	0	12	19	11	−0.0526
12	0	18	10	15	11	12	3	13	14	1	17	2	6	9	16	4	7	8	19	5	−0.0105
13	10	9	14	18	12	17	15	3	5	2	11	19	8	0	1	4	7	13	6	16	−0.1579
14	11	9	13	0	14	12	18	7	2	10	4	17	19	6	5	8	3	15	1	16	−0.0526
15	17	1	0	16	9	12	2	4	5	18	14	15	7	19	6	8	11	3	10	13	0.1053
16	17	1	5	2	8	12	15	13	19	14	7	16	6	3	9	10	4	11	0	18	0.0105
17	5	16	15	7	18	10	12	9	11	6	13	17	14	1	0	4	3	2	19	8	−0.2000
18	16	19	0	4	6	10	13	17	4	3	15	18	11	1	12	9	5	7	2	14	−0.1368
19	13	9	17	12	15	4	3	1	16	2	10	18	8	6	7	19	14	11	0	5	−0.1263
20	11	12	8	16	3	19	14	17	9	7	4	1	10	0	18	15	6	5	13	2	−0.2105
21	19	12	13	8	4	15	16	7	0	11	1	5	14	18	3	6	10	9	2	17	−0.1368
22	2	18	8	14	6	11	1	9	15	0	17	10	4	7	13	3	12	5	16	19	0.1158
23	9	16	17	4	5	7	12	2	4	10	0	13	8	3	14	15	6	11	1	19	−0.0632
24	15	0	14	6	1	2	9	8	18	4	10	17	3	12	16	11	19	13	7	5	0.1789
25	14	0	9	18	6	16	10	4	5	1	6	2	12	3	11	13	7	8	17	15	0.0526

附录Q D界值表（各样本例数相等的 Nemenyi法用）

n	k							
	3	4	5	6	7	8	9	10
1	3.3	4.7	6.1	7.5	9.0	10.5	12.0	13.5
	4.1	5.7	7.3	8.9	10.5	12.2	13.9	15.6
2	8.8	12.6	16.5	20.5	24.7	28.9	33.1	37.4
	10.9	15.3	19.7	24.3	28.9	33.6	38.3	43.1
3	15.7	22.7	29.9	37.3	44.8	52.5	60.3	68.2
	19.5	27.5	35.7	44.0	52.5	61.1	69.8	78.6
4	23.9	34.6	45.6	57.0	68.6	80.4	92.4	104.6
	29.7	41.9	54.5	67.3	80.3	93.6	107.0	120.6
5	33.1	48.1	63.5	79.3	95.5	112.0	128.8	145.8
	41.2	58.2	75.8	93.6	111.9	130.4	149.1	168.1
6	43.3	62.9	83.2	104.0	125.3	147.0	169.1	191.4
	53.9	76.3	99.3	122.8	146.7	171.0	195.7	220.6
7	54.4	79.1	104.6	130.8	157.6	184.9	212.8	240.9
	67.6	95.8	124.8	154.4	184.6	215.2	246.3	277.7
8	66.3	96.4	127.6	159.6	192.4	225.7	259.7	294.1
	82.4	116.8	152.2	188.4	225.2	262.6	300.6	339.0
9	78.9	114.8	152.0	190.2	229.3	269.1	309.6	350.6
	98.1	139.2	181.4	224.5	268.5	313.1	358.4	404.2
10	92.3	134.3	177.8	222.6	268.4	315.0	362.4	410.5
	114.7	162.8	212.2	262.7	314.2	366.5	419.5	473.1
11	106.3	154.8	205.0	256.6	309.4	363.2	417.9	473.3
	132.1	187.6	244.6	302.9	362.2	422.6	483.7	545.6
12	120.9	176.2	233.4	292.2	352.4	413.6	476.0	539.1
	150.4	213.5	278.5	344.9	412.5	481.2	551.0	621.4

续 表

n	k							
	3	4	5	6	7	8	9	10
13	136.2	198.5	263.0	329.3	397.1	466.2	536.5	607.7
	169.4	240.6	313.8	388.7	464.9	542.4	621.0	700.5
14	152.1	221.7	293.8	367.8	443.6	520.8	599.4	679.0
	189.1	268.7	350.5	434.2	519.4	606.0	693.8	782.6
15	168.6	245.7	325.7	407.8	491.9	577.4	664.6	752.8
	209.6	297.8	388.5	481.3	575.8	671.9	769.3	867.7
16	185.6	270.6	358.6	449.1	541.7	635.9	732.0	829.2
	230.7	327.9	427.9	530.1	634.2	740.0	847.3	955.7
17	203.1	296.2	392.6	491.7	593.1	696.3	801.5	907.9
	252.5	359.0	468.4	580.3	694.4	810.2	927.8	1046.5
18	221.2	322.6	427.6	535.5	646.1	758.5	873.1	989.0
	275.0	391.0	510.2	632.1	756.4	882.6	1010.6	1140.0
19	239.8	349.7	463.6	580.6	700.5	822.4	946.7	1072.4
	298.1	423.8	553.1	685.4	820.1	957.0	1095.8	1236.2
20	258.8	377.6	500.5	626.9	756.4	888.1	1022.3	1158.1
	321.8	457.6	597.2	740.0	885.5	1033.3	1183.3	1334.9
21	278.4	406.1	538.4	674.4	813.7	955.4	1099.8	1245.9
	346.1	492.2	642.4	796.0	952.6	1111.6	1273.0	1436.0
22	298.4	435.3	577.2	723.0	872.3	1024.3	1179.1	1335.7
	371.0	527.6	688.7	853.4	1021.3	1191.8	1364.8	1539.7
23	318.9	465.2	616.9	772.7	932.4	1094.8	1260.3	1427.7
	396.4	563.8	736.0	912.1	1091.5	1273.8	1458.8	1645.7
24	339.8	495.8	657.4	823.5	993.7	1166.8	1343.2	1521.7
	422.4	600.9	784.4	972.1	1163.4	1357.6	1554.8	1754.0
25	361.1	527.0	698.8	875.4	1056.3	1240.4	1427.9	1617.6
	449.0	638.7	833.8	1033.3	1236.7	1443.2	1652.8	1864.6